LES GRANDS SYMPTÔMES

NEURASTHÉNIQUES

(PATHOGÉNIE ET TRAITEMENT)

DU MÊME AUTEUR

A LA MÊME LIBRAIRIE

INTRODUCTION A LA MÉDECINE DE L'ESPRIT, 6ᵉ édition, ouvrage couronné par l'Académie française (Prix Bordin), par l'Académie des Sciences (Prix Lallemand), par l'Académie de médecine (Prix Herpin de Genève).

L'AME DU CRIMINEL, 1 vol. in-12 de la *Bibliothèque de philosophie contemporaine*.

CONTRIBUTION A L'ÉTUDE DE L'HYSTÉRIE SÉNILE.

LES RÉFLEXES TENDINEUX.

L'INSOMNIE ET SON TRAITEMENT.

THÉORIE DE LA RÉVULSION.

LES TRANSFUSIONS DE SÉRUM ET LA SUGGESTION.

PASTEUR ET LES PASTORIENS (avec un portrait à l'eau-forte par Bracquemond).

LE CORPS ET L'AME DE L'ENFANT, 4ᵉ édition.

RECHERCHES CLINIQUES SUR L'ÉPILEPSIE ET SUR SON TRAITEMENT (avec 42 graphiques), ouvrage couronné par l'Académie des Sciences et par l'Académie de médecine.

Dr Maurice de Fleury

Ancien interne des hôpitaux

Les grands Symptômes Neurasthéniques

(Pathogénie et Traitement)

Sensation de fatigue — Troubles circulatoires
Troubles du sommeil — Troubles digestifs — État de la nutrition
Asthénie génitale — État mental

DEUXIÈME ÉDITION, REVUE

Paris, FÉLIX ALCAN, éditeur, 1902.

LES GRANDS SYMPTÔMES

NEURASTHÉNIQUES

(PATHOGÉNIE ET TRAITEMENT)

PAR LE

D' MAURICE DE FLEURY

Ancien Interne des Hôpitaux.

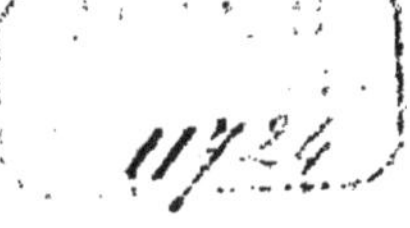

> SENSATION DE FATIGUE
> TROUBLES CIRCULATOIRES — TROUBLES DU SOMMEIL
> TROUBLES DIGESTIFS
> ÉTAT DE LA NUTRITION — ASTHÉNIE GÉNITALE
> ÉTAT MENTAL.

Avec 32 graphiques dans le texte.

PARIS

FÉLIX ALCAN, ÉDITEUR

ANCIENNE LIBRAIRIE GERMER BAILLIÈRE ET Cⁱᵉ

108, BOULEVARD SAINT-GERMAIN, 108

1901

INDEX POUR LES GRAPHIQUES

—————— Pression artérielle.

+ + + + + + + + + + + + Force dynamométrique : main droite.

— · — · · — · — · · — · — · — Force dynamométrique : main gauche.

∿∿∿∿∿∿∿∿∿ Nombre de pulsations.

LES GRANDS SYMPTÔMES
NEURASTHÉNIQUES

INTRODUCTION

L'ouvrage que voici diffère assez sensiblement de la plupart des innombrables monographies consacrées à la maladie de Beard. Il n'en a pas la coupe didactique, et l'on y chercherait en vain l'historique, l'étiologie, la symptomatologie avec description de variétés et de formes, le diagnostic, exposés séparément, à la façon classique. Ce sont là, en effet, besognes faites à satiété par nombre d'hommes distingués, souvent réduits à s'imiter et se redire les uns les autres.

Je n'ai pas été tenté du désir de recommencer, en les dénaturant à peine, les publications de Bouchut, de Sandras et Bourguignon, de Brachet, de Beard, d'Axenfeld, de Huchard, de Charcot, de Erb, de Arndt, de Weir-Mitchell, de Playfair, de Bouveret, de Levillain, de Bouchard, de Vigouroux, d'Albert Robin, de Paul Bloch, de Frantz Glénard, de Montéüis, de Pitres, de Grasset, de Rouzier, d'Oppenheim, de Paul Glatz, de Mathieu, de Gilbert Ballet, de Gilles de la Tourette, de Brissaud, de Guinon, de Dutil, de tant d'autres. J'ai procédé tout autrement. Supposant que l'essentiel de ces monographies, et les principaux éléments du diagnostic étaient suffisamment connus de la plupart des praticiens, je me suis attaché, non plus à énumérer et à décrire, mais à comprendre et à traiter les grands symptômes neurasthéniques [1]. Ayant occasion de voir, depuis plus de dix ans, un grand nombre de névropathes, que les circonstances m'ont permis d'observer d'une manière extrêmement suivie et avec beaucoup d'attention, j'ai pu recueillir et grouper quelques documents d'une précision assez grande pour permettre, je crois, d'éclairer autrement qu'on ne l'avait fait jusqu'ici, la nature du mal de Beard.

J'ai successivement envisagé la sensation de fatigue, dont nos malades se plaignent d'une façon presque constante, les modifications que subit leur appareil circulatoire, les troubles du sommeil, ceux de la digestion et de la nutrition tels que nous les révèle l'analyse d'urines, les désordres de la fonction génitale chez l'homme et chez la femme, l'état mental neurasthénique. Chacun de ces

---

(1) J'ai volontairement laissé dans l'ombre certains d'entre eux, les topoalgies, notamment, et cela parce que je ne me sens en mesure ni de leur fournir une interprétation suffisante, ni de leur apporter un soulagement sérieux et durable. Est-ce bien là, d'ailleurs, de la neurasthénie pure ? Question malaisée à trancher dans l'état actuel de nos connaissances sur ce point.

chapitres comprend une pathogénie assez développée du symptôme, et aboutit à des indications thérapeutiques qui en découlent. A la fin de l'ouvrage, je me suis efforcé d'édifier une conception d'ensemble, comprenant une pathogénie et une thérapeutique générales de l'épuisement du système nerveux, de la fatigue organisée et prenant forme de maladie.

C'est assez dire que je considère comme un peu étroite et fâcheuse la tendance qui consiste à traiter ce sujet comme une question de pathologie interne ou de pathologie nerveuse. Cette sorte de psycho-névrose, qui est en même temps une maladie de la nutrition, mérite d'être envisagée, bien plutôt comme un grand et important chapitre de pathologie générale, comme l'histoire de la fatigue cristallisée, pour ainsi dire, et passée à l'état d'habitude fonctionnelle. Si le mot de neurasthénie n'était pas tellement consacré par l'usage, je lui préférerais assurément les mots d' « épuisement nerveux ». J'estime en effet que, le jour où un biologiste voudrait écrire une œuvre vraiment compréhensive sur un pareil sujet, il devrait grouper tout l'ensemble des phénomènes de fatigue dont la nature nous donne le spectacle, depuis la plante qui s'étiole, jusqu'au cerveau d'artiste devenu incapable d'exécuter les conceptions de son génie, sans négliger l'observation attentive des animaux fourbus. Un cheval forcé, une bête épaulée, sont, sous mille rapports, tout à fait comparables à un homme neurasthénique, et le savant qui serait mis à même, par la nature de ses études, de soutenir scientifiquement la comparaison, en tirerait plus d'une notion instructive et utile.

Je n'avais pas à ma portée de quoi chercher dans cette voie : mais on verra que l'ensemble de mes observations ne m'a point conduit à croire à l'unité nosologique de la neurasthénie. Derrière cette sensation de lassitude découragée, derrière cette impotence intellectuelle et physique dont nos malades viennent se plaindre à notre consultation d'hôpital, et, plus encore, à notre consultation particulière, ce serait faire acte de légèreté que de ne pas chercher à démasquer plus d'une maladie organique latente, tuberculose, alcoolisme, goutte, diabète, artério et cardio-sclérose, uricémie, mal de Bright, cancer de l'estomac, du rectum ou de la matrice, maladie de Basedow, maladie d'Addison, syphilis, tabes, sclérose en plaques ou paralysie générale.

En vérité, chacun de ces états morbides s'accompagne, soit à la période où il s'ébauche à peine, soit au cours de son évolution, de longs moments de dépression nerveuse et de déséquilibre mental, auxquels la qualification d'états neurasthéniques [1] paraît tout à fait con-

---

[1] Je prends ici la dénomination d'états neurasthéniques dans un sens tout à fait différent de celui que M. Gilles de la Tourette a cru devoir adopter. Il appelle neurasthénie vraie la crise passagère de dépression nerveuse chez un sujet de qui la prédisposition héréditaire est peu marquée. Il désigne sous le nom d'états neurasthéniques les cas pathologiques plus marqués et plus graves survenant chez les dégénérés (Magnan), chez les héréditaires (Charcot), chez les constitutionnels, comme il les appelle lui-même. Il est certain que le pronostic dépend plutôt encore de la gravité de la tare héritée que de l'intensité du choc nerveux qui sert le plus souvent de cause déterminante. Nous voyons

venir. On peut bien dire qu'il existe une neurasthénie tuberculeuse, diabétique, alcoolique, brightique, tabétique. Mais, une fois éliminées toutes ces dépressions nerveuses symptomatiques ou secondaires, il reste encore une neurasthénie qu'il faudra bien pour quelque temps encore nommer essentielle.

Survenant à la suite d'une intoxication banale ou bien encore d'un surmenage d'origine musculaire, intellectuelle ou affective, chez un sujet plus ou moins prédisposé dès sa naissance, plus ou moins marqué au sceau de la diathèse neuro-arthritique, ce syndrome, qui déborde les limites d'une maladie définie, d'une unité nosologique, se reconnaît pourtant à des signes particuliers, à des stigmates physiques et mentaux, qui lui confèrent une personnalité.

On a longuement insisté sur les stigmates physiques de l'épuisement nerveux; mais j'estime que les caractéristiques psychiques de la neurasthénie n'ont été définies que d'une manière insuffisamment précise par la plupart des monographes. Dans la série de ses études sur les hystériques, M. Pierre Janet a véritablement

fréquemment des neurasthéniques, qui le sont depuis leur naissance ou tout au moins depuis leur puberté ; on les améliore, on supprime chez eux l'état de crise : on ne refait pas leur nature, on ne les guérit pas entièrement. Ce sont ceux-là qu'il faudrait, je pense, nommer les vrais neurasthéniques, ceux-là qui sont atteints d'une psycho-névrose dont les formes accentuées se confondent avec les formes bénignes de la mélancolie dépressive et de la mélancolie anxieuse. Je proposerai d'appeler du simple nom de déprimés du système nerveux les sujets, sans grosse tare héréditaire, qui subissent par accident une neurasthénie sans lendemain. Et pourquoi ne pas dire, plus simplement encore, neurasthénie bénigne et neurasthénie grave avec hérédité chargée ?

contribué à préciser, d'une façon satisfaisante pour l'esprit, ce que l'on peut nommer la formation mentale hystérique, dont le mécanisme, comme on sait, dérive de celui de l'idée fixe. Or, je crois fermement qu'à côté de la formation mentale hystérique il y a place pour la formation mentale neurasthénique, tout à fait différente de l'autre, et pour le moins aussi fréquente. Le domaine de la psychologie pathologique ne tient certainement pas tout entier dans le rétrécissement du champ de la conscience. Si ingénieuse et si juste que soit cette conception, elle n'explique qu'une partie des phénomènes que nous révèlent les névroses; elle ne nous renseigne que fort mal sur la psychologie des neurasthéniques déprimés ou anxieux.

Aussi, me verra-t-on, dans cet ouvrage, continuellement occupé de faire le départ entre l'une et l'autre névrose, entre l'une et l'autre formation mentale. Elles ne procèdent pas du même mécanisme, et ne guérissent pas de la même façon. Souvent — plus souvent que je ne croyais et que l'on ne croit communément[1] — on voit, sur un sujet mis en état d'infériorité nerveuse, les deux maladies évoluer simultanément ou successivement, mêlant ou alternant leurs épisodes; et chaque médecin de diagnostiquer hystérie ou neurasthénie, selon ses

---

[1] Il est classique de réserver le nom d'hystéro-neurasthénie à la névrose traumatique, aux accidents nerveux survenant au lendemain de catastrophes très impressionnantes. Plus j'observe des névropathes et plus je suis convaincu que n'importe quelle cause d'abaissement de la vitalité peut, chez un sujet prédisposé, déterminer les deux formations mentales, l'hystérique et la neurasthénique.

préférences personnelles. Pour mon compte, je vois là l'évolution parallèle de deux névroses sur un même terrain; et la preuve par la thérapeutique donne raison à cette manière de voir, car cette catégorie de maladies ne guérit complètement que si on la soumet aux deux traitements combinés. On verra par la suite, et notamment à propos de l'état mental, avec quelle insistance j'ai cru devoir combattre l'opinion de mon distingué confrère M. Dubois[1] (de Berne), qui confond, sous la dénomination de dyspepsie névropathique, les troubles digestifs des hystériques et des neurasthéniques, qu'il croit être d'origine également psychique, et qu'il conseille de traiter par la suggestion.

S'il était possible de résumer en peu de mots l'idée directrice de cet ouvrage, je dirais :

L'analyse de l'état mental des hystériques a conduit, voici déjà quelques années, à une thérapeutique rationnelle, et l'on peut dire constamment efficace, à savoir la suggestion méthodiquement appliquée. Jusqu'à présent — faute d'une conception pathogénique affermie — le traitement de la maladie de Beard est demeuré divers, approximatif, contesté. Eh bien, les documents qu'apporte le présent travail me semblent être de nature à unifier cette thérapeutique inconsistante, à la couler, si j'ose dire, en un moule solide. On y verra, j'espère, qu'à force d'observations minutieuses et de recherches

(1) Dubois, de Berne, in *Revue de médecine,* 10 juillet 1900.

cliniques réitérées, nous commençons à nous faire une idée vraiment acceptable de la façon dont l'homme perd son énergie, et dont il la recouvre. Assurément cette conception de la fatigue et de la force humaine est encore fort imparfaite et bien incomplète; mais depuis tantôt huit années que j'en ai conçu l'idée première, elle me paraît s'étayer chaque jour d'arguments plus solides et plus décisifs. La méthode thérapeutique qui s'en déduit logiquement est, en outre, de beaucoup la plus efficace entre toutes celles qu'on a préconisées et qu'il m'a été donné d'expérimenter.

C'étaient là des raisons suffisantes pour m'engager à publier ce livre.

M. F.

CHAPITRE PREMIER

LA SENSATION DE FATIGUE

Sommaire. — La sensation de fatigue qu'accusent les neurasthéniques est-elle imaginaire ? — Importance de la question au point de vue de la pathogénie et du traitement — Réalité objective de l'amyosthénie ; ses caractères: souvent la force de pression dynamométrique est assez grande, mais elle s'épuise très promptement. — L'amyosthénie neurasthénique comparée à la sensation de fatigue des tuberculeux, des diabétiques, des cachectiques. — Variations diurnes de l'activité musculaire chez les neurasthéniques ; influence de l'heure, du repas, de l'acte génital, de l'état électrique de l'atmosphère, etc. — La fatigue neurasthénique obéit à certaines lois : elle ne cède pas à la suggestion. — Causes d'erreur possible avec la méthode dynamométrique et la méthode ergographique. — Trois graphiques de l'état des forces chez des neurasthéniques et des mélancoliques. — On ne peut se renseigner scientifiquement sur la réalité objective de l'amyosthénie neurasthénique qu'en étudiant les variations du tonus dans les muscles qui échappent à l'influence de la volonté, dans les tuniques musculaires de l'appareil circulatoire, notamment.

La plupart des auteurs qui ont écrit sur la neurasthénie ne consacrent à ce symptôme que quelques lignes de description sommaire ; ils semblent dominés par l'idée qu'il s'agit là d'un phénomène essentiellement subjectif. Dans son remarquable petit ouvrage *l'Hygiène du Neurasthénique*, M. Gilbert Ballet dit en propres termes que :

« dans la majorité des cas, l'amyosthénic neurasthénique, tout en étant plus ou moins continue, varie, s'atténue, se dissipe ou s'accroît du jour au lendemain, on pourrait dire d'un instant à l'autre, et cela sous l'influence de causes qui sont principalement d'ordre moral ». Il ajoute quelques lignes plus loin que cette impuissance motrice lui paraît dépendre bien plus d'un trouble purement psychique que de l'épuisement rapide de la cellule cérébrale ou des muscles.

Etant donné qu'il s'agit du symptôme prédominant et, pour ainsi dire, essentiel de la maladie de Beard, j'estime que c'est là question capitale, et qu'il faut serrer de plus près. Nous serons conduits en effet à un traitement tout à fait différent, selon que la sensation de fatigue sera considérée comme imaginaire ou réelle, selon que la neurasthénie nous apparaîtra comme une maladie primitive de l'esprit à réaction secondaire sur les organes, ou, au contraire, comme une maladie du physique à réaction sur le moral.

Nous avons devant nous l'exemple, assurément fort instructif, d'une autre névrose, l'hystérie. Grâce aux analyses pénétrantes qu'on en a fait depuis une quinzaine d'années, nous savons maintenant que l'hystérie est, au premier chef, un état morbide dérivant de l'idée fixe, du rétrécissement du champ de la conscience. En serait-il de même pour la neurasthénie, dont les stigmates se mêlent fréquemment, chez un même malade, aux stigmates de la névrose sœur ? Dans un autre chapitre nous nous reposerons la question avec tout un ensemble d'arguments qui nous aideront à conclure. Contentons-nous pour le moment d'analyser la sensation de fatigue, et d'observer sous quelles influences elle s'apaise ou redouble d'intensité.

Si vous interrogez à tête reposée un névropathe intelligent, comme il s'en rencontre souvent, il vous dépeindra sa fatigue comme une sensation — presque douloureuse dans ses moments d'intensité —, de pesanteur de tout le corps, qui réclame un effort incessant de la volonté pour se tenir debout, courir, gravir une côte ou monter des étages. La simple station debout est plus pénible encore que la marche, parce qu'elle exige une tension plus prolongée des mêmes groupes musculaires. C'était, certes, un neurasthénique, cet Arabe qui nous a laissé le proverbe célèbre : « Mieux vaut être assis que debout, couché qu'assis, mort que couché. » Rien ne saurait mieux dire la lassitude des névropathes, et le pessimisme qui en découle.

Le neurasthénique, en effet, ne perd pas une occasion de s'asseoir, de se caler dans un fauteuil, et, pour peu que l'occasion soit propice, de s'étaler sur un divan. S'il est contraint de demeurer un certain temps sur ses jambes, la sensation demi-douloureuse qui le tient aux jarrets, à la racine des cuisses et dans les lombes, revêt bientôt les caractères d'une véritable raideur endolorie, avec impatiences dans les jambes, puis énervement général pouvant aller jusqu'à l'extrême excitation ; et tout cela se calme très promptement avec quelques minutes de repos dans le décubitus, à l'abri de la grande lumière et du bruit.

Ce sentiment profond d'impotence musculaire s'accompagne ordinairement de phénomènes plus objectifs. De même que nous reconnaissons un cheval surmené à l'attitude veule et demi-fléchie de ses jambes, de même on reconnaît l'homme épuisé et, si j'ose dire, fourbu par la névrose, aux points d'appui qu'il cherche pour venir en aide à ses muscles dépourvus de tonicité. Souvent, alors qu'il marche ou qu'il descend un escalier, le tonus va même jusqu'à se supprimer tout à fait pour une seconde : une jambe ou l'autre se dérobe subitement comme au coup du coupe-jarret.

Ce qui est vrai des membres inférieurs l'est aussi des membres supérieurs ; et l'on sait avec quelle peine les névropathes des deux sexes, les femmes surtout, tiennent leurs bras levés pour atteindre du linge sur une étagère, ou pour ranger des livres haut placés ; on sait combien leur sont pesants les fardeaux qu'il leur faut porter, et que, s'ils sont capables d'un violent effort momentané, si, par exemple, ils peuvent mener loin, d'un coup brusque une fois donné, l'aiguille du dynamomètre, tout effort prolongé leur est véritablement impossible. L'épuisement vient vite dès qu'il s'agit d'une tenue d'effort. A l'aide de l'ergographe de Mosso ou des instruments similaires, il est facile de constater que la série de contractions données par le groupe musculaire qui travaille s'abaisse beaucoup plus vite et s'éteint beaucoup plus tôt que chez un sujet sain de même musculature et placé dans des conditions comparables. Au dynamomètre ordinaire le neurasthénique amène quelquefois d'une brusque contraction un chiffre qui surprend au premier abord, et qui est supérieur à ce que l'on eût pu croire. Mais si l'on fait usage de l'appareil de M. Charles Henry [1], on constate que la contraction musculaire, pour brillante qu'elle paraisse, défaille presque tout de suite. Au physique comme au moral, l'énergie du neurasthénique n'est que feu de paille bientôt éteint.

Fait qu'il importe de noter, aucun malade ne se trouve bien d'aller violemment à l'encontre de sa sensation de fatigue [2], et de se contraindre de but en blanc à une marche, à une course, à une longue station debout, au piétinement dans la foule, à la visite d'un musée, qui sont choses particulièrement épuisantes. L'effort voulu, et obtenu pour un moment, aboutit invariablement à

(1) On sait que l'ingénieuse invention de M. Charles Henry consiste essentiellement en un dynamomètre dont le cadran marque, non seulement le chiffre indiquant la force de pression, mais encore le temps qu'a duré cette pression maxima. Il a malheureusement le même inconvénient que la plupart des autres dynamomètres, celui de blesser la main qui le serre, en sorte que la pression est souvent limitée par la douleur, au moins autant que par l'épuisement de l'énergie.

(2) Je dis violemment, car il y a toute une nombreuse catégorie de malades présentant l'ensemble des signes de la neurasthénie, qui ne sont, en réalité, que des intoxiqués, et qui guérissent par élimination des poisons, digestifs ou autres, dont leur organisme est saturé. Nous verrons, au chapitre suivant, à quels signes on les distingue des simples déprimés du système nerveux. Chez ceux-là, l'exercice physique, non point brutal, mais obtenu par entraînement progressif, constitue un bon moyen de traitement, ainsi que l'a fort bien observé M. Fernand Lagrange. Voir notamment *les Mouvements Méthodiques et la Mécanothérapie* (Paris, Félix Alcan, p. 429 et suiv.).

une dépression plus marquée. Il semble donc qu'on puisse discerner, chez nos malades, quelque chose de plus objectif, de plus réel que dans l'hystérie, où l'on ne voit que phénomènes prenant corps sous l'empire d'une auto-suggestion, et gardant leur intensité jusqu'à ce qu'une suggestion inverse, venue d'autrui ou du sujet lui-même, les supprime d'un souffle.

Chez le neurasthénique c'est manifestement la tonicité musculaire qui défaille ; il y supplée, tant bien que mal, en faisant intervenir sa volonté, au prix d'un douloureux effort qu'il faut toujours renouveler. L'homme normal exécute d'une manière automatique, insconsciente, toute réflexe, mille choses que le névropathe est obligé de vouloir énergiquement, en faisant donner son cerveau pour des besognes fort au-dessous de lui dans l'ordinaire de la vie. Or rien n'est épuisant comme de vouloir constamment.

Cette absence de tonus musculaire avec impérieux besoin de s'étendre, de supprimer l'effort, n'appartient pas en propre aux névropathes. A cela près parce qu'elle ne se justifie par aucune lésion organique appréciable, leur fatigue ne diffère absolument pas de celle d'un diabétique, d'un tuberculeux, d'un cancéreux ; elle a les mêmes caractères, et subit à peu près les mêmes modifications : un nuage qui passe, un rayon de soleil, ôtent ou donnent la tonicité à un phtisique, sans que personne mette en doute la réalité objective du sentiment de lassitude dont il se plaint.

Lorsqu'on nous dit que l'épuisement nerveux chez les neurasthéniques est un phénomène purement subjectif, on ne fait que donner une interprétation à mon sens trop facile, et qui, pour être la première qui se présente à l'esprit de chacun, ne m'en parait pas moins fragile.

J'ai eu récemment l'occasion d'observer le fait topique que voici.

Une de mes malades atteinte de rhumatisme chronique déformant, et réduite, depuis près d'un an, à ne marcher qu'avec beaucoup de peine et dans l'attitude la plus disgracieuse, vit un jour arriver sur elle un cheval emporté : subitement transformée par la peur, elle recouvra pour un moment sa souplesse perdue, et put courir huit ou dix pas, jusqu'à un perron qu'elle gravit avec la plus invraisemblable agilité. Le soir même et le lendemain, son ankylose était plus marquée que jamais. Elle n'a cédé de nouveau qu'une autre fois et pour quelques minutes, un jour que Mme X*** voyait venir à elle un homme depuis longtemps perdu de vue, et à qui il lui déplaisait souverainement d'apparaître enlaidie. Son amour-propre était si vif que, pour quelques secondes, et au prix d'une aggravation immédiatement consécutive, elle put dompter sa raideur et ne pas paraître trop gauche. Voilà deux exemples bien nets de l'influence d'un état mental sur un état physique. Il ne viendra pourtant à l'idée de personne de traiter de maladie imaginaire le rhumatisme déformant.

Ces sortes de faits prouvent uniquement que certaines émotions sont toniques ou déprimantes, et que le cerveau, particulièrement impressionnable des gens nerveux, en subit avec amplitude l'impression purement mécanique. Leur fatigue n'est point un phénomène imaginaire. Ils la ressentent vivement et quelquefois en exagèrent l'expression, dans ces moments où ils ont tant besoin de la pitié d'autrui et si grand'peur de l'ironique incrédulité de leur entourage, qu'ils amplifient leur mal pour être plus touchants.

D'ailleurs, il s'en faut de beaucoup que l'amyosthénie neurasthénique ne subisse d'oscillations que sous l'influence de causes du domaine moral. Les phénomènes le plus évidemment physiques l'impressionnent pour le moins autant.

Au réveil, notre névropathe a grand'peine à tenir debout. Il n'est point comme l'hystérique demeuré sous la domination d'un rêve de la nuit. Si nous le voyons tout à fait dénué de ressort et de force, c'est simplement qu'il reste encore dans un état intermédiaire entre le sommeil et la veille. Il lui faudra des heures pour se réveiller tout à fait[1]; et par contre, le soir, quand la somme des excitations diverses venues du monde extérieur l'aura tout à fait mis en train, il ne s'endormira qu'à grand peine, pour ce motif que son essence même serait de continuer indéfiniment ce qu'il a commencé. Pareil

____

[1] Voir à ce propos, au chapitre suivant, le graphique n° 7, p. 39.

en cela aux enfants, auxquels il est très comparable,
plus il dort, plus il veut dormir, plus il mange, plus
il a faim.

Donc, épuisé dès le réveil, notre malade, un instant
ranimé par le premier repas, défaille et perd pied de
nouveau quand vient l'heure du déjeuner. Le repas de
midi lui procure ordinairement une sensation de bien-
être et un apport de forces. Notez que l'utilisation chimique des aliments qu'il prend n'enrichira réellement
sa nutrition que plusieurs heures après leur ingestion.
Est-ce donc là encore une vigueur imaginaire que lui
apporte le repas ? Franchement je ne le crois pas. Outre
que l'ingestion du bol alimentaire apaise la sensation
de faim — qui chez ces malades-là prend parfois les proportions d'une angoisse et d'une douleur, — il est certain
que la simple friction par un corps étranger de la paroi
du tube digestif détermine un rehaut de tonicité tout à
fait comparable à celui que procurent une friction au
gant de crin, une séance de massage ou la pluie d'étincelles de la machine statique. Nous reviendrons plus
tard¹ sur l'ensemble des procédés mécaniques permettant
le relèvement de la tonicité. Contentons-nous pour le
moment d'enregistrer ce fait banal que le neurasthénique, fortifié par le repas, en ressent encore le bienfait
deux ou trois heures après, s'il a su s'astreindre au
régime qui l'affranchit de la dyspepsie coutumière. Vers

______

(1) Voir ch. xi, p. 312 et suiv.

5 heures, nouvelle dépression que le dîner répare. L'heure où notre malade goûte un peu de bien-être et d'entrain à vivre, c'est ordinairement celle où il serait logique de dormir.

Un nuage qui passe, l'orage qui s'approche, l'imminence de la pluie et, d'une façon générale, tout ce qui dépend de la tension électrique de l'atmosphère, coupe les jambes aux neurasthéniques, et les fait se traîner péniblement, avec effort. Mais le soleil vient-il à reparaître dans le ciel bleu, voici que leur corps s'allège et que leur marche prend un rythme vif, une allure plus dégagée. Sans doute on peut voir là l'effet de ce qu'on nomme l'imagination, effet mystérieux et que l'on ne se donne point la peine d'expliquer. Mais tout de même il faut bien prendre garde d'abuser des explications faciles. Dans le domaine obscur de la pathogénie des névroses, on a tendance à tout interpréter par la suggestion, véritable bonne à tout faire, si j'ose m'exprimer ainsi. Dans l'hystérie elle a son rôle continu, manifeste; on peut toujours la déceler. Il n'en est point de même ici. Pourquoi ne pas admettre par exemple, puisque c'est là un fait que nous savons de connaissance scientifique, que les rayons lumineux et caloriques du soleil — à condition bien entendu que leur intensité ne soit pas excessive — constituent un puissant tonique pour tout ce qui vit et respire à la surface de ce globe. Les bien portants, au cerveau ferme, ne ressentent pas aussi vivement la tristesse d'un ciel de plomb; ils la ressentent cependant un peu, d'une façon subconsciente. Si tous les peuples primitifs ont divinisé le soleil, c'est qu'il était pour eux, non seulement Celui qui mûrit les moissons, mais encore Celui qui conseille la joie et donne l'espérance. Lorsque tombe la nuit, notre neurasthénique sent sa force fléchir et son esprit s'inquiéter; il accueille comme un bienfait l'éclat des lampes aux lueurs vives.

La musique l'exalte, le silence l'endort, trop de loquacité l'excède. Au total sa fatigue cède aux stimulations modérées venues du monde extérieur; mais comme il est peu résistant, il succombe à l'assaut des excitations trop intenses ou trop diverses. Au delà d'un certain degré, les stimulations les plus toniques deviennent accablantes, la grande chaleur, le grand froid, comme aussi l'air trop vif. Promenez un nerveux, accoutumé à l'atmosphère stagnante de la ville, et saturez-le d'oxygène à la campagne ou sur un haut plateau; et cela sans qu'il se fatigue, en voiture par exemple et sans qu'il ait à faire un mouvement — et pendant les premières heures vous le verrez tout somnolent, tout accablé, par cela même qui doit, après accoutumance, le vivifier et l'éveiller le mieux de sa torpeur.

La sensation de fatigue, ce sentiment de pesanteur du corps, ce besoin d'efforts pour marcher, pour monter, pour se tenir debout, et ces jarrets qui se dérobent, et ce peu de stabilité qui fait qu'au moindre choc le malade perd équilibre et doit se rattraper, ce vide dans la tête qui fait croire à la syncope prochaine et qui d'ailleurs n'y aboutit jamais, cet angoissant besoin de réparer ses forces et de prendre des aliments, tout cet ensemble qui caractérise l'épuisement nerveux, obéit donc à des lois stables qui sont des lois de mécanique. Comme nous voilà loin de l'hystérie dont les signes, au lieu de subir l'influence du monde extérieur, demeurent entièrement soumis à l'image mentale qui les a faits éclore.

Ces lois de mécanique nous les retrouvons avec une même constance, si nous étudions chez nos neurasthéniques cette fatigue, si redoutée de la plupart d'entre eux, que donne le coït. Presque tous et, bien évidemment, sans s'être donné le mot, racontent à quelques variantes près, l'histoire que voici : les premières heures qui suivent l'acte sexuel sont accompagnées d'un rehaut de belle humeur, d'entrain à vivre, et c'est le lendemain, après que le sommeil, pourtant présumé réparateur, a fait son œuvre amollissante, que les voilà tout accablés, meurtris des jambes, endoloris des lombes, et pleins de ce remords physique qui leur ôte pour quelques jours toute envie de recommencer. Chez quelques autres, la torpeur et la somnolence, et la mauvaise humeur d'avoir cédé à la tentation, surviennent sans délai. Mais l'un ou l'autre de ces types se reproduit fidèlement. Nous verrons par la suite que cet état d'esprit n'est rien d'autre que le reflet mental d'un abaissement du tonus nerveux.

J'ai donc grand'peine à croire, comme tant de neurologistes, à la subjectivité pure et simple de la sensation de fatigue chez les neurasthéniques vrais. Ce qui peut prêter à l'erreur, c'est d'abord que, dans bon nombre de cas, l'hystérie mêle ses symptômes à ceux de la neurasthénie ; et c'est aussi ce fait que, chez beaucoup de neurasthéniques vrais, l'habitude prise de se lamenter sur l'épuisement de leurs forces subsiste un certain temps à leur réparation réelle. Cela se conçoit aisément pour peu que l'on ait pris la peine d'étudier cette formation très ordinaire de l'esprit, que M. Paulhan a nommée la « synthèse mentale ». Voici ce qu'il entend par là. Sous l'influence d'un long séjour dans l'atonie, le système nerveux finit par se constituer de toutes pièces un état mental adapté, de même sens, conforme. Dès lors, l'esprit s'installe en cette forteresse, obligeant toute sensation nouvelle à rentrer dans la masse, et l'interprétant dans le sens pessimiste, attristé, craintif, où tout désormais s'interprète. Lorsque survient l'amélioration, elle est tellement étrangère à tout ce que l'esprit a coutume de concevoir, qu'il n'y croit pas, qu'il la dénie. C'est seulement alors qu'elle est acquise depuis un certain temps déjà, que la synthèse morbide finit par se résoudre et par céder à l'évidence. Notez qu'il a fallu un certain temps d'épuisement corporel pour que l'état mental devint mélancolique ; de même, il faut un certain temps après le retour à la force, pour que l'état mental redevienne optimiste.

Si maintenant nous demandons à la thérapeutique de

nous aider à bien comprendre la nature intime de la fatigue des névropathes, elle va nous éclairer aussi à sa manière.

Un grand nombre de neurologistes, et M. Gilbert Ballet notamment, estimant qu'il y a beaucoup d'imagination dans ce sentiment de lassitude, en déduisent avec logique qu'il faut le vaincre par la suggestion. Ils ajoutent, pour la plupart, que la suggestion véritable, celle qui se pratique à l'état hypnotique, ne s'applique point aisément à notre genre de malades, et qu'il vaut mieux s'en abstenir. En revanche, ils préconisent à l'envi cette demi-suggestion qui se fait à l'état de veille. Nous reviendrons en temps et lieu (à propos de l'état mental) sur cette question capitale. Il suffira de dire pour le moment qu'après m'être appliqué soigneusement à persuader à mes neurasthéniques qu'ils étaient vigoureux, qu'il ne tenait qu'à eux de braver la fatigue, je me suis invinciblement heurté à une conviction profonde, à un état de conscience ou pour mieux dire de « cénesthésie » véridique, réel, et que des mots n'ébranlaient pas. Tandis que, chez l'hystérique, il suffit de dépister une idée fixe pour pouvoir lutter contre, on sent, chez le neurasthénique, que sa pensée ne fait que traduire sincèrement la sensation constante de pauvreté vitale, de misère physiologique, que les nerfs de sensibilité lui apportent de toutes les parties du corps.

Certes, par la fermeté de votre attitude, par la sympathie que vous saurez extérioriser, par l'affirmation calme, catégorique, toujours renouvelée d'une guérison sûre, vous procurerez à votre sujet, pour quelques minutes bien brèves, un certain réconfort, ce sentiment qu'il a quelqu'un sur qui s'appuyer désormais, et ce faisant, vous lui rendrez un incontestable service. Mais si, en même temps, vous ne savez pas supprimer ses troubles digestifs, redonner du tonus à ses muscles relâchés, si vous ne faites pas sa circulation plus active et sa nutrition plus intense, tout ce réconfort sera vain.

En un mot, la sensation de fatigue, chez le neurasthénique pur de signes d'hystérie, ne se modifie pas par la suggestion. Ce phénomène de mécanique nerveuse cède au contraire, et quelquefois de la manière la plus saisissante, chez les intoxiqués, aux différents procédés d'élimination des toxines, et chez les véritables déprimés, aux stimulations mécaniques, méthodiquement pratiquées, du système nerveux central. La difficulté consiste à proportionner exactement la dose d'énergie, ainsi transmise, à la résistance que le sujet présente ce jour-là.

A tous ces arguments il en faut ajouter un autre d'ordre plus précis et plus rigoureusement scientifique, je veux parler des différents appareils de mesure et des résultats qu'ils fournissent à l'observateur soucieux de savoir si la fatigue de son malade n'est pas purement imaginaire. Les différents ergographes et les nombreux dynamomètres dont j'ai fait usage, ne m'ont point laissé sans quelques doutes sur la solidité des notions qu'ils procurent. L'ergographe de Mosso ou celui de M. Binet ont l'inconvénient de procurer, au doigt qui l'actionne, non pas uniquement la sensation de fatigue, mais aussi un véritable sentiment douloureux qui suffirait à lui tout seul pour hâter la fin de la série de contractions. La plupart des dynamomètres, y compris l'appareil, d'ailleurs extrêmement ingénieux, de M. Charles Henry, meurtrissent de façon pénible la paume qui les étreint ; notez, en outre, que, si le malade est distrait, si son attention ne se porte pas tout entière sur l'acte de vigueur qu'il accomplit, il pourra très bien ne donner qu'un chiffre très inférieur au chiffre vrai ; il peut se faire encore que le neurasthénique, infiniment désireux de convaincre son médecin de son état de fatigue profonde, s'efforce volontairement de ne serrer que médiocrement l'instrument. Ergographes et dynamomètres, avec leur apparente précision, sont donc sujets à induire en erreur.

Voici trois graphiques relevant la force dynamométrique de la main droite et de la main gauche. Dans le premier, celui de Marcel B... (fig.1), nous voyons, sous l'influence du traitement, la force dynamométrique de la main droite et de la main gauche s'élever en quelques semaines de 15 à 18 kilogrammes. Mais je ne crois pas qu'il faille tenir pour valables les chiffres recueillis les trois ou quatre premiers jours ; il peut se faire, en effet, que la ligne, très rapidement ascendante à ce moment-là,

soit due à ce que la main, très maladroite tout d'abord,
fait son éducation et s'accoutume à saisir moins gau-
chement le dynamomètre. La moyenne de ce malade
serait donc, en réalité, non pas d'une trentaine, mais
d'une quarantaine de kilogrammes, et le bénéfice vérita-

MARCEL B···, 23 ANS.

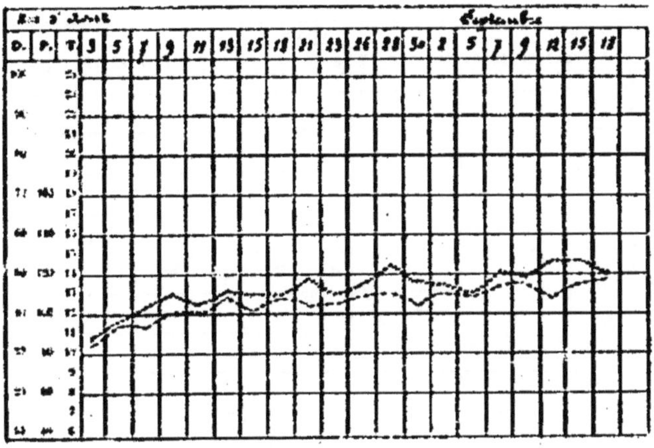

Fig. 1.

blement acquis de 8 à 10 kilogrammes seulement. Il
n'en est pas moins vrai que chez Marcel B..., l'amélioration de l'état mental a nettement coïncidé avec un
accroissement à peu près régulièrement progressif, de
la force dynamométrique dans l'une et l'autre main.

Il n'en va pas de même dans la figure suivante.
Mᵐᵉ E. L..., âgée de trente ans (fig. 2), est une neurasthénique profondément affaiblie, et qui touche à la mélancolie dépressive. En un mois de traitement, du 19 mars
au 20 avril, nous voyons que sa force dynamométrique,

tout à fait insignifiante (do 12 à 15 kg.), ne se modifie pour ainsi dire pas, si ce n'est dans les tous derniers jours ; une fois, le 29 mars, la main gauche s'oublie jusqu'à donner 20 kilogrammes. C'est que la malade s'est pour un instant distraite de sa volonté, de son désir ardent

M⁰ᵉ E. L..., 30 ans.

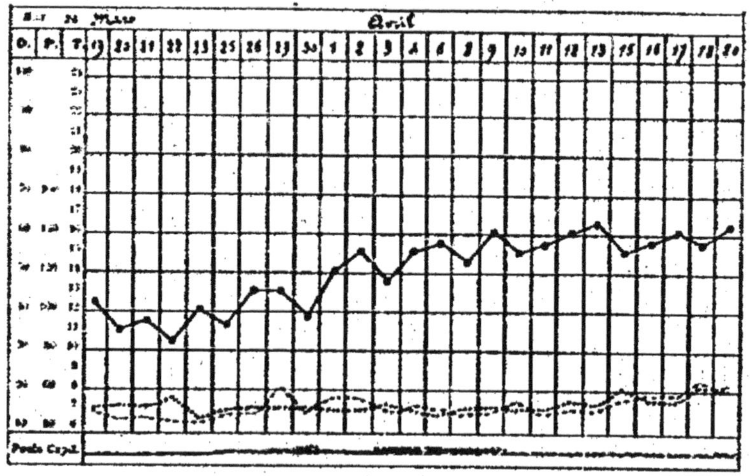

Fig. 2.

de me paraître à bout de forces ; elle est, en effet, dans cette disposition d'esprit où ces malades sont tellement saturés de fatigue qu'ils en viennent à se vautrer complaisamment dans cet état et à ne vouloir plus guérir. Cependant, sous l'influence de stimulations mécaniques répétées, M⁰ᵉ E. L... sort de sa torpeur, elle retrouve l'appétit et le sommeil, marche plus volontiers et recommence à parler, ce qu'elle avait à peu près complètement cessé de faire depuis plus d'un an. Nous voyons sa

pression artérielle se relever d'une façon sensible et
progressive, tandis que le pouls capillaire indique que
la périphérie cède sous l'impulsion chaque jour plus
vigoureuse du cœur. A dater du 15 avril la malade
commence pourtant à prendre conscience du retour

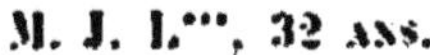

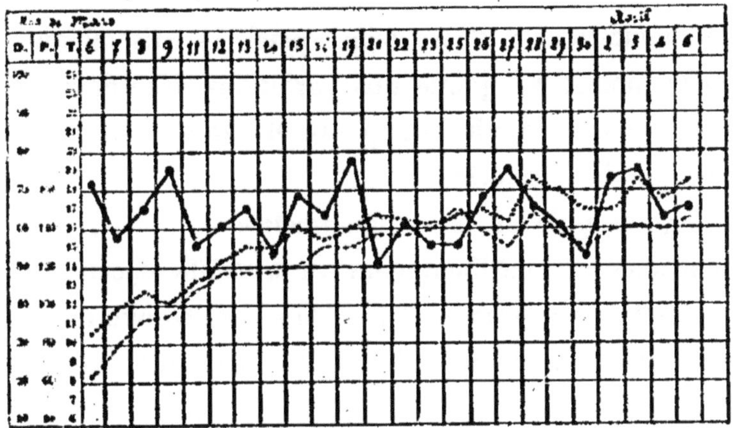

Fig. 3.

en elle de l'énergie, à s'avouer qu'elle va mieux, et
c'est alors seulement que remonte un peu la courbe
dynamométrique. Ici encore le dynamomètre n'a donc
pas été le meilleur moyen d'investigation au point de
vue de la réalité objective de la sensation de fatigue.

L'amélioration de M. J. L..., âgé de trente-deux ans,
n'est pas moins instructive (fig. 3). Il s'agit cette fois
d'un hystérique, chez qui le sentiment de lassitude est,
manifestement, le résultat d'une idée fixe. Sous l'influence d'un traitement résidant presque tout entier dans

la suggestion, la force dynamométrique s'est élevée, pour la main droite, de 34 à 74 kilogrammes, et pour la main gauche de 22 à 64, 65 kilogrammes ; elle a donc à peu près triplé, cependant que la pression sanguine subissait des oscillations désordonnées. Chez les neurasthéniques vrais, on ne voit point, sous l'influence du traitement, de modifications aussi formidables de la force dynamométrique ; l'ascension quasi invraisemblable qu'elle montre ici, jointe aux variations désordonnées de la pression sanguine, me paraît être tout à fait caractéristique de l'hystérie.

L'ergographie et la dynamométrie ne nous renseignent donc que médiocrement sur la réalité objective de l'amyosthénie neurasthénique. Mais il se trouve que la sensation de fatigue musculaire, s'accompagne, dans le domaine des muscles à fibres lisses, soustraits à l'influence de la volonté, et notamment dans le système circulatoire, d'un grand nombre de signes objectifs qui échappent aux causes d'erreur que nous venons de signaler, et qui prouvent jusqu'à l'évidence, qu'à côté de l'atonie des muscles de la vie de relation, il en est d'autres, manifestement parallèles, dont le médecin peut à son gré et en toute sécurité, vérifier la réalité et mesurer l'intensité.

C'est à cette catégorie de signes que nous consacrerons le chapitre suivant.

CHAPITRE II

L'APPAREIL CIRCULATOIRE CHEZ LES NEURASTHÉNIQUES

Sommaire. — Avantages des recherches portant sur les appareils musculaires à fibres lisses. — Technique pour la recherche des signes objectifs de la fatigue : étude de la pression sanguine, de la vitesse du cœur, du nombre de globules, du seuil de la sensibilité, de l'activité de la réduction de l'oxyhémoglobine, etc. — Les graphiques incohérents : leur signification. — Variations de la pression artérielle sous l'influence de l'heure, du repas, de l'état électrique de l'air, de l'approche des règles, du régime alimentaire. — Une première catégorie de névropathes : neurasthéniques à hypotension artérielle. — Observations et graphiques.

Les monographies consacrées à la maladie de Beard ne s'occupent que brièvement des troubles de l'appareil circulatoire, pour l'excellent motif que cette catégorie de symptômes ne tient ordinairement qu'une place secondaire dans les tourments du neurasthénique et dans ses doléances. Comme la plupart des auteurs, je ne veux pas m'étendre longuement sur les palpitations, sur les prétendues syncopes, sur les congestions et les anémies locales ni, d'une façon générale, sur les symptômes subjectifs relevés à la charge du système cardio-vasculaire.

Seule, l'angoisse, l'angine de poitrine névropathique,

me paraît être particulièrement significative : nous nous attacherons à la comprendre en vue d'un traitement rationnel. Mais notre attention sera principalement retenue par l'analyse des signes objectifs que nous fournit l'observation du cœur et des vaisseaux chez les neurasthéniques.

Les appareils que la technique physiologique a mis à la disposition du clinicien, permettent en effet d'apporter à ce genre de recherches un certain degré de précision scientifique, que je tiens pour très précieux au point de vue de l'intelligence du mécanisme des états morbides qui nous occupent.

Ainsi que j'avais déjà fait pour mes malades épileptiques[1] j'ai suivi mes neurasthéniques de très près — plusieurs pendant des mois entiers, et quelques-uns d'entre eux, tous les jours, même le dimanche, — mesurant avec tout le soin possible, les oscillations de la tension sanguine, la vitesse du cœur, notant l'intensité du pouls capillaire, l'activité de réduction de l'oxyhémoglobine, parfois aussi la quantité d'hémoglobine et le nombre des globules rouges. J'ai pu recueillir, de la sorte, un nombre considérable de chiffres reliés en graphiques, dont quelques-uns ne paraissent point se prêter encore à de faciles interprétations, mais dont plusieurs autres revêtent une allure tout à fait significative, et me semblent être véritablement instructifs.

----

(1) *Recherches cliniques sur l'Épilepsie et sur son Traitement.* Paris, 1900, Rueff, édit.

En étudiant dans le chapitre précédent, l'amyosthénie neurasthénique, nous nous sommes heurtés à l'extrême difficulté de savoir, d'une manière positive et satisfaisante pour l'esprit, si la fatigue, accusée par nos névropathes avec une si constante ténacité, repose sur quelque réalité objective, ou si ce n'est qu'une création de leur esprit, à la façon des paralysies, des contractures, des anesthésies hystériques. Aucun des nombreux appareils, ergographes ou dynamomètres, dont nous avons fait usage, ne nous a mis à l'abri des causes d'erreurs pouvant provenir, soit de la distraction du sujet observé, soit du désir qu'il a de convaincre son médecin et de lui démontrer, de toutes les façons possibles, combien sa lassitude est grande. C'est que la façon dont il serre le dynamomètre, dépend pour une grosse part de l'attention qu'il y apporte, et de son bon vouloir à donner l'effort maximum.

Il n'en va plus de même si nous mesurons l'intensité de l'impulsion cardiaque, le degré de relâchement ou de contraction de l'arbre artériel, le degré de concentration du sang, ou bien encore l'activité que met le sang oxygéné à se transformer en sang noir au sein de nos tissus. Cet ordre de constatations — auquel il conviendra de joindre l'étude de la nutrition par l'analyse des urines — est à peu près le seul qui puisse nous instruire sur l'état vrai de la vitalité, nous dire si elle est accélérée ou ralentie, si le malade est un excité ou un déprimé. Un examen superficiel ne nous renseigne guère sur ce point; l'apparence de nos nerveux est faite d'un mélange de fatigue et d'exaltation qui souvent laisse dans le doute sur la direction générale à imprimer au traitement. Récemment, au cours d'une discussion à la Société de Thérapeutique[1], quelqu'un crut devoir dire que l'on ne peut pas suivre de ligne directrice quand on soigne des névropathes, mais qu'il faut simplement, s'inspirant de leur état momentané, leur donner des forces alors qu'ils sont à bas, et les calmer quand ils s'excitent. Il y a, je crois, mieux à faire que cette thérapeutique par trop symptomatique. Les graphiques groupés au cours de ce chapitre, vont nous servir de guide en éclairant, d'une lueur assurément plus vive, la pathogénie du syndrome de Beard. Et c'est ici vraiment que nous avons chance de nous renseigner sur cette question fondamentale de savoir si le mot de neurasthénie est synonyme d'épuisement nerveux.

Aujourd'hui l'on s'accorde généralement à admettre que, pour se faire une idée de l'état de fatigue ou d'exaltation réelles d'un organisme, il importe de se baser sur un ensemble de signes objectifs dont l'accord est vraiment susceptible d'entraîner la conviction. On peut tenir pour valable la sensation de fatigue accusée par un névropathe, à condition de constater chez lui un certain nombre de ces stigmates de la dépression cérébrale.

Chez un malade dont la vitalité et la nutrition sont

(1) Séance du 1er août 1900.

réellement languissantes, on constate, en effet, une baisse de la pression sanguine résultant de la faiblesse de propulsion du cœur; une baisse de la force dynamométrique; un élargissement du seuil de la sensibilité, mesurée au compas de Weber; un ralentissement dans l'activité de réduction de l'oxyhémoglobine; un appauvrissement du sang en hémoglobine; une raréfaction apparente des globules rouges, tandis que le coefficient d'utilisation azotée est au-dessous de la normale. La plupart de mes malades ont été soumis, un certain nombre de fois, à toute cette série d'investigations.

L'outillage dont je me suis servi, pour n'être pas d'une précision mathématique, n'en donne pas moins des résultats très concluants, si l'on ne veut bien tenir compte que des oscillations d'une certaine amplitude, et se reproduisant avec fidélité dans des conditions données.

Pour la pression sanguine, j'ai fait usage du sphygmomètre à ressort de Verdin et Chéron, fréquemment contrôlé par celui de Potain, et de l'appareil de Hallion et Comte, modifié par Georges Dumas[1], pour la recherche du pouls périphérique (variations pulsatiles des doigts); il importe, en effet, de savoir si telle ascension de la pression sanguine à la radiale, constatée par le sphygmomètre, est due à une hausse de l'énergie du cœur, ou bien au

(1) Du pléthysmographe d'Hallion et Comte, M. Georges Dumas a fait un pléthysmoscope. C'est de cet appareil, qui permet simplement de constater l'absence ou la présence du pouls périphérique et son intensité, que je me suis communément servi.

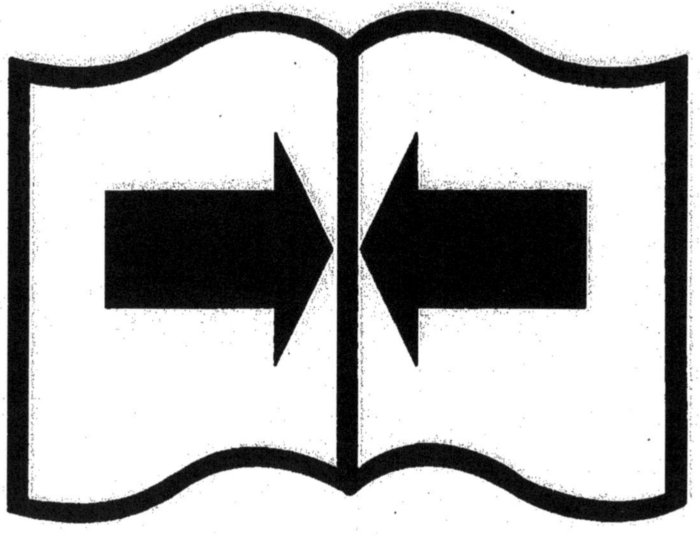

Reliure serrée

M. R... ANS.

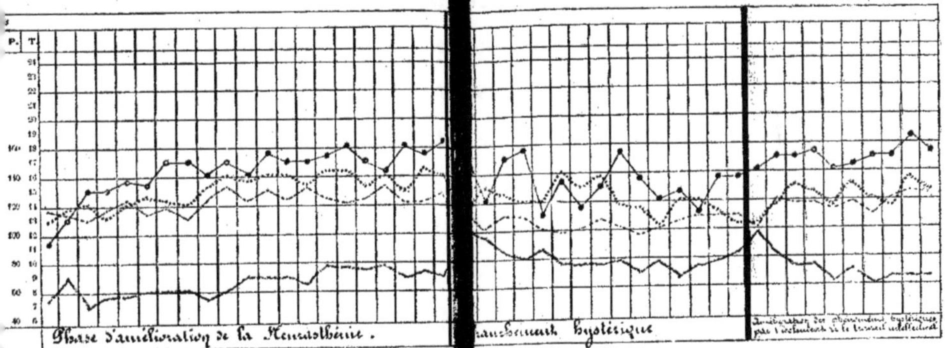

Fig. 4. — Neuras... chez le même sujet.

M. G..., 54 ANS.

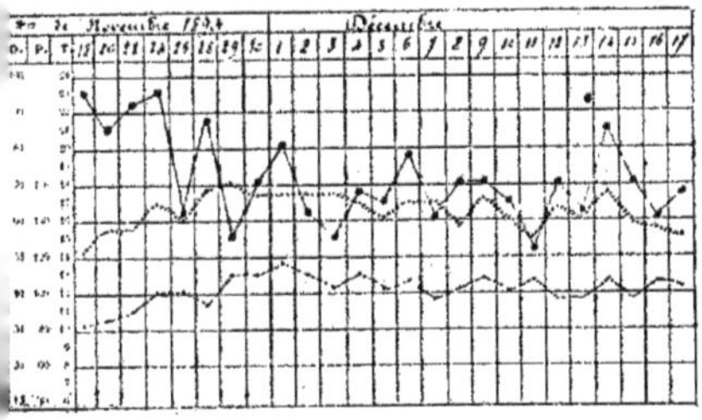

Fig. 5.

M. E. J..., 41 ANS.

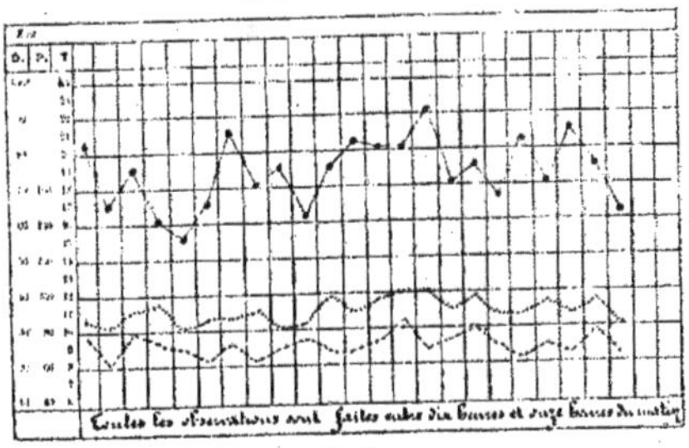

Fig. 6.

resserrement actif des petites artères de la périphérie. J'ai presque toujours mesuré la vitesse du cœur, qui est encore un indice important à ce point de vue (lois de Marey), et j'ai recueilli plus d'un tracé sphygmographique pour rechercher, en vue du même but, les variations du dicrotisme (lois de Pachon) ; nous reviendrons plus tard sur ce point de technique.

On sait, depuis les remarquables recherches de Chéron sur l'hyperglobulie instantanée, que la hausse de la pression du sang par resserrement de l'arbre artériel s'accompagne de chasse d'eau dans les tissus périvasculaires, et de concentration du sang avec augmentation apparente du nombre des hématies ; dans la dépression vraie c'est le contraire qui est la règle ; aussi ai-je bien fréquemment pratiqué le dénombrement des globules, par la méthode de Hayem, à l'aide des appareils de M. Nachet. Pour ce qui est de l'activité de la réduction, je m'en suis remis aux instruments de M. Albert Hénocque, qui ne sont point d'un emploi difficile, et qui paraissent donner des renseignements particulièrement précieux sur l'activité des échanges et l'accélération ou le ralentissement de la vitalité.

Presque toujours les variations qu'il m'a été donné de constater avec cette série d'appareils, si différents les uns des autres, se sont inscrites parallèlement et se sont montrées d'accord. Je tiens donc les notions ainsi obtenues, après des centaines d'observations aussi soigneuses que possibles, pour scientifiquement valables.

J'ai dit que certains des graphiques ainsi recueillis ne me paraissaient point susceptibles d'interprétation rationnelle dans l'état actuel de nos connaissances. Quelques-uns, cependant, tirent de leur incohérence même un aspect significatif.

Voici par exemple (fig. 4) le cas de M. Raymond D..., âgé de vingt-deux ans, atteint en même temps de neurasthénie par surmenage et d'hystérie par idée fixe. Nous retrouverons son histoire au chapitre consacré à l'état mental neurasthénique. Il suffira pour le moment de constater que, soumis tout d'abord au traitement du surmenage à un moment où la neurasthénie tenait toute la scène, son graphique a évolué d'une façon intelligible et logique (relèvement progressif de la pression sanguine et de l'état des forces) jusqu'au jour où l'état hystérique prenant le dessus, le tracé est devenu parfaitement incohérent.

Cette incoordination des lignes représentant la pression sanguine et la vitesse du pouls, je la retrouve encore (voy. fig. 5) chez ces faux neurasthéniques qui ne sont en réalité que des dégénérés impulsifs, mais que ne marquent point les stigmates spéciaux à la névrose de Beard.

Voici une troisième figure où nous voyons encore la pression sanguine décrire des hauts et des bas qui semblent inintelligibles (fig. 6). Cette malade, nettement neurasthénique, affirmait suivre avec rigueur le régime alimentaire auquel j'avais cru devoir la soumettre (sup-

3.

pression de l'alcool, du vin, de toutes boissons fermentées). Or, j'appris, quelque temps après avoir renoncé à
la traiter, qu'elle dînait en ville à peu près tous les
soirs, buvant à table force verres de vin de champagne,
et ne manquant point d'absorber après dîner un ou deux
verres de liqueur ; le lendemain, sa matinée se passait
dans les larmes, et son graphique révélait des ascensions
de pression en apparence incohérentes, en réalité moti-
vées comme on vient de le voir.

Même quand le régime est scrupuleusement suivi,
l'état de l'appareil circulatoire varie dans des proportions
importantes, à propos de toute une série de circonstances
qu'il est indispensable de connaître, si l'on veut se placer
dans de bonnes conditions pour l'observation.

C'est une règle, une fois pour toutes établie, qu'un
malade doit être examiné tous les jours au même moment,
l'état de ses forces et de sa tension sanguine variant
fortement suivant qu'il est à jeun ou qu'il digère, selon
que l'heure est proche du sommeil ou que le jour touche
à sa fin.

Pendant un séjour d'une semaine à la campagne,
dans une maison où les vacances réunissaient tous les
membres d'une famille où les neurasthéniques ne manquent pas, j'ai eu le loisir d'étudier les oscillations de
la tension artérielle aux différentes heures du jour et de
la soirée. Ces oscillations, relativement légères chez les

personnes tout à fait bien portantes, prennent, chez les névropathes, une importance dont pourront donner une idée les deux figures ci-après :

La pression sanguine de M. F. B... (voy. fig. 7) est prise pour la première fois à 8 heures et demie du matin

M. F. B''', 37 ans.

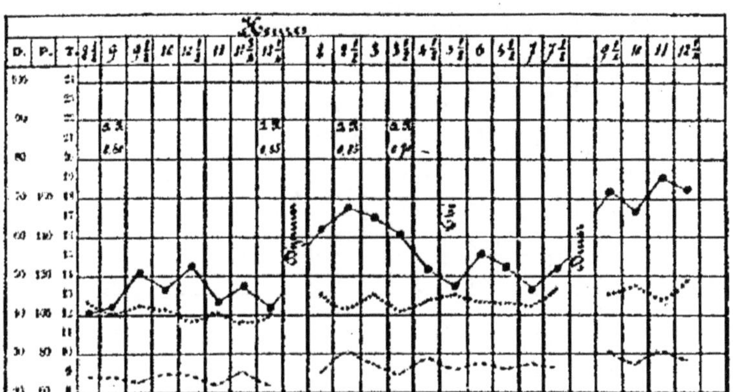

Fig. 7. — Variations de la pression sanguine et de l'état des forces. Influence de l'heure et du repas.

alors qu'il est encore couché : elle est seulement de 12 centimètres et demi de mercure ; une demi-heure plus tard, au moment où il vient de se lever, elle ne s'est haussée que d'un demi-centimètre ; l'activité de la réduction est, à ce moment, de 0,60. Entre 9 heures et demie et 10 heures et demie, la pression se hausse un peu (14 à 14 et demi) ; mais à partir de 11 heures, notre malade, commençant à se sentir tiraillé par la faim, éprouve une fatigue, une paresse de corps et d'esprit que reflète très exactement une baisse de la courbe. A midi et quart au moment où l'on va se mettre à table, la pression est de 12 centimètres et demi environ, et l'activité de réduction de 0,65[1]. On sort de table un peu avant 2 heures : le malade, qui a bien digéré, a

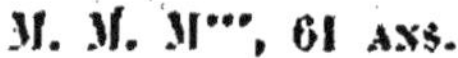

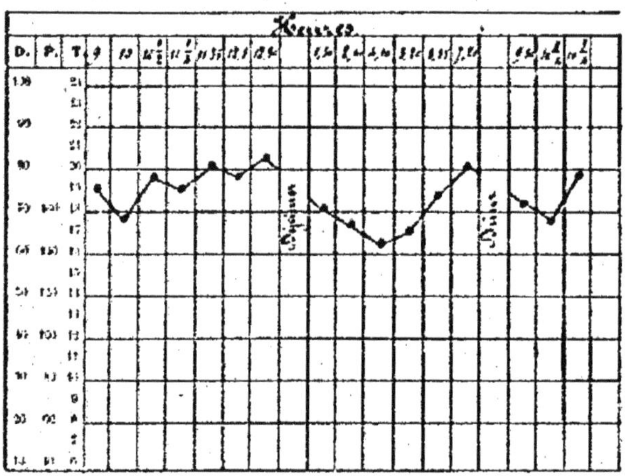

Fig. 8.— Variations de la pression sanguine chez un sujet à hypertension. Influence de l'heure et du repas.

le teint animé et l'œil brillant; encore que son estomac gonflé le fasse un peu souffrir, il est intellectuellement beaucoup moins déprimé qu'avant le repas; il n'a bu cependant qu'une très petite quantité de vin blanc coupé d'eau. A ce moment sa pression artérielle dépasse un peu 16 centimètres de mercure. A 2 heures et demie, elle est de 17 centimètres et demi ; l'activité de réduction égale 0,85. A 3 heures et demie, elle n'est plus que

(1) La normale pour l'activité de réduction oscille entre 0,90 et 1,10

de 0,70, la pression sanguine redescendant à 16. A 5 heures et demie, au moment de prendre le thé, la tension artérielle n'atteint pas 14, elle reste à peu près au même niveau jusqu'au dîner. C'est pendant la soirée qu'elle atteint son point culminant, 19 centimètres de Hg. M. F. B... n'a pourtant pas pris de café ; mais, pareil à beaucoup de neurasthéniques, c'est aux lumières que son cerveau atteint le maximum de son activité fonctionnelle ; aussi a-t-il beaucoup de peine à s'endormir quand il se couche, tandis que, le matin, même quand il a quitté son lit, il se traîne tout alangui, dans un état intermédiaire entre le sommeil et l'éveil.

Voici maintenant une autre observation celle de M. M. M..., âgé de soixante et un ans, neurasthénique goutteux dont la tension artérielle est habituellement haute. Elle atteint son maximum au moment où le malade, qui est hyperchlorhydrique, souffre du besoin de prendre des aliments ; il témoigne en même temps d'une grande irritabilité et d'une extrême impatience. Après le déjeuner et après le dîner, il se montre beaucoup plus calme tandis que s'abaisse sa pression artérielle (fig. 8).

Ces deux derniers graphiques montrent jusqu'à l'évidence combien il serait imprudent de ne pas noter l'état de la pression sanguine toutes les fois à la même heure. Remarquons en passant qu'ils correspondent à deux types bien différents de neurasthénie, le premier dénotant un état véritable d'asthénie, disparaissant pour un moment sous l'influence de l'excitation du repas, mais tendant toujours à se reproduire, et le second s'accompagnant d'hypersthénie gastrique et cardiaque. Nous aurons fréquemment occasion de retrouver, par la suite, ces deux grandes catégories de névropathes.

Voici maintenant l'observation d'une malade, Mme A..., âgée de vingt-neuf ans, neurasthénique, chez qui il m'a été donné de mesurer la pression artérielle tous les jours avant et après le repas de midi qu'elle prenait chez moi, étant de ma maison. Pendant les deux semaines qu'ont duré mes observations, elle a pris une douche tiède et un bain d'électricité statique. Tout d'abord elle a mangé et bu à sa guise ; mais, à dater du sixième jour, j'ai supprimé le vin et n'ai permis que les œufs, les poissons légers sans friture, les viandes grillées et rôties bien cuites, les légumes verts et les légumes secs en purées.

A mesure que s'amélioraient l'état physique et l'état mental, le graphique a subi la modification que l'on peut voir : sous l'influence du régime alimentaire, la réaction produite par le repas a diminué considérablement d'amplitude. Il faut, je crois bien, en tirer cette conclusion qu'un tracé, pour être valable, doit être recueilli chez un sujet soumis à un régime alimentaire monotone, dont il ne pourra d'ailleurs que se trouver très bien (fig. 9).

L'observation suivante n'est pas moins instructive. C'est celle d'un jeune neurasthénique, âgé de vingt-trois ans, que j'ai vu deux ou trois fois par semaine pendant les mois d'août, de septembre et d'octobre 1899, entre 2 et 3 heures de l'après-midi. Cette régularité n'a subi d'exception que le 12 octobre; ce jour-là (fig. 10), le malade a été vu à 9 heures du matin, et sa pression sanguine s'est montrée de 2 centimè-

M. A'''‚ 29 ANS.

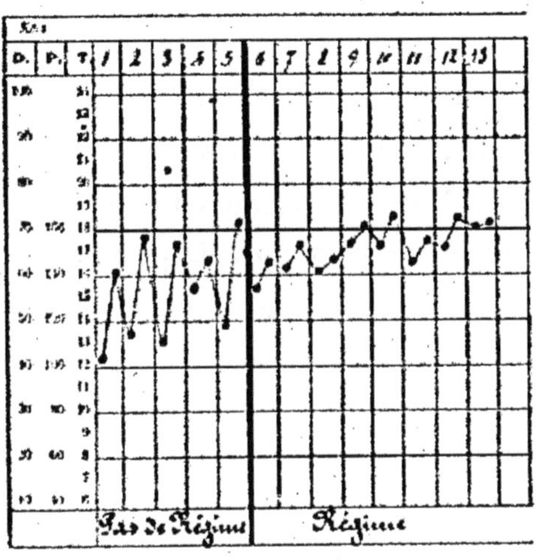

Fig. 9. — Influence du régime alimentaire sur les variations de la tension artérielle.

M. A. R''', 23 ANS.

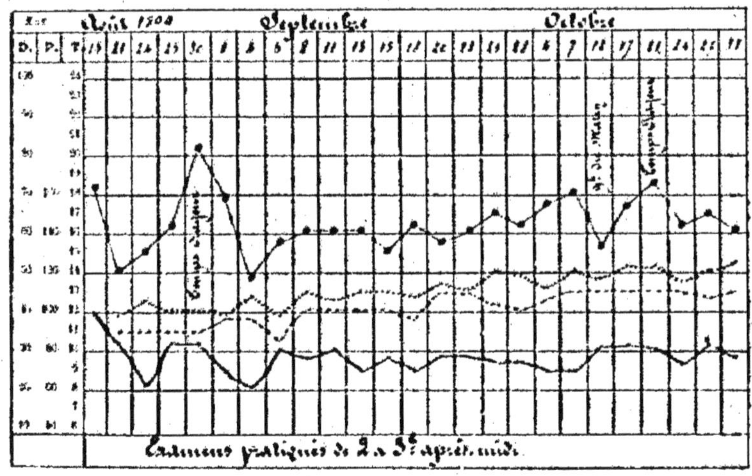

Fig. 10. — Influence de la tension électrique de l'atmosphère sur la pression sanguine.

tres plus basse que de coutume. Mais ce n'est point là ce qui fait l'intérêt spécial à ce graphique. Voici qui est plus important. Le 16 août, jour où j'ai vu M. Armand R... pour la première fois, sa pression sanguine était de 18 centimètres et demi de Hg, si bien que je me suis demandé si j'avais véritablement affaire à un déprimé. Mais l'extrême vitesse du pouls m'aida à comprendre que ce n'était là qu'un phénomène passager, dû à l'émotion d'une première rencontre ; en effet, dès le lendemain, je notais le chiffre 14, qui, celui-là, était le bon. Je crois qu'il ne faut jamais tenir pour valable un chiffre recueilli, une fois en passant, chez un sujet impressionnable. Le 30 août, la tension artérielle subit une ascension énorme, cependant que M. Armand R... se montre tout à fait sombre, farouche et énervé; il y a ce jour-là une forte tension électrique dans l'air ; le ciel se couvre de nuages ; la pluie est imminente. M. R... me dit éprouver de semblables malaises toutes les fois que le temps est à l'orage ou à la neige. Le 21 octobre, après deux mois de traitement, nous retrouvons une journée à peu près pareille à celle du 30 août ; il fait un temps très lourd, le ciel est noir de nuées chargées d'électricité : mais depuis qu'il est soigné, M. A. R... se montre beaucoup moins sensible aux grandes variations atmosphériques, et, ce jour-là, nous voyons le graphique décrire une ascension beaucoup moins ample qu'elle ne le fut au début de la cure sous l'influence d'une cause identique. C'est là, d'ailleurs, une règle très générale ;

nos malades sont d'autant plus excitables qu'ils sont plus déprimés, et nous les voyons réagir avec moins de violence aux stimulations du monde extérieur, à mesure que se refont leur nutrition et leur stabilité nerveuse.

L'excitation nerveuse provoquée par l'approche de l'orage ou de la pluie s'accompagne parfois d'une ascension vraiment énorme de la pression sanguine comme le montre la figure 11.

Mme A. T..., âgée de quarante-deux ans, neurasthénique, a une tension artérielle assez basse, mais qui se relève après chaque repas de 2 à 4 centimètres de mercure. Le cinquième jour, le ciel est gris et la neige

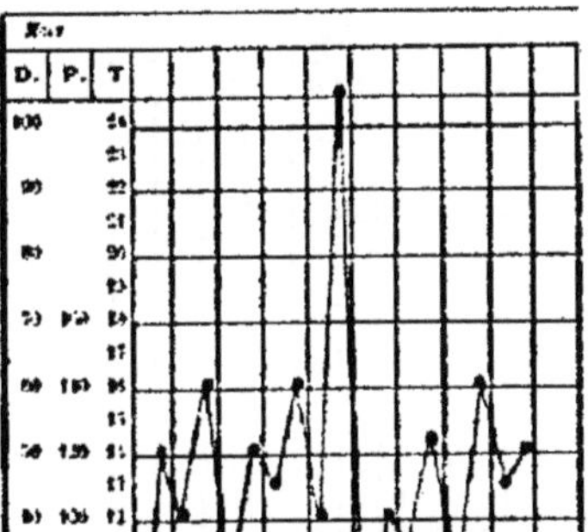

M. A. T'", 42 ANS.

Fig. 11. — Influence de l'état atmosphérique.

menace, la malade se sent extrêmement énervée ; sa douleur à la nuque est devenue insupportable ; phénomène rare chez elle, elle a un peu de tremblement ; son état mental est au pire (pessimisme farouche, colère sous les plus futiles prétextes, etc.); la tension sanguine, qui le matin n'était que de 12 centimètres de mercure, est maintenant montée à 25 ; elle se maintient aux environs de ce chiffre jusqu'au soir : la malade ne s'endort que très avant dans la nuit. Le lendemain matin, la neige étant abondamment tombée, Mme A. T... est absolument épuisée et ne tient pas debout ; son pouls est invraisemblablement bas (8 centimètres de mercure). Il n'est pas rare de constater ainsi une baisse excessive après une hausse d'exceptionnelle importance. Revenue à la santé quelques mois plus tard, Mme A. T... s'est

M. J. B⁗, 27 ANS.

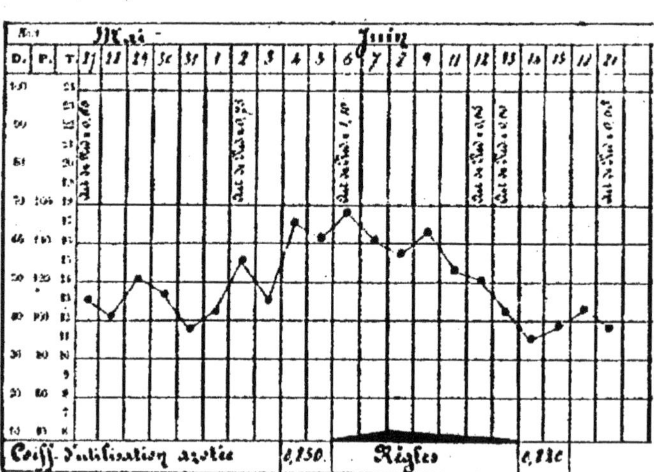

Fig. 12. — Influence de la période menstruelle
sur la forme du graphique.

montrée infiniment moins sensible à l'action de l'état électrique de l'air.

Autre sujet de modifications marquées dans la courbe de la pression sanguine : l'approche et les suites de la période menstruelle.

Voici (fig. 12) l'observation d'une jeune femme de vingt-sept ans, neurasthénique, que j'ai pu suivre au jour le jour avec beaucoup de soin. Sachant que son caractère s'altérait d'une façon sensible au moment de ses règles, qu'elle devenait exceptionnellement irritable quelques jours avant, et qu'elle demeurait particulièrement triste, découragée et défiante quelques jours après, j'ai relevé quotidiennement sa pression artérielle, mesurant tous les quatre ou cinq jours l'activité de réduction de l'oxyhémoglobine. J'ai constaté un parallélisme complet entre l'état mental, l'état de la tension artérielle et l'activité de la réduction. Le jour de la venue des règles, la pression sanguine égalait 17 centimètres et demi de mercure, tandis que la moyenne était de 13 ou de 14 ; l'activité de réduction était montée de 0,60 à 1,10. A mesure que diminue le flux menstruel, nous voyons les deux courbes retomber un peu au-dessous de la moyenne. Chez cette malade, il s'est trouvé que j'ai pu faire pratiquer deux analyses d'urines à dix ou douze jours d'intervalle, immédiatement avant les règles le coefficient d'utilisation azotée a été de 0,850, et seulement de 0,820 deux jours après la fin de l'époque.

Grâce à la série de documents qui précèdent, nous savons maintenant quelles précautions il faut prendre, avant d'attribuer à la neurasthénie elle-même, ou au traitement que subit le malade, telles variations de la pression sanguine. Pour se tenir tout à fait à l'abri des causes d'erreurs, il faudrait encore que le sujet fût placé dans des conditions toujours identiques de température, dans un éclairage de moyenne intensité, et que, d'autre part, il ne fut point sous l'influence d'une image obsédante pénible, d'une cause d'émotion, l'incitant à la colère, au rire ou aux larmes[1]. Voilà, nous dira-t-on, bien des conditions requises, bien rarement réalisables, et, toutes ces précautions prises, combien restera-t-il de bonnes observations, scientifiquement valables?...

Il en reste pourtant. A force de voir des malades et de les examiner souvent, j'ai pu recueillir un assez grand nombre de courbes ou de fragments de courbes, qui ne sont évidemment pas dépourvues de signification.

Nous allons à présent les passer en revue, en procédant du simple au complexe, de ceux qui s'expliquent d'eux-mêmes à ceux qu'il faut regarder de plus près pour les interpréter.

Dès maintenant nous pouvons dire que nous allons en rencontrer deux variétés très distinctes : neurasthénie à hypotension et neurasthénie à hypertension. La première variété, à mesure qu'elle tend vers la guérison, donne une courbe générale ascensionnelle; c'est, je crois bien, la plus nombreuse. La seconde, à mesure que les symptômes vont en s'atténuant, donne une

____

[1] On sait, depuis les recherches de Binet et Courtier, de G. Dumas, etc., quelle est l'influence sur la pression sanguine d'une émotion vive, d'une représentation mentale intense, de l'effort intellectuel. La chaleur et le froid, quand ils sont de moyenne intensité, relèvent l'énergie contractile du cœur : par les hautes températures estivales ou les froids vifs, la pression sanguine a, au contraire, tendance à s'abaisser. D'autre part, quand un névropathe impressionnable passe brusquement d'une pièce obscure dans une chambre très vivement illuminée, le sphygmomètre indique une hausse de plusieurs centimètres de mercure.

courbe descendante. Nous verrons, par la suite, quelle est la signification de ces deux types de graphiques, et s'ils comportent quelque différence au point de vue de l'état mental des sujets.

Voici d'abord quelques tracés du premier groupe.

M. A. P..., trente-quatre ans, homme de lettres, né d'un père bien équilibré et d'une mère franchement hystérique, est doué d'une grande activité physique et intellectuelle ; subitement ruiné à l'âge de vingt-trois ans, il a dû suffire à la fois aux besoins de sa famille et à ses ambitions littéraires, menant de front le métier d'employé de ministère, celui de journaliste et celui de romancier. Pendant longtemps il a supporté sans efforts cette vie de labeur intense et continu, dormant bien de sept à huit heures par nuit, mangeant de bel appétit, souffrant à peine d'un peu de gonflement de l'estomac après les repas. Au mois de mars 1895, l'achèvement d'un livre auquel il s'était passionnément donné, s'accompagna de brusque dépression physique et intellectuelle, avec sensation intense de fatigue, impossibilité de marcher plus d'une dizaine de minutes, obnubilation de la mémoire, atténuation de la volonté, douleurs de nuque, insomnies, incapacité au travail de composition littéraire, et découragement profond (voy. fig. 13).

Presque tout de suite, sans attendre que le mal s'installe à demeure, M. A. P... vient se remettre entre mes

mains. Sa pression sanguine est très basse, 12 centimètres; au dynamomètre la main droite donne 39 et la
main gauche 36 kilogrammes, ce qui est certainement
très inférieur à sa moyenne. M. P... est soumis trois
fois par semaine aux stimulations répétées par les fric-

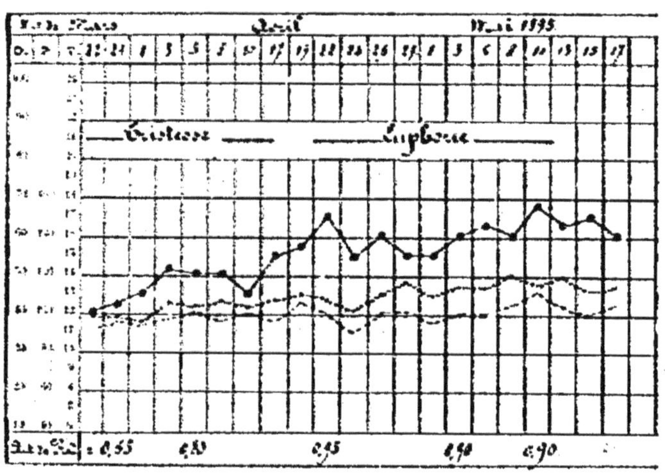

Fig. 13. — Neurasthénie simple par surmenage.
Courbe au cours du traitement.

tions sèches, les étincelles de la machine statique, les
injections de sérum concentré de Chéron. Le graphique
se déroule comme on peut voir, indiquant un relèvement à peu près progressif de la tension artérielle, qui
finit par se maintenir entre 16 et 17 centimètres, et de
la force dynamométrique, qui s'élève d'une dizaine de
kilogrammes pour la main droite et d'un peu moins pour
la main gauche. Ici, l'amélioration des signes physiques
et mentaux a suivi de tout près l'ascension de la courbe;

en sept semaines, le malade a recouvré l'intégrité de
sa force physique et la libre disposition de son intelligence ; la fatigue, les insomnies, la tristesse ont pris
fin dans le même temps.

Je considère cette observation comme le prototype de
ces cas de neuras-
thénie vraie, de dé-
pression simple du
système nerveux par
surmenage, chez un
sujet héréditaire -
ment prédisposé à la
névrose ; il n'y avait
chez M. A. P... au-
cun stigmate d'hys-
térie, aucun vestige
d'idée fixe.

On en peut dire
autant de l'obser-

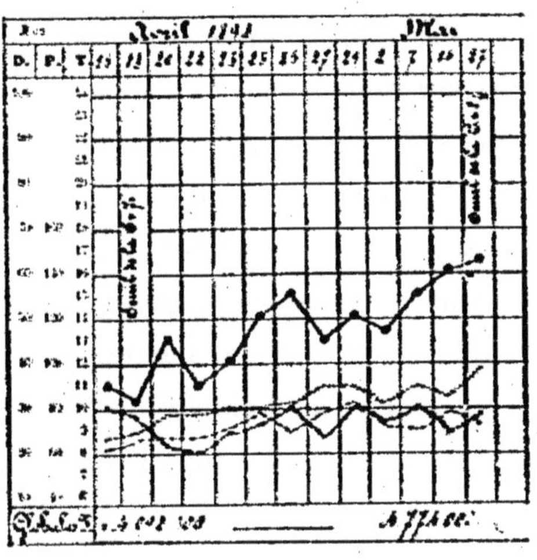

Mme DE S..., 28 ans.

Fig. 14. — Neurasthénie féminine
(utéro-gastrique).

vation suivante (fig. 14). Il s'agit d'une jeune femme de
vingt-huit ans, atteinte de neurasthénie avec dilatation
de l'estomac et abaissement de la matrice, s'accompagnant d'extrême fatigue à la marche, d'obnubilation
intellectuelle, d'indécision et de tristesse très marquées.
Amélioration très rapide. Traitement : massages utérins, massage généralisé, injections de sérum concentré
à petites doses. Relèvement parallèle de la tension artérielle, de la force dynamométrique et de l'état mental.

La figure 15 montre encore la pression sanguine s'élevant progressivement d'une moyenne de 12 à 13 centimètres à une moyenne de 17, la force dynamométrique s'accroissant de près du double en moins de deux mois. Le premier jour, la pression sanguine s'était élevée à plus de 18 centimètres de mercure, mais pour retomber tout de suite, en même temps que le nombre des pulsations, dès que le malade fut familiarisé avec son nouveau médecin.

Sur cette même figure, si nous étudions comparativement la courbe de la pression sanguine et celle de la vitesse, en nous inspirant de la loi de Marey, nous constaterons tout d'abord que les deux courbes descendent parallèlement pendant les deux ou trois premiers jours ; c'est l'indice que l'élévation de la pression sanguine à 18 centimètres de mercure, et celle de la vitesse à 104 pulsations, dépendent d'une hyperactivité cardiaque émotive, et non d'un phénomène de vaso-constriction.

Un peu plus tard, nous voyons la vitesse se maintenir aux environs de 70 pulsations, tandis que la pression sanguine se relève sensiblement : d'après Marey, cela veut dire que le cœur rencontrant devant lui l'obstacle causé par une vaso-constriction périphérique active, ralentit ses mouvements en augmentant sa force d'impulsion. Mais tout à la fin du tracé, le pouls remonte aux environs de 80, sans que pour cela la pression s'abaisse ; l'élévation de la tension ne serait plus due ici à de la vaso-constriction périphérique, mais bien à de l'hypersthénie cardiaque.

Or, ce malade a été traité uniquement par les injections de sérum artificiel; ces injections, comme j'aurai occasion de le montrer plus tard, ont, je crois bien, une

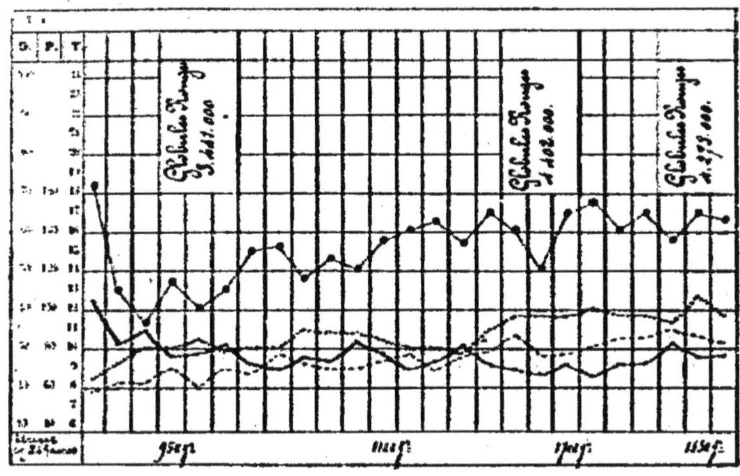

Fig. 15. — Hypertension artérielle progressive, avec concentration du sang et hyperglobulie sous l'influence du traitement.

certaine action vaso-constrictive, mais elles agissent aussi, par l'intermédiaire du système nerveux, sur la force impulsive du cœur, laquelle, au bout d'un certain temps, s'accroît assez pour vaincre la résistance de la périphérie. C'est ce qui doit s'être passé chez M. D... Les variations dans le nombre des globules rouges ne peuvent que nous confirmer encore dans cette interprétation. J'en ai fait la numération à trois reprises différentes. Au cinquième jour du graphique, la tension étant très basse et le malade très abattu, je compte 3 441 000 globules. Quelques semaines plus tard, M. D... allant beaucoup mieux, une seconde numération me donne 4 402 000 ; à ce moment-là, la pression sanguine s'est beaucoup relevée, et il semble que l'arbre artériel soit assez vigoureusement contracté, puisqu'il s'est fait une aussi importante concentration du sang ; du même coup la diurèse a plus que doublé. Vers la fin du graphique, alors que la vitesse du cœur tend à se relever, le nombre des globules fléchit légèrement, ce qui semble démontrer que le calibre des petites artères était un peu moins resserré [1].

Les graphiques suivants vont nous aider à comprendre le mécanisme de ce relèvement de la pression sanguine sous l'influence du traitement.

Chez M. E. R..., trente-huit ans (fig. 16), il s'est écoulé plusieurs jours avant que la pression sanguine, primitivement élevée à près de 19 centimètres, se détende complètement ; il faut certainement attribuer cet amollissement de la tension à la suppression complète de l'alcool et de toutes boissons fermentées, et à l'adoption d'un régime aussi peu excitant que possible pour le sys-

---

[1] Dans ses belles recherches sur la neurasthénie vasculaire et l'hyperglobulie instantanée, Chéron a bien montré que, sous l'influence de la hausse de la pression sanguine et du resserrement de l'arbre artériel, il se fait chasse d'eau dans les tissus vasculaires et concentration du sang ; lorsque, au contraire, la tunique moyenne des petites artères se distend, le calibre des vaisseaux augmentant, il se fait un appel d'eau, et le sang se trouve de la sorte plus dilué ; on compte donc à l'hématimètre un nombre moindre d'hématies.

tème nerveux. Je n'ai commencé le traitement tonique
(massage de l'estomac et injections salines) que le
sixième jour, et dès lors j'ai assisté au relèvement à peu
près parallèle de l'état des forces au dynamomètre, et de
la pression artérielle, le pouls diminuant à peine de

M. E. R***, 38 ans.

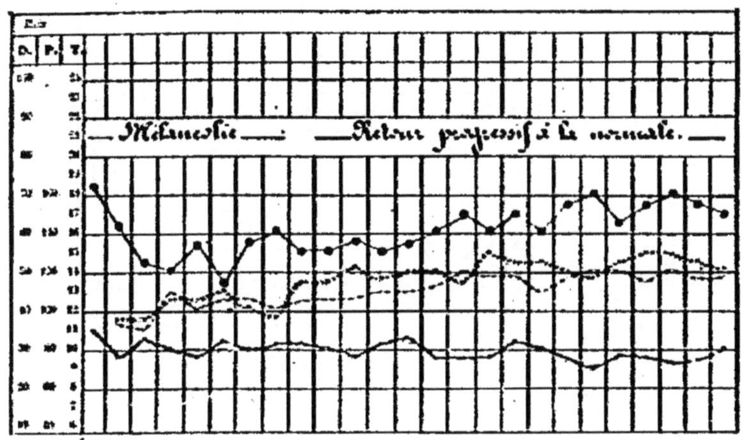

Fig. 16. — Influence du traitement sur le relèvement
de la tonicité myocardique.

vitesse. Il semble donc qu'ici le traitement ait surtout
influé sur l'énergie du myocarde.

Voici maintenant un neurasthénique, également traité
par les bains statiques et les injections de sérum artificiel concentré à petites doses (3 à 10 centimètres cubes
tous les deux jours). Chez celui-là, la force dynamométrique n'a pas fait d'importants progrès ; et cependant,
M. O. G... (fig. 17), à partir de la seconde partie de son
traitement, a accusé un bien-être progressif avec un sen-

timent très marqué de légèreté, d'aisance dans ses mouvements, de vigueur disponible. Par contre, sa tension artérielle s'est élevée de 12 à plus de 18 centimètres de mercure, et cela d'une façon exceptionnellement régulière. Ici il ne saurait s'agir de vaso-constriction péri-

M. O. G***, 31 ANS.

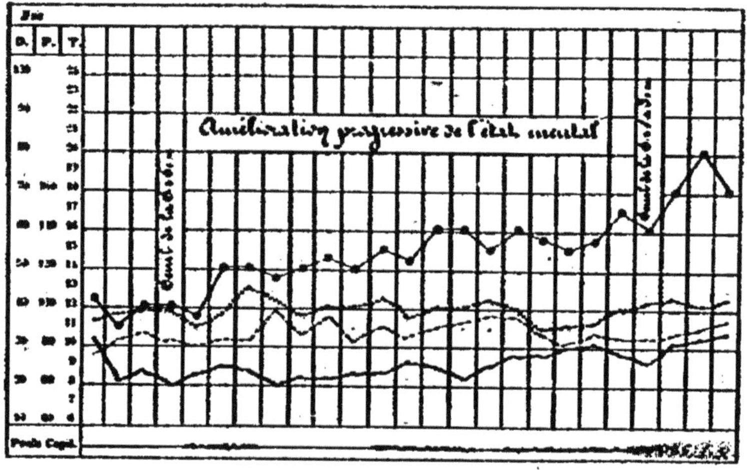

Fig. 17. — Desserrement progressif du frein périphérique sous l'influence de l'hypersthénie croissante du myocarde.

phérique, puisque le nombre des pulsations augmente en même temps que la pression. Chez ce malade j'ai surveillé soigneusement les variations du pouls capillaire : il n'en avait pas tout d'abord, son cœur étant évidemment trop mou pour pousser en abondance l'onde sanguine jusqu'aux extrémités ; et, de fait, les pieds, les mains, le nez de ce malade étaient constamment livides et froids, bien que la température ne fût pas extrêmement rigoureuse. Ils se sont réchauffés en même temps

qu'apparaissait et que s'accentuait le pouls périphérique, la vaso-constriction cédant sous la poussée produite par l'hypersthénie croissante du myocarde. A
voir ce malade et le ton terreux de son teint, on eût pu
croire tout d'abord à un de ces cas d'intoxication alimentaire que nous a fait connaître M. Huchard; mais, loin
d'avoir de l'hypertension par vaso-constriction active,
ce malade était, à n'en pas douter, un hypotendu et un
déprimé. Il mangeait d'ailleurs extrèmement peu, et,
chez lui, l'augmentation de l'alimentation carnée — que
l'absence d'appétit avait réduite à presque rien — a
certainement coïncidé avec le retour à la santé physique et intellectuelle.

Le cas de M. H. Sch... (fig. 18) n'est pas moins intéressant au point de vue qui nous occupe.

Chez lui, les signes caractéristiques de la neurasthénie
(amyosthénie, douleurs à la nuque, état mental) me paraissent avoir eu pour cause une lésion organique. Ce
malade est venu me trouver à cause de sa névrose, mais
son teint jaune paille, son amaigrissement progressif, son
dégoût pour l'alimentation carnée, les douleurs locales
dont il se plaint, la tendance aux vomissements qu'il
accuse, son âge enfin, tout me fait croire à un cancer de
l'estomac. Je le soumets à un régime extrèmement
sévère, à des douches statiques au creux épigastrique et
à des injections salines. Sous l'influence de ce traitement les phénomènes gastriques se sont singulièrement amendés; M. H. S... a pu s'alimenter d'une

manière progressivement croissante, et son poids s'est relevé de 57 à 65 kilogrammes, dans l'espace de soixante-dix jours[1]. Nous aurons occasion de revenir sur cette observation. Je n'en veux retenir pour l'instant que

M. H. Sen***, 62 ans.

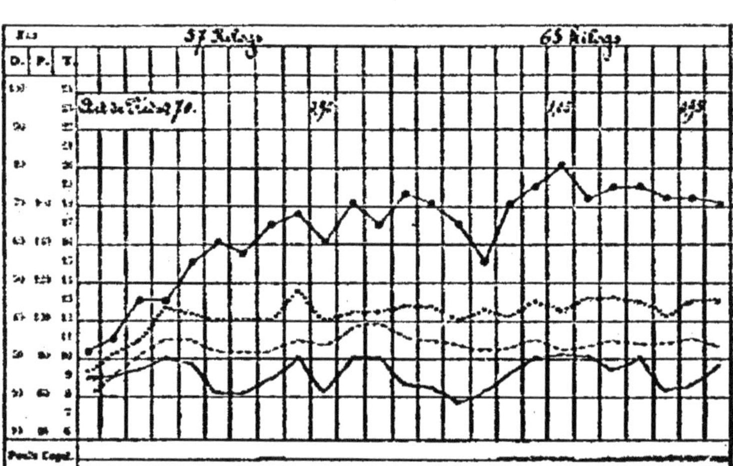

Fig. 18. — Neurasthénie à hypertension artérielle chez un cancéreux.

l'extrême amélioration de la dépression physique et mentale sous l'influence du traitement tonique.

Voici ce que le graphique nous apprend sur ce point : l'ascension de la force dynamométrique d'une part, et celle de la courbe de la pression sanguine de l'autre, se

---

(1) J'ai vu, à plusieurs autres reprises, des tumeurs malignes de l'estomac ou d'ailleurs subir un léger temps d'arrêt dans leur évolution sous l'influence des injections salines. Il ne s'agit pas là, bien entendu, d'une action spécifique, mais d'une simple accélération de la nutrition dans les tissus avoisinants le mal. Quelques-uns des sérums anticancéreux qui ont été préconisés n'ont peut-être d'autre action que cette action banale.

sont déroulées parallèlement à l'amélioration de l'état mental; la hausse de la tension artérielle n'est certainement pas due à de la vaso-constriction périphérique, mais bien à de l'hypersthénie cardiaque. Au commencement du traitement il n'y avait pas de pouls périphérique ; il apparaît au bout de quelques jours pour disparaître, et reparaître définitivement lorsque le myocarde a acquis assez d'énergie pour vaincre la résistance des petites artères. Chose intéressante à noter : ce malade extrêmement mélancolique au commencement de son traitement, a bientôt reconquis l'espérance et la joie de vivre; il les a retrouvées aussitôt que la pression sanguine a atteint 16 ou 17 centimètres de mercure ; la disparition de la mélancolie a donc précédé de beaucoup la vaso-dilatation périphérique, fait qui n'est pas sans importance puisque toute une théorie très répandue, celle de Lange, fait dépendre la tristesse d'une vaso-constriction périphérique, et la joie, du phénomène inverse. Dans le cas particulier de M. H. S..., je suis en mesure d'affirmer que le retour à l'optimisme a coïncidé, non point avec la pleine irrigation des organes périphériques, mais avec le retour à l'énergie vitale des centres nerveux, dont témoignent à la fois la force dynamométrique et la vigueur du myocarde.

Le cas de neurasthénie symptomatique qui précède n'est point isolé. Voici (fig. 19) une observation d'épuisement nerveux avec dépression intellectuelle, chez un tabétique immobilisé au lit depuis quinze mois. Sous l'influence des injections salines, j'ai vu se modifier chez lui, en même temps que la pression sanguine, l'appétit, l'humeur, qu'il avait sombre et désolée, et le sentiment intime de déchéance, dont il souffrait beaucoup. Cependant M. L... n'avait point recouvré la possibilité de se mouvoir, que seule lui rendit la rééducation méthodique à la marche.

Le cas suivant (fig. 20) est celui d'un jeune homme de vingt-cinq ans qui vint me consulter au mois d'avril 1899 en m'énumérant toute la série des stigmates neurasthéniques, céphalée en casque, dyspepsie nervo-motrice, atonie intestinale, insomnie, lassitude constante, altération de la mémoire, parésie de la volonté, impossibilité presque complète de fixer son attention et d'aller jusqu'au bout d'un travail commencé, tristesse continue avec accès de larmes. Sa tension artérielle était basse, et, bien que l'auscultation du poumon m'eût laissé quelques doutes, j'entrepris de faire des injections de sérum à M. Jacques R.... Vers la fin d'avril, il fut atteint de grippe avec fièvre comme on peut le voir par l'augmentation du nombre des pulsations. Vers le 10 mai, la fièvre disparut, mais le malade resta sujet à de petites poussées d'hyperthermie qui m'inclinèrent à changer de traitement. Les injections salines, comme l'a déjà constaté M. Hutinel, ont en effet la propriété fâcheuse de faire réapparaître la fièvre chez les phtisiques ; elles peuvent ainsi ne pas être inutiles au diagnostic, mais il faut en craindre l'usage prolongé, car elles pourraient donner un coup de fouet à l'évolution du mal. Je donne le graphique de M. Jacques R... parce qu'il me paraît assez caractéristique avec ses poussées brusques de la pression sanguine et du nombre des pulsations. Nuisibles au point de vue de la tuberculose[1] proprement dite, les injections de sérum n'en avaient pas moins déterminé une atténuation marquée des symptômes neurasthéniques; le malade avait retrouvé de l'appétit, digérait mieux, dormait à peu près régulièrement, se sentait plus de force, et travaillait avec plus de vaillance et de suite.

Avant d'en terminer avec cette série d'observations, où nous voyons l'épuisement nerveux s'accompagner d'hypotension artérielle, et disparaître à mesure que se relève la courbe de la pression sanguine, arrêtons-nous encore au graphique ci-contre (fig. 21) qui nous fait assister à la genèse d'une crise de neurasthénie post-grippale.

Il s'agit d'un malade de vingt-neuf ans, que j'ai déjà soigné l'année dernière pour une neurasthénie survenue, sur un terrain médiocrement prédisposé par l'hérédité, à la suite d'un grand chagrin. Trois mois de traitement, et un séjour de six semaines dans la montagne l'avaient remis sur pied, à tel point qu'il s'estimait guéri. Sa tension artérielle oscillait maintenant entre 15 et 16 cen-

---

[1] Dans les tuberculoses apyrétiques, les injections d'une solution saline très peu concentrée, à doses très légères, peuvent rendre service notamment en stimulant l'appétit; j'ai vu des phtisiques, à la première et à la seconde période, en tirer tout autant de bénéfice que des injections d'huile gaïacolée ou créosotée; seulement il importe de surveiller de très près la température des malades ainsi traités.

M. JULES L***, 48 ANS.

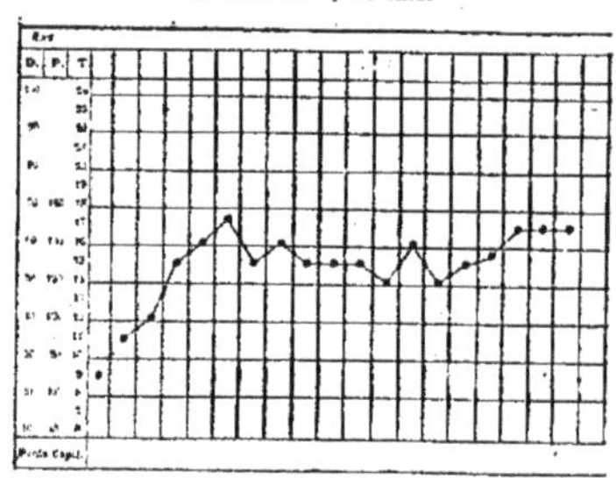

Fig. 19. — Neurasthénie à hypotension chez un tabétique.

JACQUES B***, 5 ANS.

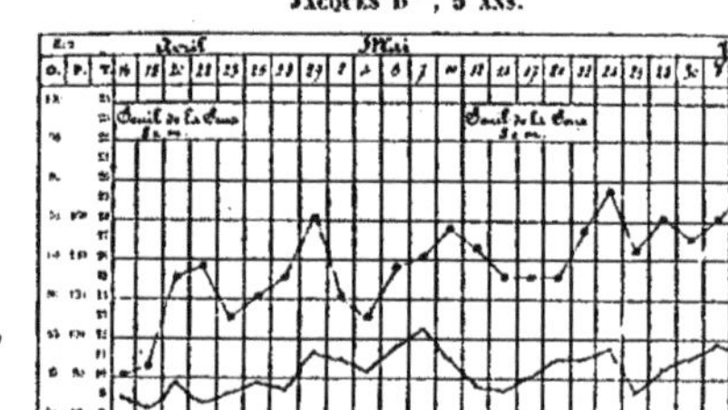

Fig. 20. — Neurasthénie chez un tuberculeux à la 1ʳᵉ période.

M. ***SS*.

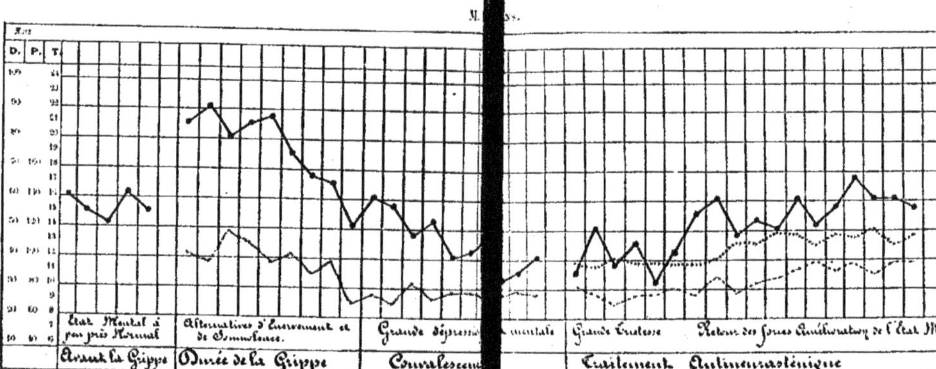

Fig. 21. — Grippe neurasthénie consécutive.

timètres de mercure. Vers la fin de novembre, il fut pris
d'une forte grippe avec élévation de la température à
près de 40 degrés ; il me fit appeler dès le second jour,
et je ne cessai point de l'observer, quotidiennement pendant la durée de sa grippe, et tous les deux jours pendant la convalescence.

Tout d'abord, la pression sanguine s'éleva à 20 ou
22 centimètres, tandis que l'état du malade passait alter-
nativement de l'énervement à la somnolence ; ensuite la
fièvre tomba, en même temps que le pouls diminuait de
fréquence, la pression descendit aux environs de 14 centimètres ; puis ce fut la convalescence qui s'accompagna
d'une extrême dépression physique et mentale, avec
sentiment très pénible de déchéance et de profond
découragement. Cette fois, la tension artérielle se maintenait aux environs de 11 ou 12 centimètres ; elle mena-
çait d'y rester, et le malade, guéri de son influenza, était
plus que jamais en proie à la neurasthénie, quand je
repris le traitement qui l'avait déjà secouru. Énergiquement et très promptement combattue, cette rechute de
névrose ne dura pas plus d'une trentaine de jours.

CHAPITRE III

L'APPAREIL CIRCULATOIRE *(Suite.)*

SOMMAIRE. — Série de graphiques évoluant en sens inverse des précédents. — Neurasthénie et artério-sclérose. — Neurasthénie toxi-alimentaire. — Neurasthénie et sclérose rénale. — Neurasthénie et abus de l'alcool. — Neurasthénie et diabète. — Utilité pratique de ces tracés. — Enseignements que l'on en peut tirer. — Conséquences thérapeutiques à en déduire. — L'angine de poitrine neurasthénique.

Voilà donc une première et très nombreuse catégorie de cas, où nos graphiques nous montrent l'état physique et mental d'épuisement nerveux, et tout le cortège symptomatique du mal neurasthénique, manifestement liés à la baisse fonctionnelle du cœur et des vaisseaux, à de l'hypotension artérielle. Abordons maintenant l'étude d'une autre série de tracés évoluant en direction inverse des précédents, à mesure que le sujet va s'améliorant.

La figure 22 nous montre l'état du pouls chez une femme de soixante et un ans, arthritique, touchée par l'artério-sclérose, avec hypertension artérielle assez marquée.

Elle se plaint de maux de tête, habituellement localisés à la nuque, de lassitude en même temps que de raideur des jambes ; elle a bon appétit, mais ses digestions sont lourdes, elle donne tous les signes de la dyspepsie hyperchlorhydrique : elle a de la colite muco-membraneuse, et quelquefois du sable intestinal. Elle dort mal, avec des rêves habituellement pénibles, s'éveille le matin plus lasse qu'elle n'était le soir en se couchant ; sa pensée est confuse et son humeur est sombre ; elle n'a point cette tristesse passive et inerte qui caractérise les vrais mélancoliques, mais bien plutôt un pessimisme farouche et agressif ; elle se fâche plus facilement encore qu'elle ne pleure, et la vie devient fort pénible pour tout son entourage. A l'origine de son mal, je retrouve une de ces causes qu'on appelle morales, une perte d'argent qui ne fut pas sans influence sur son état nerveux ; mais en réalité son déséquilibre me paraît dater de la ménopause qui s'est accomplie voici sept ans, et qui a duré quatorze ou quinze mois.

Je n'ai point pensé que, chez cette malade, le traitement tonique et la suralimentation fussent indiqués [1]. Je l'ai mise au régime lacto-végétarien, et soumise, tous les deux jours, à des injections d'une soixantaine de

---

[1] En vérité, j'ai tâtonné assez longtemps avant d'appliquer à mes neurasthéniques à hypertension un traitement vraiment rationnel. J'avais remarqué, dès le début, que certains d'entre mes névropathes se trouvaient beaucoup mieux des grands bains statiques calmants que de la stimulation par les étincelles et par le sérum concentré. Et peu à peu, j'ai fini par me rendre compte que la névrose peut accompagner l'artério-sclérose et s'accommoder de l'hypertension artérielle.

grammes d'une solution saline à 7,5 p. 1000. L'urine qui était fort rare, s'est élevée, au bout d'une dizaine de jours à 15 et 1 800 grammes. Le graphique fait voir que la pression sanguine s'abaisse, tandis qu'augmente la vitesse du cœur et que s'accentue le pouls périphérique.

Mme B***, 64 ans.

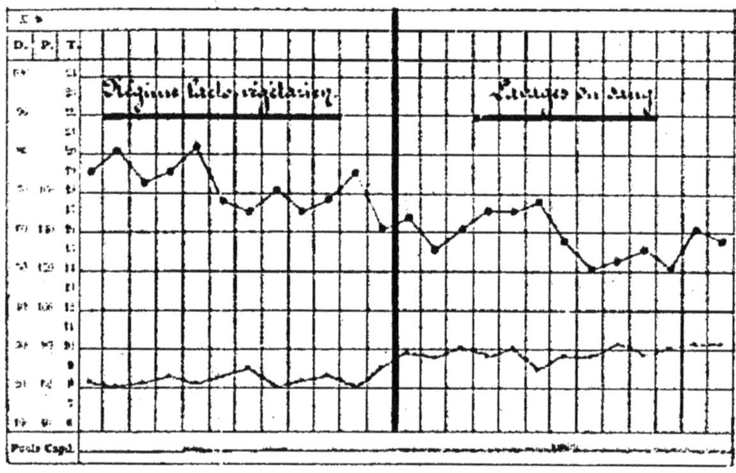

Fig. 22. — Neurasthénie chez une arthritique.

Cette malade, considérée par tous les spécialistes qui l'avaient déjà vue, comme une vraie neurasthénique, présentait donc — contrairement à ce que nous avons vu jusqu'ici — de l'hypertension habituelle avec vasoconstriction active des petites artères. Sous l'influence du traitement qui m'a paru rationnel, j'ai vu la périphérie s'ouvrir, et l'excessive pression sanguine s'infléchir vers la moyenne, tandis que s'amélioraient la sensation de fatigue et de raideur musculaire, l'insomnie, les idées sombres et l'irritabilité.

Le graphique suivant (fig. 23) se rapproche beaucoup du précédent par sa forme générale. C'est celui d'un homme de cinquante et un ans, légèrement obèse, faux

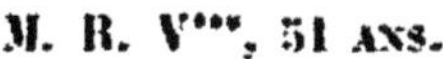

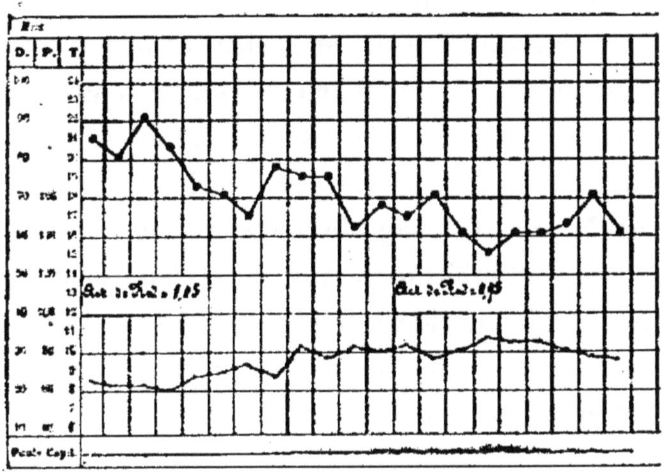

Fig. 23. — Neurasthénie toxi-alimentaire.

cardiaque, atteint de dyspnée toxi-alimentaire. J'ai pu très nettement vérifier chez lui cet état de vaso-constriction périphérique active, que M. Huchard considère comme habituel dans un organisme intoxiqué par l'excès d'alimentation carnée. Nourri de viandes blanches très cuites, d'œufs, de farines maltées, de légumes en purées, de laitages et de fruits cuits, soumis à des bains carbonigènes qui rougissent la peau et dilatent les artérioles, M. R. V... cessa de souffrir des insomnies, des vertiges, de la fatigue, de l'obnubilation intellectuelle et des accès d'angoisse qui constituaient sa névrose. Comme dans le tracé précédent, la baisse progressive de la pression sanguine, coïncide d'une façon frappante, avec l'accélération du cœur et la réapparition du pouls périphérique. Ce phénomène du pouls capillaire devait se manifester de temps à autre avant le traitement, comme en témoignent les deux premiers jours du diagramme, mais faiblement, et seulement aux heures où le cœur, surexcité par un peu de vin, de liqueur ou de café, arrivait à forcer la résistance des artérioles.

Mais voici qui diffère un peu des deux figures précédentes. M. Jules C..., âgé de cinquante-deux ans (fig. 24) est légèrement artério-scléreux. Il se plaint depuis deux ans d'être sujet aux idées noires, de se fatiguer aisément, de somnoler après les repas, de ne marcher qu'avec des jambes lourdes et constamment courbaturées ; il est, avec cela, extrêmement impatient ; son appétit a plutôt augmenté mais ses digestions sont lentes et pénibles, la figure se congestionne fortement après les repas ; la nuit il dort mal, tourmenté par des crampes et des « impatiences » dans les jambes. Un de mes confrères me l'adresse avec le diagnostic neurasthénie et arthritisme. Je fais analyser l'urine, il y a 0,45 d'albumine en vingt-quatre heures, excès de phosphates terreux par rapport aux phosphates alcalins, excès urique par rapport à l'urée ; le coefficient d'utilisation azotée est normal.

La pression sanguine est énorme, 23 à 24 centimètres

de mercure, le pouls, à 100 le premier jour sous l'influence manifeste de l'émotion, ne tarde pas à tomber aux environs de 80 pour s'y maintenir. Quant au pouls périphérique, il existe d'une façon constante, et il est plus accentué avant qu'après le traitement. C'est donc

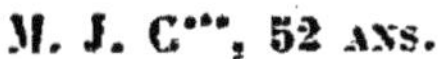

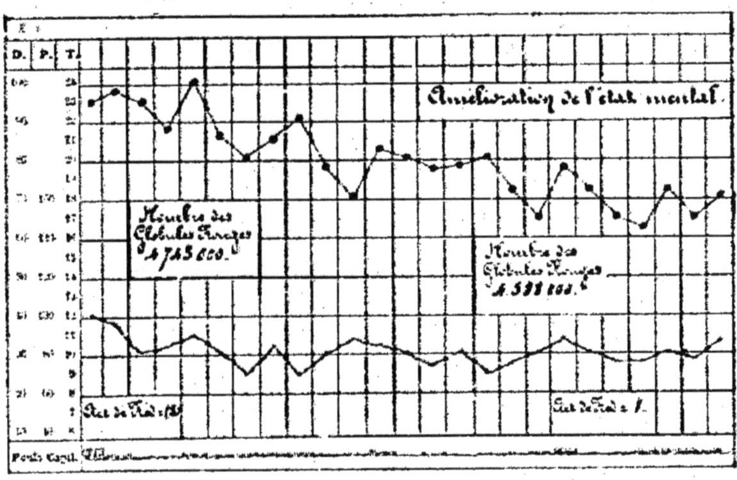

Fig. 24. — Albuminurie légère.

qu'ici l'hypertension est manifestement d'origine centrale, le cœur donnant une impulsion assez véhémente pour forcer la périphérie. Ce malade s'est bien trouvé du régime lacté tant qu'il a consenti à s'y soumettre.

J'ai déjà publié [1] deux observations qui se rapprochent de celle-ci :

La première est celle d'une américaine de New-York, M⁰⁰ S.-E. H..., âgée de quarante-cinq ans, qui m'appela

(1) *Le Progrès Médical*, 2 décembre 1899.

pour des douleurs qualifiées de névropathiques par tous les médecins qui l'avaient jusqu'alors soignée ; il s'agissait de sensation de brûlure le long de la muqueuse intestinale, de picotements à la peau et de crampes dans les muscles des jambes, enfin de démangeaisons à la vulve, s'exaspérant à un tel point qu'elles finissaient par s'accompagner d'angoisse, de fausse angine de poitrine. La malade passe une grande partie de ses nuits dans des insomnies atrocement pénibles. Elle a avec cela des poussées de sang à la tête, qui lui donnent la crainte de devenir folle.

Accablée par de grands chagrins, elle a dû, naguère, déployer une énergie intellectuelle et physique fort au-dessus des habitudes de son sexe et de sa condition. Elle a pensé trouver appui dans l'usage du vin de champagne à haute dose, et des boissons américaines les plus alcoolisées. Ce n'est pas à proprement parler une alcoolique, c'est à peine si elle présente quelques signes d'artério-sclérose au début. Les urines, dont la toxicité est réduite au quart de la normale, sont en quantité tout à fait insuffisante. Il y a excès considérable d'acide urique par rapport à l'urée, de l'indican, des traces non dosables d'albumine. La suppression de l'alcool amène une légère amélioration, en même temps qu'une légère baisse de la pression sanguine, extrèmement haute au début du traitement. Mais Mme S.-E. H... demeure en proie à une prostration physique et morale extrèmement intense, avec ébauche du délire des persécutions. Le régime lacté et la pilocarpine, en favorisant l'élimination par l'urine et la peau, ont amené la disparition du désordre psychique. L'épuisement nerveux, le délire, les démangeaisons et les angoisses ont reparu peu de temps après que la malade s'est remise à manger comme tout le monde et à boire de l'alcool. Sa pression sanguine s'était considérablement abaissée sous l'influence du lait et de la pilocarpine.

Même évolution de la courbe chez M. Emile H..., âgé de vingt-deux ans (fig. 25); ce malade, qualifié de neurasthénique, était en réalité un brightique atteint de mélancolie d'origine toxique avec idées de suicide. Le graphique ci-contre, à lui tout seul, résume assez complètement l'observation pour qu'il soit inutile de la donner *in extenso*.

Chez les malades qui s'efforcent de remédier à leur fatigue au moyen de préparations alcooliques ou de vins médicamenteux, nous voyons, comme dans la figure précédente, de l'hypertension artérielle d'origine centrale. C'est le cas de M. Léon M... (fig. 26), âgé de cinquante-deux ans. Il mène en province une existence inoccupée, limitant son activité à la lecture des journaux, à quelques promenades aux environs de la petite ville qu'il habite, à l'interminable partie de billard ou de cartes au café, où il boit en quantité des quinquinas ou des amers réputés hygiéniques; neurasthénique depuis la puberté, mais beaucoup plus déprimé physiquement et intellectuellement depuis une attaque d'influenza qui

M. Emile H***, 22 ans.

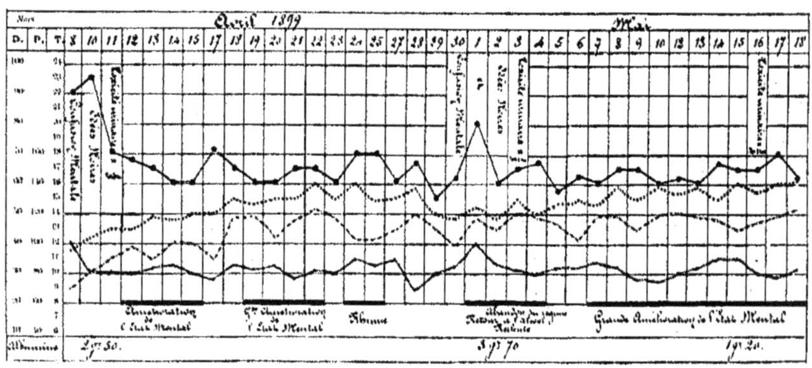

Fig. 25. — Mal de Bright avec état mental neurasthénique.

date d'une année, M. Léon M... n'a gagné au régime qu'il mène qu'une certaine modification dans son état mental; au lieu d'une mélancolie morne, il a maintenant de fréquents accents de larmes, d'angoisse et de colère. Il dort très mal, digère péniblement (hyperchlorhydrie)

M. Léon M***, 52 ans.

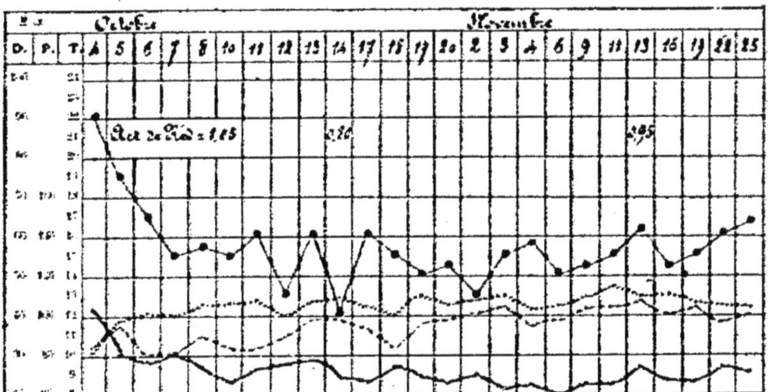

Fig. 26. — Abus de l'alcool.

et, depuis quelque temps, il souffre de douleurs vésicales qui l'affectent beaucoup. L'examen pratiqué par les meilleurs spécialistes démontre surabondamment que ce n'est qu'un faux urinaire. Je le soumets au régime suivant : à 8, 9, 10 et 11 heures du matin, 4, 5 et 6 heures de l'après-midi, un verre de bon lait coupé d'eau alcaline; à midi et à 7 heures repas légers, œufs, poissons, viandes blanches bien cuites, légumes en purées, compotes. Comme traitement, bains électriques

statiques de dix minutes avec localisation de l'effluve
au niveau de la vessie. En huit ou dix jours, la pression
artérielle et le nombre des pulsations se détendent, le
pouls capillaire diminue, la force dynamométrique augmente, tandis que le malade retrouve le calme et le sommeil, et que s'atténue, pour bientôt disparaître, la topo-
algie vésicale; quelques injections salines, pratiquées
après cette détente, ont relevé la pression artérielle jusqu'au niveau moyen qu'elle avait dépassé.

Voilà un cas de demi-alcoolisme où les phénomènes
nerveux se sont amendés à mesure que s'abaissait la
pression sanguine et que s'atténuait le pouls périphérique.

Il en est à peu près de même du tracé suivant. M. J.
William E..., quarante-sept ans (fig. 27), est un américain de haute taille, à la figure enluminée, à l'œil brillant, au verbe haut. Il m'est amené par un de ses com-
patriotes que j'ai déjà soigné, et me déclare que depuis
quelques mois, ses idées sont devenues tellement confuses
et son cerveau tellement faible, qu'il a toutes les peines
du monde à dicter une lettre. Ayant perdu de très
grosses sommes par un coup de bourse, il a voulu
refaire promptement sa fortune et y est parvenu au prix
d'un travail formidable. C'est au moment où il allait
goûter un peu de paix qu'il commença de ressentir tous
les effets du surmenage : asthénie génitale, céphalée en
casque, sensation de grande faiblesse qui se vérifie au
dynamomètre; le malade, qui est une sorte de colosse, ne

donne que des chiffres fort inférieurs à ceux que sa
musculature fait prévoir. L'affaiblissement de sa mémoire, de ses facultés d'attention et de sa volonté s'accompagne d'une tristesse farouche, et d'un pessimisme
excité qui le rend agressif, hostile à tous et à lui-même,

M. J. WILLIAM E***, 47 ANS.

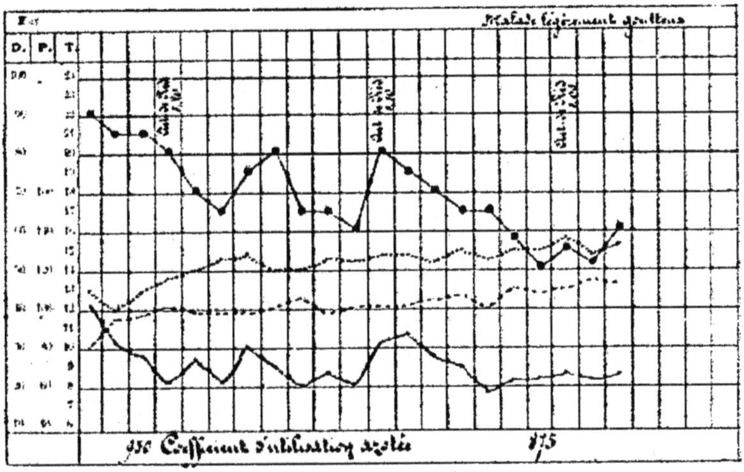

Fig. 27. — Abus de l'alcool.

si bien qu'il est parfois tenté d'en finir avec la vie. La
tension artérielle est extrêmement haute, 21 à 22 centimètres, le pouls bat à 104. M. William E... avoue que,
pour soutenir ses forces, il boit, en vaquant à ses affaires
et en fumant force cigares, de grands verres de porto
rouge et quelques petits verres de sherry brandy. Voilà
plusieurs années qu'il est à ce régime, et cependant il
n'a ni tremblement alcoolique, ni durcissement bien
marqué des artères. Chez lui, l'activité de la réduction,

examinée quatre jours après le début du traitement, est supérieure à la normale. Elle égale 1,20; son sang est très riche en globules 5 611 000 et l'analyse d'urine révèle une certaine accélération de la nutrition; le malade d'ailleurs est quelque peu goutteux. J'obtiens de lui la suppression immédiate et à peu près complète de l'alcool; comme il est perpétuellement assoiffé, il consent à ne boire que du lait très légèrement aromatisé avec du kirsch, et à ne faire que deux repas légers aux viandes blanches, aux légumes verts et aux fruits cuits. Quelques bains statiques sans étincelles complètent le traitement. On en peut suivre les effets sur le tracé ci-contre : on y voit descendre parallèlement la tension artérielle et la vitesse, tandis que la force dynamométrique suit une marche directement inverse. Par deux fois, la pression sanguine et le nombre des pulsations se relèvent brusquement, et chaque fois le malade avoue avoir démesurément insisté sur la dose de kirsch et avoir ajouté du vermouth à son régime quotidien. Mais à ces deux incidents près, la descente de la ligne témoigne, par sa régularité, de l'énergie avec laquelle cet anglo-saxon a su se soumettre à la privation des boissons alcooliques. L'élévation de la pression sanguine, du nombre des pulsations, de l'activité de la réduction, du coefficient d'oxydation et du nombre des globules rouges, tout démontre que ce névropathe, qu'il semblait légitime d'étiqueter neurasthénique, était en vérité tout le contraire d'un déprimé. L'alcool qui n'était point encore parvenu à profondément altérer ses artères, agissait chez lui comme excitant du système nerveux et du cœur. Quant à l'état mental, si l'on prenait soin d'y regarder de près, on ne tardait pas à s'apercevoir qu'il ne s'agissait pas ici d'un fond de faiblesse psychique avec poussées d'énervement en feu de paille, mais bien d'un état à peu près permanent d'irritation active.

Les deux graphiques précédents nous montrent les symptômes nerveux, habituellement qualifiés de neurasthéniques, coïncidant avec l'hypertension artérielle entretenue par des doses excessives d'alcool. Le graphique suivant est aussi celui d'un alcoolique, mais d'un alcoolique invétéré, buvant depuis plus de vingt ans des doses formidables de whisky. Chez lui, l'abus prolongé a fini par déterminer une extrême mollesse du cœur : sa pression sanguine n'est plus que de 12 centimètres de mercure. Convaincu tout d'un coup de l'extrême gravité de son état, M. Jack C... s'engage à supprimer immédiatement et totalement l'alcool. Avec une énergie presque invraisemblable, il tient sa promesse du 10 au 30 janvier ; pendant les premiers jours de février, il se départ un peu de la rigueur de son régime, qu'il reprend intégralement à dater du 9. Les variations de la courbe de la pression sanguine et de la force dynamométrique sont ici particulièrement marquées ; la suppression de l'alcool semble avoir, en très peu de jours, libéré le cœur dont la vigueur renaît à vue d'œil. Pour aider ce malade à supporter la suppression de l'alcool, je lui fais quotidiennement des injections de 10 à 20 centimètres cubes de sérum de Chéron, apaisant avec du lait ou des tisanes diurétiques légèrement aromatisées au kirsch, la soif de ses tissus. Mais l'état mental du malade ne s'est vraiment amélioré, il n'a repris le goût

M. JACK C***, 44 ANS.

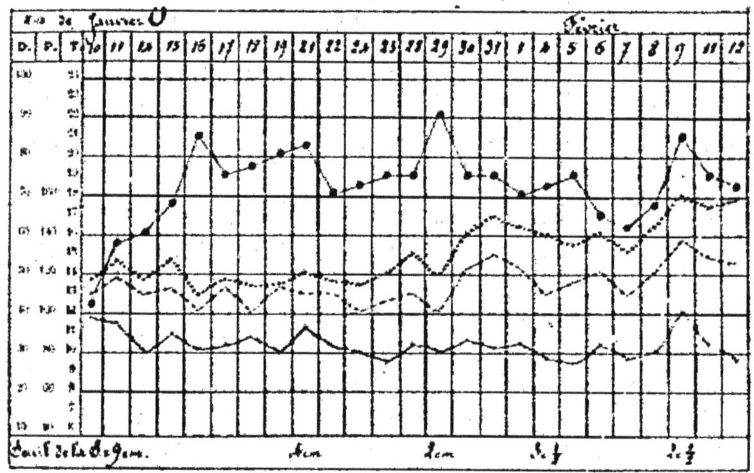

Fig. 28. — Dépression du cœur chez un alcoolique.

de vivre, que pendant les derniers jours de ce diagramme, au moment où il commençait à retrouver sa force musculaire, autrefois considérable, et très diminuée depuis plusieurs mois.

La figure 29 nous montre enfin un dernier type de névrose à hypertension.

M. Samuel L..., âgé de quarante-un ans, me fut amené au mois de septembre 1898, avec le diagnostic neurasthénie. Il se plaignait de névralgies très variables dans leur siège, et de démangeaisons intolérables par leur extrême persistance. L'état mental était à la fois assombri et exaspéré. La pression sanguine se maintenait au-dessus de 20 centimètres, et l'activité de la réduction aux environs de 1,30; l'analyse de

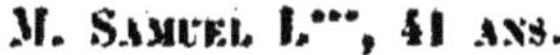

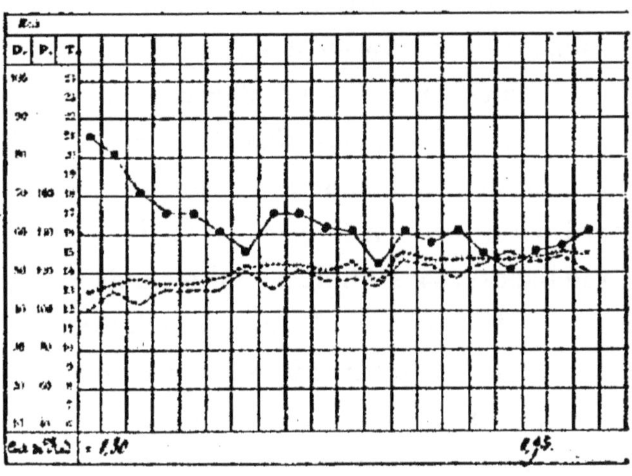

Fig. 29. — Neurasthénie diabétique.

l'urine, immédiatement pratiquée, m'apprit que ce neurasthénique était avant tout un diabétique. Je le mis au régime, sans autre médicament que de l'antipyrine et du bicarbonate de soude : les névralgies et les démangeaisons disparurent; la quantité de sucre se réduisit très vite à une dose négligeable, tandis que l'élément nerveux proprement dit s'atténuait considérablement en moins de cinq semaines.

Voilà, n'est-il pas vrai, des cas bien disparates, qu'il peut sembler étrange de voir étiquetés sous le même vocable. Et cependant tous ces malades étaient venus à moi, après avoir passé par le cabinet d'un ou de plusieurs spécialistes justement renommés ; à chacun d'eux on avait dit « vous êtes un neurasthénique », et chacun d'eux présentait, en effet, un tel ensemble de stigmates que ce diagnostic s'imposait dès l'abord.

Nous sommes donc, dès maintenant, contraints d'admettre une catégorie de neurasthénies secondaires. Certes, j'ai recueilli un grand nombre d'observations, où le mal de Beard paraît avoir nettement pris naissance, chez un sujet prédisposé, sous l'influence directe du surmenage par excès de travail musculaire ou intellectuel, ou consécutivement à de fortes émotions fréquemment répétées ; mais, d'autre part, j'ai vu, sans aucun doute possible, le même groupement symptomatique et la même formation mentale découler d'une maladie antérieure, déterminant l'épuisement nerveux chez un sujet dont le cerveau se trouvait être, par ses antécédents héréditaires ou personnels, préparé à évoluer dans ce sens. C'est ainsi qu'il y a la neurasthénie post-grippale, celle de la tuberculose, celle de la convalescence des maladies aiguës, la neurasthénie du cancer, celle de la syphilis, du tabes, de la paralysie générale au début, comme il y a celles de l'arthritisme, de l'artério-sclérose, de la goutte, de l'alcoolisme, du brightisme, des intoxications alimentaires, du diabète, de la puberté, de la ménopause et, je pourrais même dire, des règles, car nous connaissons tous des femmes qui demeurent équilibrées trois semaines par mois, pour ne devenir névropathes qu'aux alentours de la période menstruelle.

Mais c'est là une grosse question sur laquelle il faudra revenir ailleurs pour la discuter de plus près. Renfermons-nous, pour le moment, dans l'étude de nos graphiques; efforçons-nous d'en dégager les données les plus instructives.

Il me faut dire tout de suite combien l'ensemble des renseignements qu'ils me fournissent m'est utile dans ma pratique. Ils m'ont permis de comprendre pourquoi tant de malades, soigneusement suivis, ne s'améliorent pas. Et non seulement ils constituent un guide précieux pour ce qui est de la direction générale à imprimer au traitement, mais encore je les tiens pour singulièrement suggestifs au point de vue du maniement quotidien des malades. Ce sont mes courbes de tension sanguine, de pouls périphérique, d'activité de réduction, et de pression dynamométrique, qui littéralement me dictent au jour le jour la conduite à tenir, et qui me disent s'il convient au moment actuel, de rehausser une énergie que je vois défaillir, ou de réfréner une excitation momentanée, si le patient se trouvera bien d'un bain statique sédatif ou d'une injection tonique de sérum concentré. C'est à mes tracés, à l'effacement de ma personnalité très faillible devant leur précision sans parti pris, que je dois, j'en suis fermement convaincu, des statistiques de guérisons et d'améliorations que je crois être exceptionnellement heureuses, la plupart de mes névropathes ayant été déjà traités par des médecins de grande valeur et souvent même par les mêmes moyens cliniques qui devaient me réussir fort peu de temps après. Aussi voudrais-je voir se généraliser l'emploi de ces procédés d'observation précis, qui sont à une cure de névrose ce que l'aiguille de Tarnier est à l'application du forceps : une directrice constante.

Si maintenant nous jetons un coup d'œil d'ensemble sur la forme générale des figures incluses au cours de ce chapitre, nous constaterons tout d'abord que, lorsqu'on les examine pour la première fois, bon nombre de névropathes révèlent un assez haut degré d'hyperpression sanguine. Mais il s'en faut de beaucoup que ce phénomène révèle leur état ordinaire et, si je puis dire, foncier. Quelques-uns d'entre eux, comme on peut voir dans les graphiques 10 et 15, retombent à l'hypotension qui leur est ordinaire, aussitôt que s'est dissipée l'émotion d'une première rencontre avec le médecin, c'est-à-dire dès le second ou le troisième jour. Il importe donc de ne point considérer comme valable et caractéristique d'un état vrai, un haut degré de pression artérielle, si on ne l'a pu constater qu'accidentellement (voy. fig. 30).

D'autres fois, chez des malades examinés pendant la digestion du déjeuner, c'est-à-dire entre une heure et quatre heures de l'après-midi, nous constatons un certain degré d'hypertension qui n'est, ici encore, qu'une apparence voilant une réalité fort différente. Excité par l'alimentation excessive, par le vin, et par le café qu'il a pris, le malade est en proie à un éréthisme cardiovasculaire, que ne tardera pas à suivre une dépression d'autant plus basse que l'excitation factice du repas avait été plus forte. Nos figures 16 et 26 nous font voir comment ces malades, soumis à un régime alimentaire convenable, retombent au bout de quelques jours à leur véritable niveau entre 12 et 14 centimètres de mercure. Il suffit d'ailleurs de les examiner le matin à jeun pour constater que leur hypertension d'après le déjeuner n'a rien que d'artificiel (voy. encore fig. 7).

Une fois éliminées ces deux variétés de fausse hypertension neurasthénique, nous restons en présence de deux grandes catégories vraiment fondamentales, et qui méritent d'être envisagées en elles-mêmes : celle des névropathes à hypotension foncière et celle des névropathes à hypertension constante. Chez les uns, comme nous avons vu, un traitement qui réussit s'accompagne de relèvement progressif de la courbe, tandis que les autres s'améliorent à mesure que s'abaisse et se détend la ligne de la pression artérielle. On entrevoit déjà de quelle utilité pratique doivent être des courbes dont les données sont recueillies à de brefs intervalles, alors que le traitement rationnel et efficace de la forme à hypotension diffère radicalement du traitement de la forme opposée.

C'est que l'aspect sous lequel ils nous apparaissent

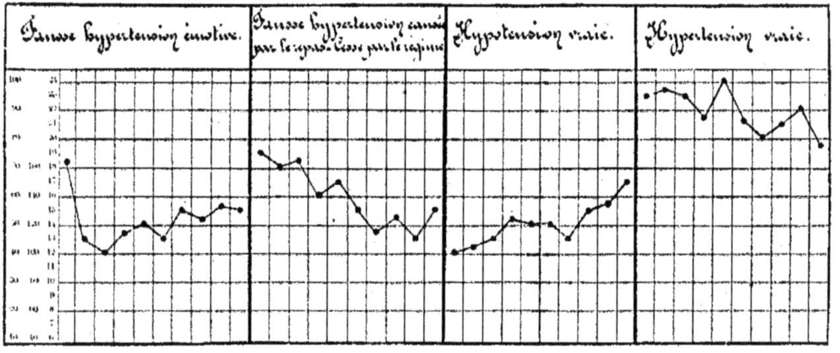

Fig. 30. — Schéma synoptique des quatre principaux types de la pression sanguine chez les neurasthéniques.

et les symptômes qu'ils accusent, peuvent se ressembler au point que la plupart des médecins ne font pas grande différence, et ne reconnaissent qu'une seule catégorie de névropathes. Un malade peut avoir le teint gris et terreux, soit par vaso-constriction active accompagnée d'hypertension, soit par vaso-constriction passive, le cœur étant trop mou pour propulser jusqu'aux extrémités la quantité de sang qui serait nécessaire pour donner à la peau sa coloration normale. D'autre part, qu'ils soient hyper ou hyposthéniques, tous ces nerveux accusent pareillement des phénomènes douloureux, la céphalée en casque, la plaque cervicale, et la plaque lombaire, un sentiment de fatigue constante, des troubles digestifs, des troubles du sommeil, des modifications de l'état mental. A y regarder de plus près, on peut constater cependant que les uns sont surtout hypopeptiques et les autres surtout hyperchlorhydriques; que, chez les premiers, le repos est utile et le travail nuisible, tandis que les seconds semblent éliminer leur fatigue et s'en débarrasser à mesure qu'on les contraint à de l'exercice physique (Fernand Lagrange [1]); et l'on peut enfin s'assurer que l'état de l'esprit n'est point tout à fait chez les uns ce qu'il est chez les autres.

[1] Dans la série de ses excellents ouvrages sur la médication par l'exercice, et notamment au cours de son dernier volume, M. Fernand Lagrange a remarquablement observé et décrit cette forme fréquente de lassitude à hypertension, d'où le malade s'évade progressivement à mesure qu'on lui fait éliminer ses toxines d'artério-scléreux, d'arthritique, de goutteux. Voir *les Mouvements Méthodiques et la Mécanothérapie*, p. 413 et suiv. (F. Alcan, 1899).

L'hypotendu est triste, d'une tristesse morne et sans courage; la langueur fonctionnelle de tous ses organes se transmet au cerveau et s'y traduit sous forme d'inertie mentale, de paresse, de sensation profonde de déchéance, d'impouvoir; et son esprit est encore tout enclin à la crainte; il est peureux, ses moyens de défense dans la lutte pour l'existence étant évidemment réduits à peu. Et c'est presque toujours un doux et un timide, pitoyable à autrui parce qu'il a besoin de pitié pour lui-même.

Les névropathes de l'autre sorte, goutteux, artérioscléreux, demi-alcooliques, petits brightiques, sont plutôt sombres et farouches que vraiment tristes et déprimés; leur esprit est plutôt enfermé, confus et, si j'ose dire, encrassé, que simplement débile; si le travail leur devient malaisé, c'est que leur intellect, loin d'être vide de pensées, tourne au chaos d'images et d'idées; tandis que nos hyposthéniques sont irritables en feu de paille, par bouffées brèves et du fait seul de leur faiblesse, la plupart de nos hypertendus sont presque toujours irrités, et leur fatigue même, la courbature de leurs muscles, qui les rend lourds et mécontents de se mouvoir, apparaît bien plutôt comme une manière de rouille, comme une intoxication générale que l'exercice diminuera, bien loin de l'augmenter. Peut-être jugera-t-on ce parallèle quelque peu schématique, et fait exprès pour les besoins de la cause; mais quiconque prendra la peine d'analyser soigneusement l'état mental de l'une et l'autre variété de neurasthéniques, constatera bien vite que ce n'est pas uniquement une vue de l'esprit. En tous cas, les uns et les autres appartiennent certainement à une formation mentale qui n'est point celle des hystériques, dont le mécanisme n'est pas celui de l'idée fixe, mais bien plutôt celui sur lequel j'aurai occasion d'insister longuement aux chapitres VIII, IX et X de cet ouvrage.

Revenons maintenant aux graphiques de la première catégorie. Ils se rapportent en général à des malades assez jeunes, que l'uricémie, que l'artério-sclérose et les intoxications alimentaires n'ont point encore profondément touchés. Chez presque tous, l'épuisement nerveux s'est installé à l'occasion d'une grande fatigue, après une série de mauvais moments de la vie, et d'ébranlements nerveux réitérés, ou bien encore pendant la convalescence d'une maladie déprimante ou à la suite de quelque crise comme celle de la puberté. Ces malades — nous le voyons par la série d'observations enregistrées plus haut — sont véritablement et pleinement des déprimés; leur cœur ne se contracte qu'avec une extrême mollesse, la baisse de la pression sanguine que l'on constate habituellement chez eux, est le fait d'une atonie totale de l'appareil circulatoire. La tunique musculaire de l'arbre artériel est, ici, en état de paresse et de distension. Or, pour que se remplisse le calibre de cet arbre artériel, plus ample étant moins resserré qu'il ne devrait être, l'appareil circulatoire emprunte aux tissus périvasculaires de l'eau, d'où cette dilution du sang et cette hypoglobulie apparente que nous avons si souvent constatées [1]. On ne peut donc pas dire qu'il y ait ici de la vaso-constriction périphérique active : si ces neurasthéniques ont ordinairement le teint pâle et terreux, c'est bien certainement pour le motif que nous avons déjà dit, à savoir que le cœur n'a pas assez de force pour envoyer le sang en quantité normale jusqu'aux extrémités du corps, qui demeurent le plus souvent pâles et froides.

Il s'en faut, d'ailleurs, que les nerveux à hypotension aient toujours si mauvaise mine. Beaucoup d'entre eux, en dépit de leurs incessantes souffrances, ont bon aspect, et leurs joues roses, alors qu'ils exhalent leurs plaintes, provoquent l'étonnement et les doutes de l'entourage ; on a peine à comprendre que l'on soit si malade avec un pareil teint, alors que l'on mange et que l'on dort à peu près comme tout le monde ; et c'est pour les neu-

---

(1) J'estime qu'à l'heure actuelle, il faut, de toute nécessité, admettre une nombreuse catégorie de fausses anémies, de « neurasthénies vasculaires », ainsi que les nommait Chéron, qui les a décrites et interprétées d'une façon si judicieuse dans sa communication au Congrès de médecine interne de Bordeaux (1895). Chez ces malades, l'hypoglobulie et l'hydrémie sont d'origine purement mécanique, et dues, comme on l'a vu plus haut, au seul relâchement de la tunique musculaire des artères de moyen et de petit calibre. Quand on provoque, par une stimulation mécanique quelconque, un resserrement de l'arbre artériel, il se fait une chasse d'eau dans les tissus périvasculaires (cette eau ne tarde pas à s'éliminer par l'urine) et la concentration du sang, l'hyperglobulie apparente se produit aussitôt. Anémique un quart d'heure auparavant, le sujet montre à présent une extrême richesse globulaire sous le champ de l'hématimètre. On conçoit l'importance nosologique de cette notion, trop négligée vraiment de la plupart des auteurs contemporains qui ont écrit sur le sang et les anémies. A côté des anémies organisées profondes, accompagnées de déformations anciennes et de maladies des globules, il y a de simples anémies ou hydrémies fonctionnelles, celles des neurasthéniques à hypotension.

rasthéniques une cause bien fréquente d'énervement, que de se voir de la sorte incompris. Chez ceux-là, la distension de l'arbre artériel est telle que le cœur, si faible soit-il, n'a point de peine à irriguer la peau. Ce fait, assez fréquent, que des hypocondriaques en proie aux idées noires peuvent avoir la mine rose, ne semble-t-il pas aller à l'encontre de la théorie de Lange, qui fait de la tristesse un phénomène dépendant de la vaso-constriction périphérique?

Par contre, si ces neurasthéniques ont un peu de sang sous la peau, il s'en faut qu'il y jouisse d'une bien grande activité fonctionnelle, puisque nous voyons, dans toutes nos observations, l'activité de la réduction du sang rouge en sang noir se révéler très inférieure à la normale, cependant que le seuil de la sensibilité s'élargit et que l'analyse d'urines dénote du ralentissement de la nutrition. C'est pour cet ensemble de motifs — et pour d'autres encore qu'il me paraît oiseux d'énumérer ici — que depuis déjà bien longtemps j'incline à considérer la tristesse, non point tant comme dépendant d'une mauvaise circulation, que comme le reflet dans la subconscience de tout ce que l'organisme met de langueur à vivre.

Si, prenant nos graphiques de nerveux à hypotension, nous les suivons dans leur évolution vers le mieux, peut-être pourrons-nous discerner à quel moment et sous quelle influence est revenu le sentiment d'euphorie, la joie de vivre.

Chez M. A. P... (fig. 13), la tristesse s'est dissipée vers le dixième ou le douzième jour du graphique, c'est-à-dire au moment où la pression sanguine, l'état des forces et l'activité de la réduction se sont définitivement rapprochés de la moyenne. Ce malade ne semble point avoir subi de modifications de sa circulation périphérique, qui, même avant le traitement, ne paraissait pas particulièrement défectueuse.

Même observation pour le graphique 14 ; ici l'augmentation rapide du nombre des globules, l'étude comparée de la vitesse et de la tension, tout nous conduit à croire que l'amélioration s'est accompagnée, non de vaso-dilatation, mais bien plutôt de vaso-constriction périphérique.

On en peut dire autant de la figure 16. Pour ce qui est du graphique 17, où le pouls périphérique a été noté, nous voyons le frein vasculaire se desserrer, tandis que monte la pression sanguine, ce qui prouve que la force d'impulsion du cœur augmente d'une façon vraiment considérable. Ici l'euphorie coïncide encore avec l'hypertonicité du cœur, cause première de l'hyperirrigation générale.

Le graphique de M. H. Sch... (fig. 18) n'est pas moins instructif. C'est avant même que la périphérie ait définitivement cédé sous la poussée du myocarde, que l'état de mélancolie dépressive a commencé de s'effacer. Ce malade a cessé d'être morne et découragé dès que sa pression sanguine a dépassé 16 centimètres, et dès que l'activité de la réduction s'est haussée de 70 à 90.

Il n'est pas moins intéressant de rechercher sous quelles influences probables s'améliore l'état mental chez les neurasthéniques hypertendus. Ici, c'est, au contraire de ce que nous venons de voir, une baisse de la tension qui accompagne l'euphorie, et bien souvent, c'est au moment où s'ouvre la périphérie d'une façon définitive que le mieux s'accentue ; mais ce n'est cependant point encore une règle absolue : chez les alcooliques notamment nous voyons l'hypertension s'accompagner d'un pouls des organes très accentué ; l'hypertension, le pouls capillaire, l'état mental neurasthénique, tout s'atténue avec la suppression de l'alcool, cependant que l'état des forces au dynamomètre augmente d'une façon notable, et que le sujet se montre plus calme, moins irrité, moins sombre. Il en est de même pour M. Jules C..., atteint de mal de Bright au début (fig. 24), et chez qui l'amélioration de l'état neurasthénique coïncida avec la baisse de la force d'impulsion du cœur et la diminution du pouls périphérique. Je reconnais pourtant bien volontiers que chez les neurasthéniques intoxiqués et hypertendus, le retour au sentiment de bien-être et de force suit souvent de près la suppression, par le traitement, de la vaso-constriction active que déterminent habituellement l'empoisonnement alimentaire, l'uricémie ou bien la petite urémie. Chez deux de ces malades j'ai vu l'amélioration la plus nette succéder à l'ingestion de doses légères et renouvelées de trinitrine, médicament hypotenseur au premier chef. Chez plusieurs autres j'ai vu bien fréquemment les bains carbonigènes, les diurétiques ou la pilocarpine produire un effet analogue. Cette même médication appliquée aux neurasthéniques à hypotension, vraiment déprimés, ne fait qu'accroître encore leur accablement physique et leur désarroi moral.

De toutes ces constatations fournies par nos tracés, il est temps de tirer quelques conclusions pratiques. On conçoit qu'il soit nécessaire d'imprimer une direction différente aux diverses catégories de nerveux qu'ils nous ont conduits à admettre.

Le traitement des neurasthéniques à hypotension est, cela va de soi, un traitement tonique. Nous verrons par la suite à quels genres de stimulations du système nerveux il est, à mon sens, préférable de recourir, pour hausser jusqu'à la normale tout cet ensemble de fonctions que nous avons trouvées défaillantes, à savoir la force de pression des mains, la tension sanguine, la sensibilité cutanée, l'activité de la réduction, l'activité des oxydations, etc., etc. Mais nos tracés nous commandent encore de surveiller étroitement l'alimentation de ces malades. Étant donnée la hausse désordonnée des courbes que provoque tout repas composé d'aliments indigestes ou arrosé de vin, je considère comme indispensable de soumettre mes déprimés à un régime alimentaire dont j'ai donné bien souvent le détail, et dont il suffira de dire ici qu'il supprime complètement l'alcool, les boissons fermentées, les crudités, les légumes indigestes, tout ce qui gonfle l'estomac, tout ce qui congestionne le visage pendant la première partie de la digestion. Je ne crois pas qu'il faille à ces malades-là supprimer trop radicalement la viande; sans compter la neurasthénie tuberculeuse que je crois justiciable de la viande crue, j'estime que tous nos névropathes à hypotension se trouvent bien d'un peu de suralimentation carnée; je leur donne au repas de midi une ou deux bonnes tranches de viande rouge, grillée ou rôtie, plutôt un peu cuite; au repas du soir une quantité moindre de viande blanche; parfois même je conseille de faire, au réveil, un premier repas confortable avec un œuf, un peu de viande froide et deux doigts de café noir, ce qui n'est point sans aider le malade à se tirer, dès le matin, de la torpeur fonctionnelle où le sommeil, même après le réveil, retient encore les organes.

Si le graphique présente l'aspect que donnent notre figure 16 et notre figure 26, si j'ai affaire, non point sans doute à un véritable alcoolique, mais à un nerveux abusant habituellement et depuis longtemps d'aliments indigestes, de vins médicamenteux, de drogues excitantes, ce qui se trouve fréquemment, mon habitude est de commencer la cure par une première phase dans laquelle je m'emploie uniquement à neutraliser pour ainsi dire le système nerveux. Je supprime tout médicament; je soumets le malade à un régime rigoureux, et je me contente de lui donner, tous les jours ou tous les deux jours, un bain statique, sans étincelles, de cinq à dix minutes. A cette médication, le neurasthénique ne gagne ni vigueur ni entrain à vivre ; il se sent, au contraire, plus uniformément, plus constamment épuisé, plus dénué d'énergie physique et morale. Par contre, elle suffit souvent à supprimer, chez eux, tout l'ensemble des phénomènes d'excitation passagère, les impatiences, les colères, les angoisses dont ils sont coutumiers ; souvent aussi le sommeil leur revient, et l'on en voit qui s'y sont si bel et si bien détendus qu'ils dormiraient une partie du jour, après s'être amplement reposés dans la nuit. Quand ils en sont venus à ce point de détente du système nerveux, la médication tonique donne tout son effet, et agit bien plus nettement, bien plus vite que si on l'eût employée tout de suite.

Quant aux névropathes à hypertension vraie, qui, nous l'avons vu, sont surtout des intoxiqués, il n'est pas pour eux de plus efficace remède que la diète lactée ou le régime lacto-végétarien. Ce sont, pour la plupart, de ces faux cardiaques que M. Huchard nous a si bien appris à traiter. Tout ce qui augmente l'élimination par l'urine ou par la sueur, tout ce qui débarrasse leur intestin des déchets qui tendent à y séjourner, tout ce qui combat la vaso-constriction active, la formation en excès de l'acide urique, tout ce qui lutte victorieusement contre l'artério et la cardio-sclérose, tout cela leur procure, au bout d'un temps relativement court, l'allégement de leur fatigue, et l'amélioration de leur état mental.

N'est-il point curieux de constater ici, comme pour tant d'autres phénomènes biologiques, à quel point il est vrai que les extrêmes se touchent et que les contraires se joignent. L'excessive tension du sang dans les artères fait un neurasthénique, à peu près au même titre que l'extrême hypotension ; et nous voyons deux traitements, l'un hypersthénisant et l'autre hypotensif, ramener à l'état moyen des systèmes nerveux qui, à un examen superficiel, semblaient s'en écarter dans la même direction. L'efficacité, selon les cas, de ces deux thérapeutiques contraires, démontre surabondamment l'utilité pratique des tracés, permettant de reconnaître avec précision si le malade auquel on a affaire est un épuisé du système nerveux ou un intoxiqué.

Pour en finir avec l'état de l'appareil circulatoire chez les neurasthéniques, je voudrais dire un mot de leurs accès d'angoisse, de fausse angine de poitrine, de leurs phobies, que je tiens bien plutôt pour des signes de gêne circulatoire, que pour des symptômes d'ordre psychique. La plupart des neurologistes les décrivent au chapitre qu'ils consacrent à l'état mental, et je me sépare nettement d'eux sur ce point. Sans doute, certaines phobies deviennent, chez tel malade en particulier, une habitude de l'esprit, tel neurasthénique se spécialise dans l'agoraphobie ou la claustrophobie, et il vient un moment où l'idée seule de se trouver pris dans une foule ou de demeurer enfermé dans un théâtre au milieu d'une longue rangée de fauteuils occupés, suffit à procurer le rappel de l'angoisse. Mais ce n'est là qu'un phénomène de mémoire ; on ne l'observe que dans un cerveau qui s'est laissé pour ainsi dire entraîner, et qui a pris une habitude. Tout au début, l'angoisse est bien certainement un phénomène primitivement somatique, reflété dans la conscience. Deux éminents observateurs, MM. Pitres et Régis[1], en étudiant l'obsession de rougeur, avaient tout d'abord paru incliner à admettre que, dans les émotions, l'état intellectuel précède l'état affectif. Dans un second ouvrage, ils furent bien vite amenés à adopter la conception inverse, à laquelle pour mon compte je suis rallié depuis longtemps, à savoir la priorité de l'état affectif.

Qu'il s'agisse de neurasthénie anxieuse ou de mélancolie, que l'état d'angoisse soit général et confus, ou spécialisé sur telle phobie particulière, je crois qu'il est dû primitivement à l'une des deux causes suivantes :

1° Il se produit souvent une distension de l'estomac en haut (Malibran) avec refoulement du diaphragme et torsion légère du cœur sur les vaisseaux qui en émergent et principalement sur l'aorte. Ces accès de fausse angine

<hr>

[1] *L'Obsession de Rougeur, Archives de neurologie*, 1897 (n° 13). *Séméiologie des obsessions et idées fixes*, rapport au Congrès de Moscou, août 1897.

sont généralement liés à la digestion; ils se terminent le plus souvent par une salve d'éructations, et l'on en guérit promptement par un bon régime alimentaire.

2° L'autre variété consiste en un spasme général de l'arbre circulatoire, s'accompagnant probablement aussi d'hyperactivité fonctionnelle du cœur. La crosse de l'aorte, organe presque uniquement élastique et dénuée de fibres musculaires, se trouve prise ainsi entre deux forces contraires qui tendent à la distendre violemment; le lacis nerveux dont elle est entourée se trouve ainsi violemment tiraillé, et souffre de cette douleur rétrosternale qui constitue l'élément essentiel de l'angoisse. Cette variété de phobie, qui s'accompagne de refroidissement des extrémités, disparaît aussitôt que la chaleur y revient; on y remédie par la suppression de l'alimentation trop exclusivement carnée, par la médication qui combat l'uricémie, par les diurétiques, par les bains carbonigènes à la manière de Nauheim ou de Bourbon-Lancy, par le lait, et dans les cas plus graves par la médication vaso-dilatatrice, trinitrine, tétranitrol, etc.

Je borne là les quelques réflexions que je tenais à faire sur les phobies neurasthéniques, symptôme d'une haute importance et d'un vif intérêt, qui nécessiterait à lui seul toute une longue étude.

CHAPITRE IV

LES TROUBLES DU SOMMEIL

Sommaire. — Les névropathes qui dorment trop. — L'insomnie neurasthénique; inconvénients des drogues somnifères. — Les théories circulatoires et toxiques du sommeil. — Sommeil et insomnie par intoxication. — Une théorie mécanique du sommeil; arguments à l'appui. — La pression sanguine pendant le sommeil. — Insomnies à hypertension et insomnies à hypotension. — Influence du régime alimentaire et des stimulations du système nerveux sur le sommeil et sur l'insomnie. — L'habitude et l'entraînement au sommeil. — Il est habituellement possible de remédier à l'insomnie neurasthénique sans faire usage de médicaments, en replaçant mécaniquement le cerveau au point où il dort de lui-même.

On a coutume de ne prononcer jamais que le mot d'insomnie quand il s'agit des troubles du sommeil chez les neurasthéniques. Certes, c'est là l'un des grands symptômes, l'un des stigmates de la névrose ; mais il s'en faut que tout neurasthénique soit un insomniaque. J'en connais, et beaucoup, qui, dormant leur nuit pleine, huit ou neuf heures d'affilée, ont encore sommeil une partie du jour, et font volontiers une sieste dans le cours de l'après-midi.

Certains d'entre eux, tout en gardant les yeux ouverts,

en allant et venant, voire même en vaquant tant bien que mal à leurs affaires, ne vivent qu'à la manière automatique et machinale; et leur activité cérébrale est si médiocre, que l'on peut dire en vérité qu'ils restent du matin au soir dans un état intermédiaire entre la veille et le sommeil.

Ce serait, en effet, une conception biologique vraiment un peu trop simpliste et grossière, que celle qui envisagerait le sommeil et la veille comme deux états franchement distincts et parfaitement tranchés. Nous connaissons tous des cerveaux qui dorment éveillés : ceux des hystériques, chez qui la presque totalité de la conscience est plongée dans la nuit, une idée fixe accaparant à elle seule toute la lumière; et aussi ceux des neurasthéniques, dont c'est le propre de ne vivre que misérablement, avec une énergie fonctionnelle partout inférieure à la normale.

Et, d'autre part, il est fréquent, chez les névropathes surtout, de ne dormir qu'un sommeil incomplet, non seulement en ce qu'il est interrompu par des lacunes parfois longues, mais encore en raison des rêves qui constituent des réveils partiels, et que nous pouvons nous représenter à l'heure actuelle, si j'ose dire, anatomiquement, comme ces courtes flammes et ces étincelles qui errent en tous sens dans une cendre mal éteinte. Si nous rêvons, c'est parce que certains groupes de cellules de notre écorce grise — qui, dans le sommeil, a perdu sa synergie fonctionnelle — se rallument quelques instants, prennent contact avec d'autres au hasard des rencontres, et ressuscitent çà et là des images mal jointes, incohérentes, faute du contrôle que ne peut exercer la Personnalité qui dort, indifférente.

Cette considération préliminaire ne me semble pas inutile à qui veut se faire une idée à la fois scientifique et philosophique, du sommeil et de l'insomnie.

Donc, notons tout d'abord une première catégorie de neurasthéniques qui voudraient dormir constamment. Ils sont justiciables du traitement tonique. On les guérit de leur torpeur par des stimulations mécaniques méthodiquement répétées, de leurs périphéries sensitives, mieux encore que par l'emploi des préparations à la caféine et à la kola. Nous verrons, en effet, au cours de ce chapitre, que si ces névropathes vivent dans un continuel engourdissement, et comme dans un demi-sommeil perpétuel, c'est que leurs périphéries sensitives et sensorielles sont pour ainsi dire fermées. Sans qu'ils présentent des anesthésies localisées et définies comme celles des hystériques, leur sensibilité est partout émoussée : l'œil n'accommode qu'imparfaitement, l'ouïe ne perçoit les bruits du dehors qu'affaiblis et comme éloignés, et la surface cutanée est pareillement en état d'hypoesthésie : c'est ainsi que l'immense majorité de nos malades, quand ils commencent un traitement électrique, ne perçoivent que très vaguement les étincelles les plus rudes de la machine statique ; et n'avons-nous pas vu, dans le chapitre précédent, combien le seuil de la sensibilité est large chez le neurasthénique non traité, et comme il va s'étrécissant à mesure que le mieux s'accentue.

Cette constatation faite, nous n'en avons pas moins à compter avec la nombreuse cohorte des névropathes vraiment insomniaques, qui souffrent de ne pas dormir, et qui prient instamment que le sommeil leur soit rendu. Or, la privation de sommeil — outre qu'elle est, souvent, extrêmement pénible — a, comme on sait, une très mauvaise influence sur l'état de la nutrition. Consécutive à une hyperexcitation du système nerveux central, elle engendre à son tour un état plus marqué, plus haut d'excitabilité ; le mal appelle le pire : un cercle vicieux se ferme, la dénutrition par insuffisance de réparation s'établit, d'où l'épuisement et l'amaigrissement rapides chez ceux qui dorment peu ou qui dorment mal. C'est un symptôme qui nécessite d'autant plus l'intervention thérapeutique qu'il fait boule de neige, et va s'aggravant de lui-même, si rien n'arrête son évolution.

Beaucoup de médecins, appelés à le combattre, usent volontiers de médicaments dont l'action chimique est très active, morphine, opiacés, chloral, que, chez certains malades, on n'emploie pas impunément. Il arrive, qu'après une accalmie de quelques heures, le système nerveux s'en accommode mal en fin de compte ; souvent les névropathes insomniaques font usage d'une préparation pharmaceutique très répandue à base de chloral, de bromure, d'hyosciamine et de chanvre indien : j'ai pu en constater les sérieux inconvénients, et notamment une irritabilité d'autant plus grande, pendant la veille que le sommeil avait été plus profond pendant la nuit. Beaucoup de médecins anglais et américains traitent par l'alcool l'insomnie des neurasthéniques et des hypocondriaques : ils prescrivent communément « un verre de whisky le soir en se couchant ». Inutile d'insister sur les dangers d'une pareille médication chez des malades aussi prompts que ceux-là à contracter des habitudes.

Sans doute, la thérapeutique dispose, depuis quelques années, de somnifères relativement anodins, le sulfonal, le trional et le dormiol notamment, et il serait par trop ingrat d'oublier les services que rend toujours le vieux bromure judicieusement employé. Mais n'est-ce pas là une thérapeutique de routine et d'expédients et plutôt que d'intoxiquer un cerveau déjà malade pour le contraindre à dormir, ne serait-il pas plus souhaitable de s'efforcer de rétablir les conditions normales qui font que le cerveau dort de lui-même et naturellement.

On ne manquera pas de m'objecter que ces conditions normales sont précisément une intoxication, le cerveau ne dormant que quand il est empoisonné par les déchets de la fatigue ou de la nutrition. Mais j'ai été conduit à croire — d'abord par une idée préconçue, puis par un assez grand nombre d'observations méthodiques — que l'insomnie est très souvent un phénomène de simple mécanique cérébrale, et que l'on peut lui opposer victorieusement des procédés purement dynamiques, sans faire intervenir les substances toxiques dont l'action s'émousse à mesure que l'organisme apprend à ne plus pouvoir s'en passer, et dont il faut prendre des doses indéfiniment croissantes si l'on veut un effet durable.

Il est des cas où l'insomnie n'a d'autre cause qu'une douleur aiguë et persistante, puisque le sommeil revient de lui-même aussitôt qu'elle est apaisée ; il va de soi qu'on ne peut pas non plus supprimer, sans médicaments hypnotiques l'insomnie occasionnée par une irritation directe — encéphalite, méningite ou tumeur — de la substance cérébrale. Mais, pour toutes les insomnies *sine materia*, et celle notamment de nos neurasthéniques, j'estime qu'il y a tout avantage à ne pas faire d'obscure chimie avec la cellule cérébrale, et à recourir d'emblée à cette hygiène guérissante, à la fois efficace inoffensive, qui tend chaque jour à se faire une si large place dans la pratique médicale. On verra qu'elle s'appuie assez solidement sur les doubles données de l'expérimentation physiologique et de l'observation clinique.

Il m'est ici tout à fait nécessaire de résumer en un bref raccourci la conception que se font du sommeil, les physiologistes les plus accrédités de l'heure actuelle.

Depuis les très importantes publications de M. Mathias Duval et de ses élèves MM. Pupin, Manouélian, Deyber, etc., depuis les démonstrations expérimentales poursuivies par Demoor, Querton, Stefanowska, Robert Odier, etc., etc., qui ont ressuscité et singulièrement rajeuni les hypothèses déjà émises par Rabl-Rückhardt, Tanzi et Lépine — on peut dire que cette conception est devenue vraiment précise, et, pour tout dire, anatomique.

Nous savons, en effet, de connaissance scientifique, que les neurones dont se constitue tout notre système nerveux, loin de s'anastomoser les uns dans les autres et d'unir leurs prolongements réciproques par continuité, ne voisinent entre eux que par contiguïté ; encore ce contact n'est-il, très vraisemblablement, qu'intermittent. Quand il existe, il y a pleine communication d'un neurone à un autre, libre association d'images et d'idées, et par conséquent fonctionnement actif du cerveau. Lorsque, au contraire, il se fait une rétraction des prolongements cellulaires, les neurones voisins ne communiquent plus entre eux ; c'est l'état de repos de nos centres nerveux, c'est le sommeil, tel que nous le font voir et, pour ainsi dire, toucher du doigt les découvertes de l'histologie moderne.

Si l'on examine les centres nerveux d'un animal brusquement décapité alors qu'il était sous l'action d'un hypnoanesthésique, éther, chloroforme, morphine, etc., on constate que le panache terminal du neurone sensitif central — c'est-à-dire de celui qui apporte à la grande cellule de l'écorce grise les impressions venues du monde extérieur — est rétracté, la plupart de ses ramifications se montrant, du fait même de cet état de rétraction, hérissées de renflements tout à fait caractéristiques.

Il en est de même si l'on répète cette expérience sur des marmottes et des loirs décapités pendant la période du sommeil hibernal, ou chez d'autres animaux artificiellement refroidis et engourdis[1].

Nous pouvons donc, à l'heure actuelle, nous représenter anatomiquement, histologiquement, ce qui se passe dans un cerveau qui dort. Par suite de cette rétraction des ramifications cellulaires, l'écorce grise cesse d'être en communication largement ouverte avec le monde extérieur, tandis que, d'autre part, les neurones d'association (neurones psychiques) s'isolent les uns des autres, et ne contractent plus entre eux que ces relations de hasard et d'incohérence qui constituent les rêves.

Mais qu'est-ce qui produit cet état de rétraction et le sommeil qui l'accompagne ? Ici les doctrines abondent, fort diverses. Longtemps les théories circulatoires furent en faveur ; mais les recherches de Binz, les expériences de Morselli et de Bordonni-Uffreduzzi, celles de Bianchi, les études sur la circulation cérébrale, faites à Naples par Rummo et Ferrannini, ont bien montré que l'anémie du cerveau dans la narcose profonde est une suite de

---

(1) Voir le détail de ces expériences dans le très intéressant article que M. Mathias Duval a publié dans la *Revue d'Anthropologie de Paris*, 15 février 1900.

Voir aussi le très remarquable exposé des différentes théories du sommeil, fait par M. le professeur G. Pouchet dans ses *Leçons de Pharmacodynamie et de Matière médicale*, t. I, p. 115 et suiv. ; t. II, p. 585 et suiv.

cette narcose, et non pas le sommeil une suite de l'anémie; que le cerveau pâlit parce qu'il dort, qu'il se gonfle de sang parce qu'il vient de percevoir une sensation, et qu'au total ces phénomènes circulatoires ne sont que secondaires, subordonnés au phénomène essentiellement cérébral, seul déterminant. Les théories circulatoires du sommeil sont donc passées au second plan, pour faire place à des conceptions plus profondes, plus conformes à l'état de nos connaissances actuelles.

Avec Ranke, Obersteiner, Binz, Exner, Preyer, Purkinje, Pflüger, Leo Errera, Mathias Duval, etc., la plupart des physiologistes modernes envisagent le sommeil comme un phénomène d'intoxication du cerveau (et plus particulièrement des arborisations cellulaires) par des poisons, par les déchets des combustions organiques, ou de la fatigue.

M. Mathias Duval dit en propres termes : « Chez l'homme « qui dort, les ramifications cérébrales du neurone sensi- « tif central sont rétractées, comme le sont les pseudopodes « d'un leucocyte anesthésié, sous le microscope, par « l'absence d'oxygène et l'excès d'acide carbonique. » A cela près que Preyer nous parle de « substances ponogènes », Pflüger de soustraction de l'oxygène actif, Léo Errera d'empoisonnement par des leucomaïnes, toutes ces doctrines se tiennent. Les unes et les autres peuvent se résumer d'un mot : « Le sommeil, né de la fatigue, est une intoxication des centres nerveux; le réveil se fait de lui-même, quand les poisons se sont éliminés. »

Chacune de ces théories toxiques me paraît contenir une certaine part de vérité. Personne ne niera qu'il n'y ait des sommeils toxiques — et je n'entends pas seulement ceux que procurent le chloroforme, le protoxyde d'azote, l'opium ou le chloral, mais aussi le sommeil qui survient après les excès d'alcool, après les extrêmes dépenses d'énergie musculaire, le sommeil comateux des maladies infectieuses, celui des dyspeptiques qui aboutit à la migraine, etc., etc. Non seulement il existe plus d'une variété de sommeil par intoxication, mais encore il existe des insomnies dues à la même catégorie de causes, ce qui n'est pas contradictoire, les poisons de notre organisme pouvant être déprimants à certaines doses, et stimulants à d'autres.

Certains de nos neurasthéniques, plus ou moins somnolents le jour, ont de mauvaises nuits, faites de courts sommeils, entrecoupés de longs réveils. Ce sont, presque toujours, des névropathes de l'âge mûr, à pression sanguine haute. Si vous les examinez avec soin, vous ne tarderez pas à reconnaître qu'ils appartiennent à cette catégorie d'intoxiqués, uricémiques, artério-scléreux, brightiques au début, alcooliques, diabétiques, que nos graphiques du précédent chapitre nous ont déjà permis de reconnaître et de classer. Chez tous ceux-là, l'insomnie disparaît promptement sous l'influence combinée d'un bon régime alimentaire, et d'une médication qui contraigne à s'ouvrir le cœur périphérique, et favorise l'élimination des toxines par le tube digestif, par le rein ou par les glandes de la peau. Il me serait facile de citer ici une trentaine d'observations de ce genre, toutes semblables les unes aux autres, et instructives seulement par la notion pratique qui se dégage de chacune, à savoir que les troubles du sommeil, habituels aux artério-scléreux et aux urémiques, se retrouvent atténués, chez un certain nombre de neurasthéniques, chez ceux qui sont surtout des intoxiqués. Ceux-là retrouvent le sommeil à mesure qu'on lave leur sang, et, si je puis dire, que l'on décrasse leur système nerveux central. Donc, il y a des sommeils et des insomnies par intoxication. Voilà qui est bien entendu.

Mais il existe, en outre, un très grand nombre de neurasthéniques insomniaques qui ne correspondent pas du tout au type que nous venons de dire. Ceux-là sont de véritables épuisés du système nerveux, chez qui l'on ne parvient pas à trouver traces de phénomènes d'intoxication, et qui ne s'améliorent en aucune façon par les diurétiques et les médicaments éliminateurs. Purgez-les, contraignez-les à uriner ou à transpirer abondamment, mettez-les au régime du lait et des végétaux, et vous ne ferez que les affaiblir sans leur être d'aucun secours. Or, ceux-là dorment d'autant moins que leur faiblesse va s'accentuant ; l'exercice musculaire et la fatigue physique, qui passent pour être les générateurs ordinaires du sommeil, ne font qu'aggraver encore leurs insomnies. C'est, nous y reviendrons, le type de l'agrypnie à hypotension artérielle.

Pour en saisir le mécanisme et pour y remédier d'une façon rationnelle, il me paraît utile d'exposer ici brièvement une doctrine qui est un peu la mienne, une conception du sommeil moins chimique et plus mécanique que toutes celles énumérées plus haut. Cette théorie, je l'ai soutenue pour la première fois dans une communication au Congrès annuel pour l'avancement des sciences (Caen, 1894) et, après sept ans écoulés, je pense encore qu'elle seule permet l'interprétation de certains faits au double point de vue physiologique et pathologique [1].

Notons d'abord que ni Obersteiner, ni Binz, ni Exner, ni Prayer, ni Errera, ni tous les autres promoteurs de la conception toxique du sommeil, n'ont apporté de preuves décisives à l'appui de leurs hypothèses. Aucun d'eux n'a péremptoirement démontré que l'organisme accumule des poisons pendant le jour, ni qu'il s'en débarrasse pendant la nuit. Il y a bien, je n'ai garde de les oublier, les célèbres expériences de M. le professeur Bouchard sur les urines de la nuit, convulsivantes, et sur les urines du jour, hypnotiques. Depuis qu'elles ont été publiées, on peut dire que les données du problème ont pris plus de complexité ; d'autres recherches parallèles ayant donné, avec des liquides non toxiques [2], des

---

(1) *L'Insomnie et son Traitement.* Société d'éditions scientifiques, 1894.

(2) C'est ainsi que, après m'être mis rigoureusement à l'abri de toute suggestion possible, j'ai pu, chez un grand nombre de malades, obtenir, tantôt une somnolence presque invincible et tantôt des nuits d'insomnie, par de simples injections de solutions salines dont je variais tantôt la quantité, tantôt la densité, tantôt la vitesse de pénétration. C'est d'ailleurs une règle très générale que les médications excitantes

résultats très comparables, il en faut conclure que —
incontestables en tant que vérité partielle — les expériences sur la toxicité des urines de jour et des urines de
nuit ne sauraient servir de base suffisante à une théorie
très générale.

On nous a dit que le sommeil de nos cellules cérébrales était tout à fait comparable à l'immobilité d'un
leucocyte anesthésié, sous le microscope, par l'absence
d'oxygène et l'excès d'acide carbonique. Il est certain
que l'intoxication par l'acide carbonique ou par l'oxyde
de carbone, s'accompagne non seulement chez l'amibe,
mais chez les animaux supérieurs et chez l'homme, d'une
narcose profonde dont l'oxygène est l'antidote. D'une manière générale on a l'esprit moins éveillé dans un air
lourd et chargé de carbone que dans une atmosphère
saturée d'oxygène. Mais que d'exceptions à cette règle !
n'avons-nous pas vu tous, dans notre pratique journalière, chez les asphyxiés par le cœur et par le poumon,
les inhalations d'oxygène rendre quelques heures de
sommeil paisible à des malheureux qui n'avaient pas
dormi depuis plusieurs nuits.

Autre fait d'observation très vulgaire.

Aux premiers beaux jours, vous décidez de faire une
promenade au grand air, et vous prenez une voiture
ouverte, que vous ne quittez point jusqu'au retour. Désac-
coutumé depuis l'an dernier, de l'air vif, vous rentrez au

à une certaine dose deviennent déprimantes à une dose supérieure, et
réciproquement.

logis accablé de fatigue et tombant de sommeil. Pourtant vous n'avez pas marché, et l'on ne peut pas dire que vous ayez ruiné votre réserve d'énergie par une dépense excessive et inusitée de contractions musculaires. Vous vous êtes tout simplement sursaturé d'oxygène, et comme vous n'y étiez pas entraîné, il en est résulté de la courbature, de la somnolence, tous les signes du surmenage. « Le travail appelle aussi fatalement la fatigue, que celle-ci le sommeil, » écrit M. Jules Soury, à propos de la théorie de Léo Errera. Cela est vrai pour un très grand nombre de cas, mais non pas pour le précédent ni pour quelques autres encore.

Presque tous nos nerveux, insomniaques à la ville, dorment plus mal encore quand ils vont au bord de la mer; mais à peine sont-ils installés sur quelque haut plateau, que le sommeil leur revient à souhait[1]. Qui pourrait soutenir que leur cerveau s'endort par manque d'oxygène ou excès de travail.

Un enfant nouveau-né, qui ne fait pas un mouvement actif, et qui, certes, n'accumule pas dans son organisme les toxines de la fatigue, n'en dort pas moins 18 heures sur 24, à moins de souffrances aiguës. Notre théorie mécaniste explique sa condition, inintelligible à la seule lumière des hypothèses biochimiques.

---

(1) C'est ainsi que les choses se passent le plus souvent; d'autres nerveux, en moins grand nombre, sont tellement excités à une certaine altitude qu'ils en perdent le sommeil, tandis que le séjour au bord de la mer leur coupe les jambes et les accable du besoin de dormir. Ces deux ordres de faits s'accordent mal, évidemment, avec la théorie toxique du sommeil.

Si nous regardons vivre nos chiens d'appartement ou de laboratoire, voués par condition à une inaction à peu près constante, nous les verrons somnoler la plus grande partie du jour. Par les temps pluvieux et gris, leur torpeur s'accentue encore : ils demeurent inertes, pesamment endormis, indifférents à leur pâtée. Tout au contraire, ils sont joyeux, alertes, tapageurs et joueurs, par le temps clair et beau, à moins de chaleur écrasante. Les oiseaux font de même : ramassés, tout blottis dans le hérissement de leurs plumes, ils sommeillent sans cesse sur un des barreaux de leur cage alors que le ciel est couvert, tandis qu'ils s'égosillent à chanter quand le soleil entre par la fenêtre. Tout homme dont le système nerveux est quelque peu impressionnable, réagit pareillement sous l'influence du milieu. Avant même que ses rideaux soient ouverts, il sait s'il fait beau ou triste, rien qu'à sa promptitude à sortir du sommeil.

Ainsi donc, la fatigue par excès d'énergie dépensée n'est certainement pas la condition nécessaire et suffisante du besoin de dormir[1]. D'autre part, il n'est pas toujours vrai que le sommeil, même profond et copieux, apporte après lui le soulagement de la fatigue. Il l'exagère quelquefois. Même quand nos neurasthéniques ont passé une bonne nuit sans réveil et sans mauvais rêves, ils sortent toujours de leurs lits plus las qu'ils ne l'étaient le soir en

[1] Notons encore qu'il y a bon nombre de gens que l'excès de fatigue énerve, irrite, grise pour ainsi dire et empêche de dormir. Il n'est personne qui n'ait passé une mauvaise nuit pour avoir abusé de ses forces physiques ou intellectuelles.

se couchant. Dans une certaine mesure ils s'éveillent d'autant plus alertes qu'ils s'étaient couchés plus tard la veille ; rien ne les rend lourds et torpides comme de passer dix ou onze heures de suite dans leurs draps.

C'est que leur nature consiste essentiellement dans le besoin de continuer à faire ce qu'ils font. Le maximum de leur activité vitale, le point culminant de leur éveil, est le soir aux lumières, parce qu'ils commencent à s'entraîner à vivre, tandis qu'ils dorment encore à moitié alors qu'ils sont levés depuis une heure et plus.

Tout cela me semble combattre avec quelque vigueur l'ensemble des hypothèses chimiques du sommeil. Nous avons déjà vu en quel discrédit, peut-être excessif, sont tombées les théories basées sur les variations de la circulation cérébrale. Il nous reste à envisager les faits, assurément nombreux, qui militent en faveur de la doctrine mécaniste. Ce ne sont point tant des expériences de laboratoire que des observations cliniques. Etudier des insomniaques, m'efforcer de saisir le mécanisme de leur mal, pour chercher le moyen de replacer un cerveau qui ne dort pas dans les conditions physiologiques où le sommeil revient de lui-même, c'est cela seulement que j'ai tâché de faire. Nous avons déjà vu que les phénomènes circulatoires auxquels on a longtemps attaché une importance primordiale dans la genèse du sommeil, paraissent la plupart du temps secondaires et subordonnés aux phénomènes essentiellement cérébraux, psychiques. Ce qui domine tout, c'est l'état d'activité ou de repos, de force ou de fatigue de la cellule cérébrale, et la question m'est apparue comme un problème de psycho-physiologie.

Mon principal moyen d'observation réside dans l'étude des variations de la pression sanguine, et l'on verra comment j'ai été conduit à adopter ma division en insomnies à hypotension et à hypertension artérielles. Ici, comme pour la plupart des symptômes du mal neurasthénique, l'étude de ces variations de la pression m'a paru être d'une grande utilité pratique; au chevet de tous les malades on peut les enregistrer aisément, avec une précision en somme suffisante, et l'on en tire un réel avantage, parce que c'est encore ce signe qui reflète le mieux les oscillations de l'activité cérébrale.

Tout le monde connaît l'observation célèbre rapportée par Strumpell. Résumons-la brièvement d'après le *Traité de Physiologie* de M. Mathias Duval : « Il s'agit d'une jeune malade de seize ans, qui était affectée d'une anesthésie générale de la peau et des muqueuses, d'une paralysie du sens musculaire, de l'odorat, du goût, et qui n'avait plus de communications avec le monde extérieur que par l'œil droit et l'oreille gauche; et encore ces rapports pouvaient-ils se suspendre dans certaines circonstances, et le cerveau restait alors entièrement isolé de tous les excitants extérieurs. Il suffisait pour cela de lui boucher l'oreille et l'œil. Deux ou trois minutes après, le sujet était entièrement endormi, sa respiration devenait régulière et tranquille. Il n'était possible de le réveiller qu'en agissant par excitation sur l'oreille et l'œil. »

Remarquez qu'il ne s'agit pas ici du sommeil hynoptique, mais du sommeil normal, le seul dont nous voulions nous occuper ici.

Il y a, je crois bien, dans la science, un autre fait analogue à celui de Strumpell; ici encore c'est l'histoire d'un homme anesthésique, sourd, privé d'odorat ; aussitôt qu'on fermait ses yeux, le mécanisme cérébral qu'aucun combustible sensitif ou sensoriel n'alimentait plus, s'arrêtait, et l'homme s'endormait jusqu'à l'heure où une autre sensation, la faim, lui venait tirailler l'esprit. En supprimant à ce malade le stimulus venant du monde extérieur, on soufflait littéralement sur son âme, on l'éteignait pour un moment.

Nous tous, dont la vie cérébrale est active, nous résistons plus longtemps au besoin de dormir, si l'on supprime autour de nous la lumière et le bruit ; c'est que notre mémoire, riche de sensations passées, les évoque et supplée ainsi aux sensations du présent ; mais pour peu que la fatigue s'en mêle, nous ne tardons pas à nous endormir dans le silence et dans l'obscurité. Nous l'avons déjà vu; un animal à personnalité plus pauvre, comme le chien, dont nous parlions tout à l'heure, s'il ne mange, ni ne marche, ni ne joue, ni n'aboie, s'il n'est sollicité, ni par une lumière intense, ni par un bruit inaccoutumé, s'endort tout bonnement, faute d'excitations.

Regardez les neurasthéniques dont le système nerveux

semble armé d'un appareil multiplicateur, tant leurs réactions sont amples et grossies. Les phénomènes qu'ils nous montrent ne sont que l'exagération de ce qui se passe chez les sujets sains. Ces malades sont pour ainsi dire à l'étude des fonctions du système nerveux un peu ce que le microscope est à l'étude des tissus ; et je crois bien qu'ils amplifient sans déformer, tant que les signes de la dégénérescence mentale n'entrent pas en ligne de compte, tant qu'il s'agit de neurasthénie simple.

Quand ils ont faim, quand ils sont las, quand le jour tombe, les voilà tristes, défaillants, incapables d'agir ; pour un rien, ils s'endormiraient. Mais qu'ils prennent des aliments ou qu'on apporte des lumières, les voilà qui s'animent et qui redeviennent vivants. Souvent l'orage les excite, mais ils s'apaisent jusqu'aux bâillements et jusqu'à l'envie de dormir dès que tombe la pluie, au moment où se diffuse et se détend l'état électrique de l'air.

Un de mes malades m'a conté la petite observation que voici : elle a vraiment la précision d'une expérience de laboratoire.

Un jour qu'il était fatigué, à une heure de la journée où il avait l'estomac vide, M. X... assista, au Collège de France, à un cours, qu'il suivait du reste assidûment ; de temps à autre, pour permettre de voir les projections faites par le professeur, on éteignait presque complètement les lampes à gaz, qu'on ranimait ensuite brusquement. Eh bien ! l'esprit de mon neurasthénique suivait exactement ces hauts et ces bas des lumières; aussitôt l'obscurité faite, son menton touchait sa poitrine et ses paupières se fermaient : il s'en fallait de peu qu'il ne dormit; sitôt qu'il faisait clair, l'intérêt du sujet traité le reprenait entièrement, aisément sa pensée suivait celle du maître; et il en fut dix fois ainsi, pendant le cours : son âme s'éteignait ou s'éveillait avec les lampes.

Singulièrement favorisé, comme on vient de le voir, par la suppression des stimuli externes, le sommeil cesse, sitôt que se produit une excitation un peu forte portant sur l'un quelconque de nos sens. Il suffit ordinairement [1] du plus léger chatouillement avec un brin de paille effleurant l'épiderme, pour provoquer l'éveil. Quand nous dormons, nous tenons pour non avenus, des bruits, même assez violents, s'ils sont coutumiers et s'ils se continuent avec monotonie; nous sommeillons tranquillement malgré tous les tapages de la rue, et le vacarme du train qui nous emporte ne fait que nous inviter à la somnolence; mais, fût-il très léger, un bruit insolite suffit à rallumer la lampe éteinte du cerveau. Et pouvons-nous concevoir aisément des toxines

(1) Cela n'est vrai que pour le sommeil ordinaire, pour celui que je considère comme le surmenage purement mécanique de la cellule cérébrale. Quand il s'agit d'un sommeil toxique, comme celui que procure l'alcool ou, simplement, quand le surmenage est énorme, comme il arrive après les grandes crises de haut mal, la torpeur est assez profonde pour que les stimuli externes ne suffisent pas à dissiper le sommeil.

saturant notre écorce grise, contraignant à se rétracter les ramifications cérébrales du neurone sensitif central, le panache terminal des neurones d'association, et tout d'un coup cessant d'agir [1], parce qu'un brin de paille aura chatouillé l'épiderme ou parce qu'un doigt aura frappé la porte d'un coup léger.

Ne peut-on pas plus simplement et plus rationnellement se représenter l'écorce cérébrale comme mécaniquement épuisable par excès de sensations reçues ou par excès de travail accompli? Est-il besoin d'invoquer un empoisonnement pour se représenter les neurones ramassés sur eux-mêmes, afin d'arrêter pour un temps le passage de l'influx nerveux, et ne voyons-nous pas que c'est précisément un appel sensitif, une stimulation d'un de nos sens, qui se charge de rétablir la contiguïté, et de dissiper le sommeil. Si le nouveau-né dort à peu près tout le jour et toute la nuit (à moins d'être tourmenté par des troubles intestinaux), n'est-ce pas simplement parce que son petit cerveau, vide de sensations antérieures, et relié au monde extérieur par des sens aux

---

(1) Il faut pourtant bien reconnaître qu'un patient pleinement endormi par le chloroforme ou l'éther se réveille bien vite au moment où commence l'opération douloureuse, si l'on n'augmente pas la dose de l'anesthésique. Il y a donc, dans le cas que voilà, antagonisme manifeste entre le poison qui endort et la sensation qui réveille. Aussi n'ai-je jamais prétendu dire que la théorie mécaniste explique tout à elle seule, mais simplement qu'elle doit prendre rang à côté des deux autres. Et puis, qui sait si le chloroforme et l'éther, excitants tout d'abord, hypnotiques ensuite, n'agissent pas sur les cellules cérébrales par surmenage mécanique, par irritation excessive? Nous avons déjà constaté que l'excès d'oxygène surmène, abat, endort les gens désaccoutumés de respirer de l'air vif.

trois quarts fermés, manque précisément du combustible indispensable à l'état de veille, l'excitation du monde extérieur.

Préoccupés jusqu'à l'excès de trouver au phénomène sommeil une interprétation point trop superficielle et banale, les physiologistes de ces dix dernières années, allant d'emblée aux solutions que pouvait leur fournir la chimie biologique, ont vraiment par trop négligé d'étudier l'influence, si importante, des agents physiques sur la genèse ou la suppression du sommeil. Le chaud, le froid, l'orage, la neige, la pluie, la lumière et l'ombre, le silence et le bruit, ont une action dont un médecin de neurasthéniques, ne peut pas ne pas tenir compte. Il suffit, pour ne pas dormir, d'être dans une chambre trop chauffée, de coucher dans un lit dont on n'a pas coutume, d'avoir pris dans la journée un bain trop chaud, d'être sous l'influence d'une forte tension électrique de l'air. Dans les pays où il fait chaud et, même dans nos climats, par les journées torrides d'août, il n'est presque personne qui n'ait envie de faire la sieste; pendant la retraite de Russie, si l'on en croit les témoins oculaires, les soldats de la Grande Armée, surmenés par le froid terrible auxquels ils n'étaient nullement adaptés, éprouvaient le besoin irrésistible de se coucher dans la neige pour dormir. Combien d'autres exemples il serait aisé de citer! le massage, le bain électrique, le changement d'altitude, la friction au gant de crin, la douche, les bains salés, les injections de solutions salines empêchent de dormir ou rendent le sommeil selon qu'on les emploie à une dose ou à une autre.

Il nous faut donc considérer le sommeil comme une sorte d'*hypovitalité* de la cellule cérébrale, qui, pour un temps, cesse de se nourrir de sensations et de restituer des actes. Le sommeil est un repos de la cellule cérébrale, repos complet en ce sens qu'il ne comporte ni excitations sensitives, ni dépenses de force.

En réalité, cette cesse d'excitations n'est pas totale. Pendant le sommeil, nos centres nerveux reçoivent encore le flux perpétuel des sensations obscures, subconscientes, que lui envoient les organes splanchniques. Comme disent les psychologues, le *moi sensoriel* est éteint, mais le *moi splanchnique* subsiste : s'il s'éteignait aussi, ce ne serait plus le sommeil, mais la mort.

Pour être plus précis, considérons que la vitalité humaine est entretenue par un ensemble d'excitations sensitives dont les points de départ se trouvent : aux organes des sens, aux terminaisons sensitives des nerfs de la peau, des tendons, des muscles, des aponévroses, aux réseaux nerveux qui tapissent la muqueuse de l'appareil digestif, celle des poumons, sans doute aussi la tunique endothéliale des vaisseaux [1].

Quand toutes ces excitations sensitives donnent dans

____

(1) J. Chéron, *Lois générales de l'Hypodermie.*

leur ensemble, la vitalité est à son comble, l'âme humaine est en plein éveil; mais le sommeil survient ordinairement lorsque nous restons immobiles dans le silence et dans l'obscurité, c'est-à-dire lorsque les organes des sens d'une part, et de l'autre les nerfs des muscles, des aponévroses et des tendons n'envoient plus aux centres nerveux de vibrations importantes. Tandis que nous dormons, les excitations sourdes venues du poumon, de l'estomac, de l'intestin, de l'appareil circulatoire et de la peau — que le froid et le chaud ne cessent pas d'impressionner — continuent seules à nous assaillir. Ce sont ces excitations qui, laissant dormir le cerveau, tiennent notre bulbe en éveil, entretiennent en nous la vie végétative.

Le sommeil est un rétrécissement du champ de la sensation.

Ce rétrécissement supprime à peu près complètement la vie cérébrale, mais laisse subsister la vie bulbaire, tout en l'atténuant un peu. On sait déjà que, pendant le sommeil, le pouls bat plus lentement, que l'oscillation respiratoire est moins ample et moins fréquente, que les combustions sont moins actives et que le corps se refroidit. Quelques recherches, depuis longtemps suivies, m'ont permis de pousser un peu plus avant dans cette voie, et de montrer qu'à ce rétrécissement du champ de la sensation, correspond une baisse de la pression sanguine qui coïncide avec un affaiblissement du myocarde.

N'avions-nous pas raison de dire, tout à l'heure, que

le problème du sommeil est, pour une très grosse part, un problème de mécanique cérébrale ? Le sommeil est incompatible avec un certain degré d'excitation sensitive, telle est la conclusion évidente que comporte ce rapide aperçu de psycho-physiologie.

Cette rétraction du panache terminal du neurone sensitif central, qui paraît être, dans l'état actuel de nos connaissances, la caractéristique anatomique du sommeil, et, si l'on peut dire, sa réalité objective, nous voyons donc qu'elle peut survenir, non seulement sous l'influence d'une intoxication des centres nerveux par les ponogènes, l'acide carbonique ou les leucomaïnes, mais encore par surmenage purement mécanique. Amené par la suspension momentanée de l'apport sensitif, essentiellement constitué par une clôture plus ou moins complète de nos sens, le sommeil cesse dès qu'un appel sensitif ou sensoriel un peu important sollicite l'écorce grise, et contraint les prolongements cellulaires à prendre contact avec les prolongements voisins. La vie cérébrale, l'éveil, sont constamment entretenus en nous par les innombrables vibrations qui nous viennent incessamment du monde extérieur, et qui nous baignent de toutes parts.

C'est ainsi que, sans nier la théorie toxique du sommeil — ni même la théorie circulatoire qui me paraît seule expliquer certains faits — je crois qu'il faut souvent avoir recours à une troisième interprétation, à une doctrine qui envisage le sommeil un peu comme une question de psycho-mécanique ou de psycho-physique. Et peut-être la vérité consisterait-elle à dire que le sommeil et l'insomnie sont constitués en même temps par un ensemble de phénomènes physiques, circulatoires et chimiques, tous plus ou moins indispensables à son éclosion.

A l'aide du sphygmomètre à ressort de Verdin et Chéron, je me suis appliqué à mesurer les variations de la pression sanguine à la radiale, chez des sujets sains et chez des neurasthéniques, aux différentes heures de la journée.

J'ai même poussé la curiosité jusqu'à passer à plusieurs reprises une partie de la nuit au chevet de deux de mes parents neurasthéniques, une femme d'une trentaine d'années et un enfant de dix à onze ans.

Je ne me dissimule pas que j'ai dû procéder dans des conditions expérimentales assez peu rigoureuses. Contraint de recueillir mes observations dans l'obscurité presque complète, me servant d'autre part d'un appareil qui ne pourrait prétendre à la précision mathématique, je ne garantis point de ne pas m'être trompé de quelques centimètres de mercure ; mais dans le cas présent, nous n'avons heureusement à tenir compte que des oscillations grossières, indéniables, ayant au moins 20 millimètres d'amplitude, et l'appareil utilisé est certes assez précis. On peut encore m'objecter que, depuis les expériences de Mosso, on sait fort bien que, pendant le sommeil, les moindres excitations extérieures, et le contact d'une main, notamment, suffisent à modifier l'état de la pression du sang dans la boîte crânienne. Il y avait, évidemment, à redouter que le seul fait de prendre et de laisser le poignet du sujet pour enregistrer la pression à la radiale, ne suffît à troubler l'état de la circulation. Aussi ai-je pris la précaution, tant que durait l'expérience, de ne pas abandonner la main du patient, et de laisser l'index de ma main gauche au contact de sa radiale.

Ces précautions de technique étant prises, j'ai pu recueillir quelques observations concordantes. Celle-ci notamment qui me paraît devoir primer toutes les autres. Tandis que, à l'état de veille, pour un adulte bien portant, la pression artérielle moyenne est de 16 à 17 centimètres, elle est de beaucoup inférieure, pour le même sujet, à l'état de sommeil normal; elle oscille selon les cas entre 8 et 12 centimètres de mercure.

Donc — première conclusion, — le sommeil normal coïncide avec un état marqué d'hypotension artérielle à la radiale. Il est certain que cette baisse de pression ne provient pas uniquement d'une vasodilatation locale, mais qu'elle tient essentiellement à la moindre énergie du muscle cardiaque. A n'en pas douter, la propulsion du sang par le cœur est plus débile à l'état de sommeil qu'à l'état de veille; les lois de Marey démontrent que l'hypotension artérielle est d'origine cardiaque toutes

les fois qu'elle s'accompagne de ralentissement du pouls.
Or, c'est le cas pendant le sommeil. La pâleur de l'encéphale constatée par Mosso et bien d'autres physiologistes
dans la narcose profonde, me paraît due, non point,
comme on l'a dit, à un resserrement actif des artérioles
cérébrales, mais bien plutôt à ce que, l'impulsion du
cœur étant très faible, les petits vaisseaux de la périphérie ne sont que très peu distendus et, par conséquent,
que très peu apparent.

Donc, l'état de sommeil s'accompagne ordinairement
d'hypotonie artérielle.

Si cet état vient à changer, si, pour une cause ou
pour une autre, la pression du sang augmente notablement, c'est que le sujet se réveille; si l'augmentation
n'est que légère, c'est qu'il a des rêves, de l'agitation,
phénomènes intermédiaires qu'il faut évidemment considérer comme des états d'insomnie partielle. Nous
disions tout à l'heure que le sommeil calme est incompatible avec un certain degré d'excitation cérébrale, et
nous pouvons ajouter maintenant qu'il n'est pas compatible avec un certain degré d'hypertension artérielle.
Il n'y a donc rien d'étonnant à ce que tous les excitants
de la cellule cérébrale et du bulbe, qu'il s'agisse d'alcool,
de café, ou d'émotions vives [1], procurent l'insomnie.

____

(1) J'ai, parmi mes observations de paralysie agitante, celle d'un
homme chez qui la maladie de Parkinson a débuté de la façon suivante. On est venu lui annoncer la perte d'un navire où avaient pris
passage cinq de ses proches, dont son père, sa mère et une de ses
sœurs. En apprenant cette nouvelle, S..., après un violent accès de
larmes et de désespoir, s'endormit d'un sommeil profond dont il ne

Mais, quand on étudie l'ensemble des états morbides au cours desquels l'impossibilité de dormir s'observe fréquemment, on s'aperçoit bien vite que l'interprétation précédente ne rend intelligibles qu'un certain nombre de cas cliniques. Dans la mélancolie dépressive, dans la neurasthénie, dans l'anémie, dans certaines formes torpides de tuberculose, chez beaucoup de convalescents, chez les sujets en état d'inanition, chez les asystoliques, il y a baisse considérable de la pression sanguine, et pourtant le sommeil est souvent malaisé, ou impossible. C'est que — phénomènes dont tous les observateurs n'ont pu manquer d'être frappés, pour peu qu'ils soient portés aux vues d'ensemble — c'est surtout en matière de physiologie et de pathologie nerveuse que les extrêmes se touchent, comme on dit. Trop ou trop peu s'équivalent souvent : seuls les états moyens sont contradictoires des états extrêmes. Des expériences, depuis longtemps classiques, démontrent que poussées très loin, l'anémie et la congestion du cerveau conduisent, l'une comme l'autre, à la convulsion. Il n'y a donc pas lieu de s'étonner qu'un état de dépression, d'hypotension très marquée, soit aussi peu favorable au repos que l'état d'hypertension, car l'un et l'autre s'accompagnent d'exaltation cérébrale. Chez bien

s'éveilla qu'au bout d'une vingtaine d'heures. Après quoi, pendant près d'un mois, il lui fut tout à fait impossible de dormir une heure par nuit. Il ne présentait à ce moment que des signes de neurasthénie. Les premiers symptômes appréciables de la maladie de Parkinson ne se montrèrent qu'un peu plus tard.

des gens, l'excès de fatigue engendre l'insomnie, tout comme l'excès des toniques [1].

Il m'a été donné d'observer, dans de bonnes conditions, un neurasthénique très anémié. A l'époque où je fus appelé à lui donner mes soins, il ne s'endormait guère avant le petit jour. Chez lui, la pression artérielle diurne oscillait entre 10 et 14 centimètres de Hg. La nuit venue, quand il était couché dans une chambre silencieuse et close, où ne brûlait qu'une veilleuse, alors que nulle excitation venant du monde extérieur ne sollicitait plus son organisme à l'activité, sa tension tombait à 5 ou 6 centimètres de mercure : les idées les plus tristes, les craintes les plus puériles s'installaient dans cet esprit détendu, amolli, où l'insomnie régnait despotiquement jusqu'au jour. Mais que l'on vînt à relever cette pression exceptionnellement basse à l'aide d'une excitation mécanique quelconque, sensitive ou sensorielle, friction sèche sur la peau, injection hypodermique de sérum, ingestion de quelque boisson chaude, ou bien encore si l'on allumait une bougie, si l'on plaçait près de l'oreille du sujet un métronome au bruit tenace, mon malade s'endormait presque immédiate-

---

[1] Dans ses leçons sur *la Physiologie des Muscles et des Nerfs*, M. Charles Richet s'exprime en ces termes : « ...Les centres nerveux se comportent comme les muscles, comme les nerfs, comme la moelle ; lorsqu'on les anémie, ils subissent d'abord une période de suractivité, d'excitabilité plus grande. » Et ailleurs : « Que ce soit l'anémie ou la congestion des vaisseaux encéphaliques qui intervienne, ces deux états opposés de la circulation cérébrale sont caractérisés par des symptômes très analogues. »

ment, et la tension marquait alors 8 à 9 centimètres [1].

Le sommeil normal n'est donc compatible qu'avec un état d'affaissement moyen de la tonicité générale, qu'avec un état d'hypotension artérielle modéré : la trop grande dépression et l'excitation trop forte provoquent, l'une comme l'autre, à un premier degré, des rêves et de l'agitation nocturne, à un degré plus avancé, de l'insomnie formelle.

Le petit tableau ci-contre permet d'embrasser d'un coup d'œil l'ensemble de ces données physiologiques nouvelles sur le sommeil et l'insomnie.

Bien entendu, les chiffres ci-après doivent être tenus beaucoup plutôt pour symboliques que pour réels : ils représentent approximativement les variations de la pression artérielle chez un adulte, suivant le degré d'excitation ou de fatigue du cerveau. Selon les cas individuels, chacune des divisions du schéma ci-contre peut se rétrécir ou s'allonger d'un ou deux centimètres de mercure ; seule la hiérarchie des phénomènes importe. Entre les pressions excessives de 24 à 25 centimètres, et le 0 qui équivaut à la syncope, à la cesse de l'énergie contractile du myocarde, toute une série d'états physiologiques et pathologiques s'étage dans l'ordre suivant :

(1) Depuis que le monde est monde, les mamans savent que le meilleur moyen d'endormir un enfant rebelle au sommeil est encore de le bercer d'un refrain monotone. Ici encore, nous voyons une excitation cérébrale auditive placer le cerveau au cran où il dort volontiers.

DE FLEURY. — Neurasthénie.   9

Pression sanguine	État physiologique correspondant.
24 23 22 21 20	Hyperexcitation mentale.
19 18 17 16	Tension normale pour l'état de veille, mais trop forte pour l'état de sommeil. Insomnie à hypertension.
15 14 13	Rêves, sommeil agité.
12 11 10 9	Sommeil normal.
8 7	Sommeil agité.
6 5 4 3 2 1	Insomnie à hypotension.
0	Anémie cérébrale complète, syncope.

1er degré. — Entre 20 et 25 centimètres, non seulement le cerveau ne peut pas s'endormir, mais il est plus que réveillé, il est excité.

2° degré. — Entre 16 et 20 centimètres, la pression sanguine est normale pour un homme adulte, éveillé ; mais cette tension, tout à fait compatible avec l'activité du jour, est absolument incompatible avec le sommeil. Un adulte en bonne santé a 17 pendant le jour, et 11 quand il dort. Si la tension 17 persiste alors qu'il cherche le sommeil, il y a insomnie, insomnie à hypertension.

4° degré. — La zone de sommeil normal, tout à fait calme, oscille entre 9 et 12 centimètres de mercure. Au-dessus et au-dessous de cette zone (*3° et 5° degrés*), il y a sommeil partiel, rêves, agitation nocturne, etc.

6° degré. — Le sixième degré comprend les pressions tout à fait basses, celles que l'on rencontre chez les grands anémiques, parfois aussi chez les convalescents de la fièvre typhoïde, qui sont littéralement en état d'inanition. Ces malades, qui ont 8 à 12 centimètres pendant le jour, tombent, quand vient la nuit à 6, à 5, à 4 centimètres. A ce degré-là, le cerveau, excité par le défaut même de nutrition, ne peut plus dormir : il a dépassé la limite de l'hypotension permise.

C'est ainsi que j'ai été conduit à proposer une classification des agrypnies en insomnies à hypertension et insomnies à hypotension, les unes justiciables d'une thérapeutique hyposthénisante, les autres appelant une médication tonique. Or, nos neurasthéniques — nous l'avons déjà vu dans le chapitre précédent — sont, eux aussi, tantôt des hypertendus intoxiqués, tantôt de véritables épuisés du système nerveux, et l'on conçoit que le même traitement ne puisse convenir à leurs deux sortes d'insomnies.

Si maintenant nous cherchons à faire passer dans la pratique les idées précédentes qui me paraissent théoriquement justes, nous pourrons constater que l'expérience fournie par la thérapeutique ne fait que les confirmer avec éclat. Un grand nombre d'insomnies, et notamment celle des neurasthéniques, s'améliorent en effet ou disparaissent complètement, sans médicaments, sous l'influence d'une thérapeutique purement mécanique [1], dont nous allons tracer les grandes lignes.

S'agit-il de neurasthéniques présentant de l'hypertension artérielle? nous avons vu que ce sont ordinairement des intoxiqués, des uricémiques, des artério-scléreux, des goutteux, et souvent de futurs albuminuriques : il suffira presque toujours de supprimer de leur alimentation tout ce que nous savons être particulièrement nuisible à ces états morbides, d'instituer chez eux le lavage permanent du sang par le régime lacté, par les boissons diurétiques, par les laxatifs fréquemment répétés. Si les circonstances s'y prêtent, conseillez à ces hypertendus l'usage de la gymnastique, de l'escrime, et surtout de la

---

[1] Les médicaments empruntés à la chimie ont, du reste, une action comparable à celle des agents physiques. C'est ainsi, par exemple, que quand on a affaire à une insomnie neurasthénique à hypotension artérielle, chez un sujet tout à fait déprimé, on arrive fort bien à le faire dormir avec des glycérophosphates, des inhalations d'oxygène sous pression, ou même avec de la caféine. Mais j'estime qu'il est pour le moins inutile d'infliger aux malades l'usage de médicaments dont on ne peut impunément prolonger l'emploi, si d'autres moyens s'offrent à nous, aussi actifs, plus inoffensifs et plus simples.

bicyclette. Je ne connais pas d'exercice mieux adapté à l'organisme humain, ni plus hygiénique ; pratiqué avec modération — la médiocrité est ici la sagesse — il détend le système nerveux, débarrasse la force humaine des scories qui l'encrassent, de sa rouille, et la remet au taux normal. Si ce moyen-là nous échappe, faisons marcher nos malades une demi-heure ou une heure, à deux reprises, chaque jour un peu plus : le moment le plus favorable est celui qui succède, après un instant de repos, aux principaux repas du jour. Un malade qui se couche, non pas épuisé de fatigue, mais simplement détendu par un peu d'exercice, ressent bien moins cette agitation intérieure, cette tension nerveuse, ces impatiences dans les jambes, dont parlent si souvent les uricémiques, et le sommeil lui vient. Quand, au contraire, l'insomnie coïncide avec une baisse excessive de la pression artérielle, chez les vrais épuisés du système nerveux, comme chez les anémiques et chez les convalescents déprimés par une longue maladie, c'est bien évidemment aux toniques qu'il faut avoir recours. J'ai dit pourquoi je préférais les moyens physiques aux autres, ils donneront d'emblée de très bons résultats, pour peu qu'on les emploie avec modération. En pareille matière la crainte du surmenage thérapeutique est le commencement de la sagesse.

Sous l'influence du massage léger, des douches stimulantes, de la friction sèche, de l'injection sous-cutanée de liquides inertes, de l'étincelle ou du souffle statique,

la tension s'élève promptement jusqu'à ce moyen terme
où le cerveau peut prendre du repos. Je fais usage, dans
ma pratique journalière, des moyens les plus simples,
de la friction au gant de crin ou des transfusions hypodermiques d'eau salée bien stérilisée. A l'encontre des
autres, il faut suralimenter, quand on le peut, ces
malades en état d'hypovitalité, si j'ose dire. Ils dorment
mieux la tête basse.

Mais chez les sujets à réaction prompte, comme sont
tous ces déprimés, la moindre excitation physique, la
lumière d'une bougie ou le son d'une voix, suffisent très
souvent à rétablir l'équilibre dans le cerveau. Faites
une lecture au chevet d'un convalescent : son attention,
atténuée par la maladie, n'aura pas bien longtemps la
force de se tenir cramponnée après l'intérêt du récit,
mais le simple bruit de la voix, impression sensorielle
dynamogénisante, donnera à la machine cérébrale ce
tour de manivelle qui haussera la pression jusqu'au
niveau normal, et le sommeil viendra... C'est ainsi que
tant de personnes ne peuvent trouver le repos si on
ne laisse pas brûler une veilleuse à côté d'elles, et, de
tout temps, nous l'avons vu, n'a-t-on pas endormi les
enfants en leur chantant des refrains monotones ? — stimulation auditive légère, tout à fait comparable aux procédés physiques que nous venons de passer en revue.

Un certain nombre de critiques qui ont pris l'habitude
de cette explication facile, ne manqueront pas de penser
et de dire que les effets de cette thérapeutique dyna-

mique sont purement imaginaires, et ne relèvent que de la suggestion, surtout quand il s'agit de malades neurasthéniques. On verra, par la suite, ce qu'à mon sens, il faut penser de la suggestibilité des névropathes non hystériques. Mais il importe de faire voir que les procédés en question réussissent fort bien à rendre le sommeil à des malades dont l'imagination est moins sujette à caution.

Je cite un cas entre vingt autres. Un jour, je fus appelé auprès d'un cardiaque asystolique : ses jambes étaient entièrement enflées, la dyspnée était à son comble, la face avait bleui, le pouls était très bas. Depuis plus de dix jours, le malade ne dormait pas. En attendant la prescription à la digitaline que j'avais envoyé chercher, je fis à cet asystolique une injection de 5 centimètres cubes de sérum artificiel concentré ; en quelques minutes, la pression sanguine se releva, la dyspnée s'atténua dans une notable mesure, et le pauvre diable s'endormit si promptement que, dans son entourage, on m'accusa de lui avoir fait une injection de morphine. Cette petite observation n'est-elle pas nettement concluante ?

Mais il faut quelquefois quelque chose de plus que ces simples stimulations du système nerveux central pour rendre le sommeil régulier à un nerveux qui, depuis des mois ou des années, a quitté l'habitude de dormir sans accrocs. En psycho-physiologie — et je crois bien qu'on peut envisager le sommeil comme un fait autant psychique que physiologique — il nous faut à chaque pas tenir compte d'un phénomène capital dont l'importance est assez grande pour qu'on l'ait surnommé « la seconde nature » : c'est l'habitude que je veux dire. J'ai écrit, et je persiste à croire que les névroses ne sont guère que de mauvaises habitudes de l'activité cérébrale. Et, même en dehors des névroses, ne voyons-nous pas un grand nombre de phénomènes physiologiques s'assujétir aux lois de l'habitude?... Je ne veux citer pour exemples que l'appétit et le sommeil.

De même que notre estomac a pris coutume de crier famine tous les midi, parce que, chaque jour, nous nous mettons à table à la même heure, de même, — c'est un fait depuis bien longtemps constaté — notre cerveau s'échappe et brise le sommeil, à la minute exacte que l'habitude lui a fixée. Pendant quinze jours consécutifs. réglez pour sept heures et demie la sonnerie de la pendule de voyage qui demeure à votre chevet : tous les matins, quand elle grince sur le marbre, éveillez-vous bien franchement, sautez du lit sans hésiter; puis, le seizième jour, retardez d'un quart d'heure l'aiguille de la sonnerie; à sept heures et demie précises, l'appel intérieur, créé par l'entraînement des quinze derniers jours, viendra tirer votre cerveau de l'engourdissement nocturne : l'automatisme cérébral sera plus exact que la pendule ; il ne se trompera pas de cinq minutes.

Lorsque nous avons pris coutume de nous endormir à onze heures, et qu'il nous faut, pour une fois, prolonger notre veille, à l'heure où nos paupières ont l'habitude de se fermer, les bâillements nous importunent, le sommeil nous accable, et pendant un moment, il semble que nous n'y pourrons pas résister; à minuit, bien que nous devions être, semble-t-il, beaucoup plus fatigués, nous avons retrouvé toute notre animation : nous pourrions veiller bien plus tard. C'est que, d'elle-même, à 11 heures, notre pression artérielle était tombée de la normale (17 centimètres), à 10 ou 11 centimètres de mercure : l'impérieux automatisme avait donné son tour de manivelle à la machine ; pour un peu plus, elle allait s'arrêter... Puis, l'heure étant passée à la mystérieuse horloge que nous portons en nous, la pression s'était remise à la normale et l'entrain était revenu. Mécanisme vraiment merveilleux qu'il ne suffit pas de connaître, d'interpréter et d'admirer, mais qu'il faut encore apprendre à utiliser pour le plus grand bien des malades. Savoir manier l'habitude, en faire un procédé de traitement, c'est agrandir du même coup le domaine de la bonne hygiène, de la thérapeutique rationnelle. Plus que d'autres, peut-être, les malades insomniaques tireront grand profit de l'entraînement méthodique. Avec un peu de patience, on les amène presque tous à dormir huit heures par nuit, sans qu'il soit nécessaire d'avoir recours aux pratiques de la suggestion hypnotique.

Le procédé est extrêmement simple. Prescrire à ses malades de se coucher de bonne heure, tous les soirs, au même moment, avec une précision rigoureuse ; leur interdire de lire au lit; les astreindre à s'éveiller de

grand matin et à quitter leur lit sans se faire prier.
Quand il ne s'agit pas d'un cas d'insomnie très rebelle,
le neurasthénique après son dîner, pourra s'attarder un
moment, faire une demi-heure ou une heure de promenade puis se coucher, par exemple, à neuf heures. Mais
si le cas est grave, ordonnez à votre malade de dîner
modérément et de se coucher sans délai à la dernière
bouchée du repas, avant la mise en train de la digestion. Conseillez-lui encore de s'étendre et de dormir un
peu dans la journée, de préférence avant le déjeuner,
l'espace d'un quart d'heure ou d'une demi-heure. Quand
ce repos diurne est compatible avec leurs occupations,
les anémiques et les nerveux n'en dorment que mieux
dans la nuit : pour eux, comme pour les enfar's, le sommeil appelle le sommeil. C'est un fait d'observation
qu'une expérience de M. François-Franck, explique avec
la plus lumineuse clarté.

Cette expérience consiste essentiellement en ceci :

« Gantez votre main droite dans l'appareil enregis-
treur des variations volumétriques; puis, infligez à cette
main une excitation sensitive quelconque, celle, par
exemple, que provoque l'application d'une éponge imbi-
bée d'eau froide : immédiatement le graphique indiquera
un resserrement des vaisseaux, une diminution de
volume de la main, bientôt suivie d'un retour progressif
à la normale. Laissant les choses en l'état, sans intervenir de nouveau, continuez à observer l'évolution du
graphique : au bout d'un temps très court, spontané-

ment, le phénomène se reproduira, les vaisseaux se resserreront, la main reviendra sur elle-même, presque aussi fortement que la première fois. Il en sera de même à cinq ou six reprises : le phénomène ira s'affaiblissant, mais se répétant de lui-même sans que l'excitation initiale ait été renouvelée. »

Cette expérience, à mon avis d'une importance capitale, me paraît devoir être invoquée par tous ceux qui se soucient d'étudier les lois de l'habitude. Elle nous explique, en effet, ce besoin de recommencer qui est au fond de la nature humaine, en nous montrant que l'organisme répète de lui-même, un acte qui d'abord lui a été imposé par une stimulation venue du monde extérieur. C'est ainsi, bien probablement, que nous pouvons prendre l'habitude de bien dormir, comme nous avons pris, étant enfant, l'habitude de marcher, l'habitude de parler, et toutes celles dont se tisse la trame de notre existence de chaque jour.

Mais l'insomnie des neurasthéniques présente certaines particularités, assez malaisément intelligibles au premier abord, et pourtant, en face desquelles le médecin praticien ne doit pas rester désarmé.

Chez un grand nombre de ces malades — j'excepte à dessein pour le moment, les envies de dormir consécutives au repos et dues à la lourdeur de la digestion — il y a somnolence et sensation d'épuisement des forces :

1° Au réveil, au moment où le cœur, ayant perdu pendant la nuit l'habitude des contractions énergiques, hésite encore, reste à moitié chemin entre le sommeil et la veille;

2° Avant les repas, à l'heure où le besoin de réparer ses forces se fait sentir, pour eux plus encore que pour tout le monde.

Chez ces malades, le fait de prendre quelques aliments amène un bien-être immédiat; ils ne sont en possession d'une bonne circulation cérébrale que lorsqu'ils ont mangé, et c'est seulement après le repas du soir, aux lumières, qu'ils ont recouvré leur entrain, qu'ils peuvent se tenir à 16 ou 18 centimètres de pression. Or, ils ne s'y tiennent que trop : de même que, le matin, ils ne pouvaient se tirer du sommeil, de même ils ont, le soir, toutes les peines du monde à y rentrer, car l'heure de dormir est tout justement celle où ils commençaient à vivre avec ardeur.

Soumettez ces irréguliers du sommeil à un règlement de vie un peu strict; substituez à ce désordre, si pénible et si décourageant, l'étroite mais pacifiante rigueur de la vie monacale; couchez-les de bonne heure, comme on fait des enfants, leurs frères; ordonnez-leur de travailler de grand matin, et de manger à heure fixe, avec sobriété; domptez ces oscillations folles de la pression artérielle par quelques excitations physiques méthodiquement pratiquées (douches, injections hypodermiques d'eau salée, frictions sèches, etc.); et, s'ils souffrent assez pour se soumettre à votre traitement, vous aurez vite fait de les guérir de l'insomnie.

Mais d'autres cas semblent plus compliqués.

Certains neurasthéniques, sitôt qu'ils sont couchés, s'endorment fort paisiblement; puis brusquement, vers minuit ou une heure — remarquez que c'est aussi l'heure où éclate l'accès brutal et dramatique du faux croup — ils se réveillent, restent en proie aux idées les plus tristes, et bien souvent ne retrouvent le sommeil qu'au jour naissant. Dans l'état actuel de nos connaissances, est-il possible de donner une interprétation vraisemblable et un traitement rationnel à ce phénomène bizarre, à cet étrange revenant à heure fixe, dont tous les écrivains spécialistes ont signalé la régularité? Je crois qu'on peut répondre affirmativement.

Cet accès d'insomnie coïncide, en effet, d'une façon frappante, avec un moment physiologique qui a grande influence sur l'état d'âme des nerveux, avec la fin de la digestion. Dans le jour, vers 5 heures, au moment où s'achève la digestion du déjeuner, au moment où prend fin le travail mécanique et chimique de l'estomac et de l'intestin grêle, presque tous les neurasthéniques entrent en état de faiblesse irritable, et cette fatigue du cerveau ne cesse que lorsqu'ils rehaussent leur pression artérielle, en dinant.

Or, pendant le sommeil, le même fait se reproduit. A ces malades épuisés, dont le cœur se contractait mollement, le repas du soir a donné la légère tonicité nécessaire au sommeil. Tant que dure la digestion, cette tonicité persiste; mais sitôt qu'elle cesse, l'organisme retombe à l'état de dépression, et l'âme, délestée, reperd de nouveau l'équilibre : c'est l'insomnie à hypotension. D'ailleurs, beaucoup d'insomniaques de cette sorte, parviennent à retrouver le sommeil en prenant dans la nuit quelque breuvage chaud, et combien de neurasthéniques, en se couchant, le soir, glissent sous l'oreiller quelques aliments pour la nuit. Ce sont là ruses de malades qu'un traitement complet doit rendre superflues. Ce traitement consistera surtout à mettre les neurasthéniques à un régime alimentaire modéré, presque végétarien. Nous disions tout à l'heure que chez eux le sommeil appelle le sommeil; on peut dire qu'ils ont l'estomac d'autant plus creux que leur dernier repas était plus copieux. Plus ils mangent et plus leur pression se relève pendant la digestion; mais elle retombe d'autant plus bas quand la digestion est close. C'est cette chute brusque qui fait le réveil du milieu de la nuit. Conseillez-leur de manger peu, de ne pas boire d'alcool ni de vin, de s'en tenir aux viandes blanches et aux légumes verts; la fin du travail digestif passera inaperçue, la transition sera imperceptible : ils dormiront toute la nuit.

Il faut traiter de même sorte les cauchemars et l'agitation nocturne des névropathes. On dit communément qu'on rêve quand on digère mal, ou bien encore quand on se couche du côté du cœur. Disons, pour être plus précis, que l'état d'insomnie partielle ou de rêve est toujours en corrélation avec un peu d'hyperexcitation du système nerveux central. Éteignez les fermentations stomacales immodérées, faites marcher un peu vos malades neurasthéniques et dyspeptiques avant qu'ils ne s'endorment ; mettez, puis maintenez à la normale leur pression artérielle, et leur sommeil sera, non pas seulement continu et régulier, mais complet, c'est-à-dire calme, sans secousses musculaires, sans rêves fatigants.

C'est ainsi que chez mes malades neurasthéniques, je ne prescris plus jamais de médicaments hypnotiques, même bénins ; je les tiens pour une façon d'expédient par trop facile, indigne, presque toujours, d'un médecin qui tient à être, aussi peu que possible, un empirique. Il est très rare que l'agrypnie névropathique, prise rationnellement, ne soit un des premiers symptômes à disparaître.

En somme, chez les neurasthéniques, nous voyons l'insomnie coïncider, soit avec un état d'hypertension marquée, soit avec un état d'excessive hypotension. Sans le secours des drogues, par l'emploi de simples procédés physiques, il est facile, dans la grande majorité des cas, de ramener la tension à la normale, et, du même coup, de rendre le sommeil. Il est presque toujours utile d'ajouter, à ce traitement physiologique, un traitement psychologique, une accoutumance, un entraînement au sommeil.

CHAPITRE V

LES TROUBLES DIGESTIFS

Sommaire. — Tout a été dit sur la dyspepsie neurasthénique ; nous nous contenterons ici de préciser quelques points de détail. — Dyspepsie par atonie gastro-intestinale et dyspepsie hypersthénique. — Les faux hyperchlorhydriques ; hyperchlorhydrie en feu de paille. — Les régurgitations par spasmes pyloriques. — Régime alimentaire pour les cas moyens. — Avantages et dangers du régime sec. — L'atonie intestinale et son traitement.

Sur l'importance, sur la constance, sur la précocité, sur la ténacité des troubles dyspeptiques chez les neurasthéniques, tout, j'imagine, a été dit. Il me paraît fort inutile de les décrire ici, ce que j'aurais à en dire faisant, à peu de chose près, double emploi, avec les pages si judicieuses que M. Albert Mathieu [1], M. A. Robin [2] M. Linossier [3], leur consacrent dans des ouvrages qui n'ont, à l'heure actuelle, rien perdu de leur vérité.

(1) A. Mathieu. *Neurasthénie*, 1899, et *Traité des Maladies de l'Estomac* (1901).

(2) A. Robin. *Les Maladies de l'Estomac*, 1900, 1901.

(3) Linossier. *L'Hygiène du dyspeptique*, 1900. — Voir encore Debove et Frémond. *Traité des Maladies de l'Estomac.* — Gilbert Ballet. *Hygiène du Neurasthénique*, 1897.

De leurs descriptions, on peut dire classiques, et de mes nombreuses observations personnelles, je ne veux retenir que ce qui peut nous éclairer au point de vue thérapeutique.

La dyspepsie neurasthénique, telle qu'elle a été conçue tout d'abord par M. Bouveret, apparaît, aujourd'hui, comme une vérité quelque peu schématique. J'estime pourtant qu'en principe, il a raison d'envisager la dyspepsie neurasthénique ainsi qu'un phénomène d'atonie musculaire et d'appauvrissement de la sécrétion. Le neurasthénique typique, élémentaire et, pour ainsi dire, idéal, est un être sans appétit, qui mange sans entrain, que quelques bouchées rassasient, dont l'estomac se gonfle, comme paralysé dans sa musculature par la seule présence des aliments, tandis que ses appareils glandulaires sécrètent paresseusement un liquide pauvre en acide chlorhydrique et en pepsine. Même atonie dans l'intestin, dont les parois distendues par les gaz ne savent plus se contracter, fût-ce pour l'expulsion du bol fécal; la constipation est, en effet, un signe habituel de la neurasthénie, de même que la torpeur fonctionnelle du foie qui donne peu de bile, stérilise mal le contenu de l'intestin, détruit imparfaitement les toxines, de même aussi que l'insuffisance du pancréas, d'où la peine qu'ont les névropathes à émulsionner et à tolérer les matières grasses.

Il me souvient que mon collègue M. Frémont présenta, voici quatre ou cinq ans, à l'académie de médecine, une première série de chiens, dont il avait isolé l'estomac par abouchement du cardia dans le duodénum, en ne laissant la poche gastrique reliée au reste de l'organisme que par ses connexions vasculo-nerveuses naturelles. Transportés de Nice à Paris, ces chiens furent atteints de surmenage passager, occasionné par la trépidation du chemin de fer, et sans doute aussi par la peur inséparable d'un premier voyage. Au moment de leur arrivée à Paris, toutes les bêtes, sans exception, étaient atteintes d'extrême flaccidité et de distension des parois de l'estomac, en même temps que de suppression complète de la sécrétion glandulaire. Quelques heures de repos suffirent pour rendre aux fibres lisses leur ténacité et aux glandes leur suc gastrique. Un surmenage à la fois physique et émotionnel avait produit une véritable dyspepsie neurasthénique expérimentale. Le névropathe asthénique type est pareil aux chiens de Frémont, anorectique, distendu, anachlorhydrique ou tout au moins hypochlorhydrique, hypocholique, hypopancréatique et constipé.

Le manque de tonus dont il souffre aux bras et aux jambes, et qu'il nomme fatigue quand il s'agit des muscles striés de la vie de relation, s'appelle ici dyspepsie par atonie gastro-intestinale (Bouveret) ou dyspepsie nervo-motrice (Mathieu)[1] quand il s'agit des fibres lis-

---

(1) A l'expression « nervomotrice », M. Mathieu préfère actuellement celle de sensitivo-motrice, qui ne préjuge d'aucune idée doctrinale et tient compte des phénomènes d'hyperesthésie douloureuse.

ses du tube digestif. Théoriquement l'insuffisance sécrétoire des glandes doit marcher de pair avec l'atonie musculaire, l'une et l'autre étant sous la dépendance du même système nerveux centrifuge.

Mais il s'en faut que, dans la pratique journalière, ce type de neurasthénique à misère physiologique complète, se rencontre à l'exclusion de tout autre; sa fréquence me paraît être de six à sept sur dix; mais les trois ou quatre autres donnent des signes indéniables d'hypersthénie gastrique, pour employer le mot de M. Robin, c'est-à-dire de contracture spasmodique de l'anneau pylorique avec hyperacidité du contenu. Contradiction apparente, mais apparente seulement, si l'on veut bien considérer que toute faiblesse est en même temps irritable, et que l'épuisement nerveux peut aussi bien s'accompagner de spasmes musculaires que de flaccidité, de sécrétion excessive que de sécrétion tarie [1].

M. Mathieu [2], dans le chapitre qu'il consacre à la dyspepsie neurasthénique, reproduit l'observation extrêmement typique d'un tailleur de dix-neuf ans qui, à la suite de très gros tourments de famille, tomba dans un état d'extrême faiblesse, d'incapacité au travail et de décou-

---

(1) C'est là, en effet, une loi générale de physiologie : le cerveau d'un chien, expérimentalement anémié, devient paroxystique et donne des convulsions alors qu'il est tout près de l'épuisement définitif. C'est surtout en matière de système nerveux qu'il est juste de dire que les extrêmes se touchent, puisque l'extrême excitation peut se changer en surmenage et puisque la dépression peut aboutir aux spasmes (Voir à ce propos le précédent chapitre).

(2) *Loc. cit.*, p. 68.

ragement qui contrastaient avec sa mine rouge; constamment las et courbatu, la tête cerclée de plomb, il dormait peu et mal d'un sommeil bourrelé de cauchemars pénibles. Il avait, après les repas, de la pesanteur au creux de l'estomac, des bouffées de chaleur, de la somnolence presque invincible, des renvois acides. La nuit, vers 2 heures du matin, quand son estomac était vide, il était pris de crises douloureuses avec sensation de brûlure à l'épigastre. Chez lui, les crises de diarrhées alternaient avec la constipation. Son estomac était très dilaté, et il avait aux doigts les nodosités de Bouchard.

D'après l'hypothèse de Bouchard, on aurait dû trouver chez ce malade, un appauvrissement de la sécrétion du suc gastrique avec diminution marquée de l'acide chlorhydrique. Or l'analyse après repas d'épreuve, démontra une hyperchlorhydrie très nette.

J'ai eu souvent occasion, dans ma pratique journalière, d'observer des cas tout à fait analogues à celui de M. Mathieu. Les neurasthéniques qui, soit à l'analyse chimique du suc gastrique, soit au simple examen clinique, donnent des signes d'hyperchlorhydrie, sont loin d'être rares. Mais j'ai quelques raisons de croire que, chez un grand nombre d'entre eux, l'hypersécrétion gastrique et l'hypersthénie ne sont pas fondamentales, mais simplement épisodiques. Ce sont, je pense, des réactions d'excitation sur un fond de faiblesse.

Voici ce qui me le fait croire.

Nos deux graphiques 26 et 27 sont ceux de deux neurasthéniques au teint rouge, à l'œil brillant, aux digestions malaisées avec renvois acides, et sensation de faim douloureuse sitôt que l'estomac est vide. Ils se plaignent l'un comme l'autre d'une lassitude profonde avec état mental extrêmement mélancolique; ils ont de l'insomnie, avec des sommeils brefs pleins de cauchemars dramatiques, de la céphalée en casque, de l'asthénie génitale, des vertiges, tout le cortège habituel de la neurasthénie. L'un, M. William E... (v. p. 76), âgé de quarante-sept ans est un Américain, fils d'alcoolique et lui-même extrêmement porté à demander secours aux préparations toniques; il boit par jour de nombreux verres de Porto et de sherry brandy. L'autre, M. Léon M... (v. p. 74), âgé de cinquante-deux ans, se plaint de ses misères avec force gestes et une loquacité qui m'induisent à l'interroger sur ses habitudes de table. Il mène en province une vie oisive, et c'est son habitude de prendre, matin et soir, l'apéritif avec quelqu'un de ses voisins, et de déjeuner ensuite au bourgogne.

Je suis parvenu à convaincre ces deux malades de la nécessité absolue, immédiate pour eux, de renoncer à l'alcool, me refusant à entreprendre tout traitement s'ils n'y apportaient pas leur collaboration en se soumettant au régime.

Ils tinrent à peu près leur promesse. Ainsi qu'on peut le voir sur le graphique, il en résulta, pour tous deux, une diminution marquée de la pression sanguine, avec ralentissement du pouls et augmentation assez notable de la force dynamométrique, cependant que l'état mental s'améliorait considérablement. Mais ce qui est surtout intéressant, au point de vue qui nous occupe en ce moment, c'est que l'un et l'autre cessèrent de manifester les symptômes de l'hyperchlorhydrie, peu après qu'ils se furent soumis à la suppression de l'alcool. M. William E... a eu dans le cours de son traitement deux rechutes d'hyperacidité, coïncidant avec retour des idées sombres et des mauvaises nuits. Or, à ces moments-là, à ce que m'affirma sa femme, il s'était affranchi de son régime et rebuvait de l'alcool. Chez M. Léon M..., sous l'influence de la suppression radicale du vin et de l'alcool, sous l'influence aussi des bains électriques statiques, la pression sanguine tomba en peu de jours de 22 à 12 ou 13 centimètres de mercure ; à ce moment-là, le malade gardait encore toutes les marques de la dépression physique et mentale et restait fort neurasthénique ; mais il ne donnait plus aucun signe d'hypersthénie ; l'absence de la faim notamment, son indifférence devant la nourriture, la suppression du pyrosis et des crampes d'estomac montraient que d'hyperchlorhydrique, il était devenu nettement hypopeptique. A ce moment, il ressemblait au type décrit par M. Bouveret, la tonicité des parois stomacales étant aussi débile que la sécrétion. Il me fallut user du massage de l'estomac et des injections salines pour redonner à Léon M... une sécrétion stomacale voisine de la normale.

Je tiens pour vraiment instructives les deux observations typiques qui précèdent ; elles me paraissent prouver clairement ce que j'avançais tout à l'heure, à savoir que l'hyperchlorhydrie n'est qu'accidentelle chez beaucoup de neurasthéniques. Il s'en faut d'ailleurs que l'alcool soit seul à agir de la sorte et comme apéritif excessif, si je puis dire. Chez nos névropathes, la muqueuse de l'appareil digestif est une surface nerveuse à la fois faible et irritable, comme tout le reste de l'organisme ; je connais beaucoup de malades qui m'ont donné les signes de l'hypersthénie stomacale toutes les fois qu'ils ont absorbé des gouttes amères, de l'acide chlorhydrique, du thé très fort, voire même des entremets extrêmement sucrés ; la suppression de ces substances irritantes supprimait aussitôt l'hyperacidité. Il y a plus : si, par une médication tonique générale et toute mécanique, comme la douche, le bain salé, la cure d'air, l'étincelle statique, l'injection saline, vous excitez le système nerveux central au delà d'un certain degré, vous en arrivez fréquemment, non seulement à réveiller l'appétit qui dormait, mais à produire un excès de sécrétion gastrique et de contractilité pylorique, qui donnent au patient la maladie contraire de celle qu'il avait en venant vous trouver. C'est que beaucoup de médecins ont grand'peine à se figurer jusqu'à quel point est sensible la réaction nerveuse de leurs malades ; intimement persuadés que leurs misères sont peu ou prou imaginaires, ils les accablent de traitement, pensant ainsi forcer la résistance du moral et convaincre le sujet que le voilà guéri. C'est ainsi que, d'accidentelle qu'elle était au début, l'hypersthénie gastrique peut devenir habituelle[1].

C'est ici qu'il faut dire un mot de l'amaigrissement, parfois extrême, auquel peu de neurasthéniques échappent au cours de leur évolution morbide.

Les neurologistes s'accordent généralement à mettre ce dépérissement, cette cachexie passagère et d'ailleurs peu inquiétante, au compte des troubles digestifs, de l'anorexie souvent profonde ou de la mauvaise utilisation des aliments ingérés, et je crois bien que cette interprétation est la bonne pour un certain nombre de cas. Mais, chose curieuse, c'est surtout dans le moment où on les traite en vue d'améliorer leur nutrition, que nous voyons les neurasthéniques brûler leurs graisses de réserve avec une intensité telle, que beaucoup d'entre eux, pendant deux ou trois mois de suite, perdent de 500 à 1.000 grammes de leur poids par semaine. Il est fréquent

---

(1) J'ai vu deux cas d'hyperchlorhydrie névropathique atteindre à leurs conséquences ultimes et nécessiter la gastro-entérotomie pour sténose invincible de l'anneau pylorique. Il s'agissait dans les deux cas de neurasthéniques arthritiques chez qui, faute d'un régime rationnel, l'hyperesthésie gastrique avait pris racine et était devenue habituelle ; par un entraînement dont la progression se suivait aisément, on voyait le pylore se resserrer d'une façon spasmodique, intermittente tout d'abord, puis continue, et finalement irréductible. C'est là un frappant exemple de ces troubles fonctionnels, qui finissent par devenir organiques et anatomiques. Parallèlement aux rétrécissements cicatriciels après ulcères ronds, il y a, je crois bien, des rétrécissements fibreux du pylore, qui ne sont que la période ultime d'un trouble primitivement spasmodique. C'est pour l'orifice inférieur de l'estomac l'analogue de ce que sont certaines formes de sclérose cardio-artérielle si bien décrite par M. Huchard.

de leur voir reprendre un peu d'embonpoint, aussitôt que cesse la cure. Ils nous donnent en même temps des signes d'hyperchlorhydrie, nous les voyons manger avec un appétit farouche, parfois stupéfiant, cependant que leur état mental, moins aveuli, passe de la mélancolie dépressive à la mélancolie anxieuse, et, de torpide qu'il était, devient sombre, énervé, larmoyant, avec des colères fréquentes, des impatiences dans les jambes, des moments d'excitation psychique. Si dans ces moments-là on analyse plusieurs jours de suite les urines, on s'aperçoit souvent que l'on est en présence d'un véritable diabète azoturique passager. Chez un de mes malades, la quantité d'urée émise en vingt-quatre heures s'élevait à 55 ou 56 grammes, et chez un autre, à 61 grammes.

L'un d'entre eux avait pris coutume de se faire, tous les matins, une injection hypodermique de 10 grammes de la solution saline concentrée [1] de Chéron; l'autre prenait dans un établissement, auquel manquait la direction d'un médecin, des douches rudes et très froides d'où il sortait, en même temps, brisé et énervé. Chez l'un et l'autre il s'agissait manifestement d'une réaction trop active, d'un véritable emballement du système nerveux fouetté à l'excès par l'excitant thérapeutique. Il n'y avait pas seulement appétit boulimique, mais accélération

---

[1] Phosphate de soude . . . .   4gr.
Sulfate de soude.   8
Chlorure de sodium   2
Acide phénique neigeux   1
Eau stérilisée   100

tout à fait démesurée de la nutrition avec exaspération de l'état mental ; l'énergie transmise au malade, au lieu de demeurer sur place et de s'accumuler pour faire des réserve de tonus et de force, s'écoulait immédiatement sous forme de combustion excessive [1]. Désormais quand pareille chose tend à se produire chez un de mes malades, je m'empresse de réduire à une dose très minime les stimulations méthodiques que je crois utile d'infliger au système nerveux pour refaire sa vitalité, et je prends soin de tempérer leur effet à l'aide de la douche statique sans étincelles, du repos prolongé dans la position horizontale, des préparations de valériane, ou d'autres modérateurs de la nutrition, tels que l'antipyrine, les préparations arsenicales et l'acide cacodylique.

Ici encore nous avons affaire à un phénomène d'excitation, d'autant plus ample que la résistance du système nerveux est moins grande. Tout en cherchant à modérer, quand il prend des proportions extrêmes, l'amaigrissement des neurasthéniques, je ne crois par devoir m'en alarmer outre mesure. Ceux-là sont, au total, plus près de guérir, que ces neurasthéniques à torpeur profonde qui se refusent à manger, qui n'ont pour ainsi dire plus d'urée dans l'urine, et qui montrent de toutes parts, la plus tenace et la plus parfaite atonie.

____

[1] Il n'y a pas qu'une thérapeutique trop stimulante pour amener l'excès de combustion, l'azoturie et l'extrême amaigrissement chez les neurasthéniques et les mélancoliques. On voit parfois un tourment très intense et très prolongé agir à la façon d'une épine irritante, et suffire à déterminer une accélération excessive de la nutrition avec amaigrissement, insomnie, irritation psychique et hyperchlorhydrie.

A côté de cette hyperchlorhydrie alcoolique, médicamenteuse ou mécanique, je voudrais voir classer une autre forme assez fréquente, je crois bien. C'est une hypersécrétion gastrique en feu de paille, et telle, que le malade souffre de la faim et semble avoir à sa disposition une quantité inépuisable de suc gastrique; il absorbe voracement un repas copieux et le digère mal, le suc gastrique s'étant tari, bien avant d'avoir fourni à la besogne qu'on en attendait. Il est fréquent de voir les névropathes se mettre à table avec un appétit qui paraissait brillant, mais qui se lasse presque aussitôt qu'ils commencent à le satisfaire. D'autres continuent de manger par vitesse acquise, comme ils font beaucoup de choses ; si, par hasard, on les dérange pour une minute ou deux après le premier plat, ils reviennent se mettre à table tout étonnés de constater qu'ils sont déjà rassasiés. S'ils ne mangent pas davantage, leur digestion se fait fort aisément, alors que, d'ordinaire, quand ils faisaient un repas complet, l'insuffisance de la sécrétion gastrique se traduisait par de la lourdeur, du ballonnement, de la congestion du visage, de la somnolence, etc.

Voilà donc toute une catégorie de malades chez qui l'appétit est ardent jusqu'à devenir douloureux, et qui cependant digèrent mal par hypopepsie ; pour ce motif, à mon sens très plausible, que leur estomac — se comportant en cela comme le fait constamment le reste de leur organisme — a des moments d'excitation tout de suite épuisée. C'est ainsi que leur main qui serre fort le dynamomètre une fois, ne peut ni soutenir ni répéter souvent l'effort. Rien ne me paraît plus conforme à l'ensemble du tempérament neurasthénique, et je crois bien que les auteurs, dans leurs classifications, n'ont pas tenu un compte suffisant de ces hyperpepsies plus transitoires que foncières.

Peut-être aussi n'ont-ils point arrêté assez longtemps leur attention sur un autre symptôme de l'hypersthénie gastrique, je veux dire les régurgitations alimentaires, et cette sorte de rumination, qui n'est point rare chez nos malades. Ce phénomène se produit dans les circonstances qu'il est, je crois, facile de préciser : par exemple, toutes les fois que le névropathe dyspeptique a bu une trop grande quantité de liquide, ce liquide fût-il de l'eau, ou ingéré, parmi ses aliments, des substances poudreuses ou fragmentées, mais peu solubles dans le suc gastrique, les pépins de fruit, les amandes broyées, ou des poudres médicamenteuses, le charbon, notamment ; le pain grillé réduit en poudre par les dents, finit parfois par provoquer, de même, la réaction motrice de l'estomac qui, se contractant sur un pylore spasmodiquement clos, contraint les aliments à remonter dans l'œsophage. La régurgitation se produit encore quand le sujet, trop pressé de manger, a englouti sans les mâcher et les imprégner de salive, des aliments plus copieux que de coutume ; et rien ne favorise le spasme du pylore, cause probable du retour en arrière du bol alimentaire, comme cette sorte de massage vibratoire que la voiture ou le chemin de fer communiquent à l'organisme, quand on y monte au sortir de table. La marche à pas trop hâtifs agit de même sorte. Il découle de l'analyse de ce symptôme quelques conséquences pratiques qu'il ne faut pas oublier de signaler, quand on dicte au neurasthénique son hygiène alimentaire.

Mais, déduction faite de ces hypersthénies gastriques secondaires et passagères, il existe, n'en doutons pas, une hyperchlorhydrie foncière que l'on rencontre chez les sujets plus près du tempérament arthritique et goutteux, que chez les véritables épuisés du système nerveux. Je la crois moins banale qu'on le dit communément, mais sa réalité me paraît indéniable.

La question se pose maintenant pour nous, comme pour tous ceux qui ont touché à la pathogénie de la maladie de Beard, de savoir si la dyspepsie doit être envisagée comme une cause ou comme un effet des troubles dans le fonctionnement du système nerveux. Avec Charcot, Mathieu, Gilles de la Tourette et Gilbert Ballet, j'incline à croire que si la dénutrition consécutive à une digestion mauvaise, si les produits de la stase alimentaire, les toxines et les leucomaïnes, qui bien probablement résultent des fermentations anormales, influencent fâcheusement la fonction des centres nerveux, il n'en est pas moins vrai que la faiblesse irritable de ces centres doit être le phénomène initial d'où tout découle.

Je ne vois pas de quoi pourrait dépendre l'atonie des parois musculaires et l'appauvrissement des glandes de l'estomac, sinon de la misère même de l'influx nerveux qu'ils reçoivent. Ici, comme pour les muscles de la vie de relation, c'est d'un phénomène de tonus qu'il s'agit et je ne sais rien de plus essentiellement nerveux que le tonus.

Autre argument. A régime égal, j'ai toujours vu mes neurasthéniques chroniques digérer avec peine, toutes les fois que leur cerveau était désorbité par une secousse émotionnelle, par un excès de travail ou par un excès de plaisir. Le repos, la vie régulière, quelques toniques généraux suffisent la plupart du temps à atténuer la dyspepsie.

En outre, comme Charcot l'avait fait remarquer avec un lumineux bon sens, nous voyons fréquemment des malades atteints de sténose organique du pylore avec stase considérable et permanente, ne point présenter pe troubles du système nerveux, tandis que, chez un grand nombre de neurasthéniques dont l'estomac est irréparablement dilaté, on voit les phénomènes névropathiques guérir ou s'améliorer dans de fortes proportions, sans que se modifie l'atonie de la poche gastrique.

Dans un ouvrage précédent [1], j'ai beaucoup insisté sur l'utilité de soumettre à un régime alimentaire rigoureux bon nombre de malades sujets aux crises comitiales, et

_____

(1) *Recherches cliniques sur l'Epilepsie et sur son Traitement.* Rueff, édit., 1900.

j'ai montré de quel secours l'hygiène alimentaire pouvait être dans le traitement de leur mal. Mais je n'entendais point par là prétendre que l'épilepsie n'a d'autres causes qu'une leucomaïne et qu'une toxine digestive irritant ou empoisonnant l'écorce grise du cerveau. Il m'a toujours paru que l'élément primitif, essentiel, résidait dans l'écorce, le trouble du fonctionnement stomacal agissant seulement comme cause déterminante de la fréquence des accès.

Et de même, en matière de neurasthénie, on peut dire, je crois, que c'est le cerveau qui commence, que l'estomac est simplement le premier muscle dont le tonus s'affaisse par insuffisance d'influx nerveux. Quelle que soit d'ailleurs la conception théorique que l'on se forme de la pathogénie du mal de Beard, il est certain que, pratiquement, le régime alimentaire doit tenir dans le traitement, une place de premier ordre. Il m'est bien souvent arrivé de vouloir épargner à mes malades les privations qu'il comporte; j'ai toujours dû y revenir. Il y a, en effet, tout un groupe très important de symptômes que la diète améliore à un tel point, qu'on ne saurait raisonnablement se priver de son secours. Actuellement, j'en suis venu à exiger de mes malades qu'ils collaborent à leur cure en se soumettant à la lettre, et sans dérogation aucune, au règlement de vie et à l'hygiène alimentaire que je prends soin de détailler jusqu'à la minutie. S'ils entrent pour quelques semaines dans une maison d'hydrothérapie, je demande au médecin qui la dirige, de veiller à ce que

ces mêmes prescriptions soient très régulièrement obser-
vées. Dans presque toutes les maisons de santé d'Au-
triche et d'Allemagne, il y a pour les dyspeptiques des
tables de régime, et les succès thérapeutiques, souvent
très rapides et très complets qu'on y obtient, me paraissent dus, pour une bonne part, à cette excellente mesure.

Bien entendu, ce régime varie selon la variété de
dyspepsie que révèlent l'examen clinique et l'analyse du
suc gastrique. J'entends l'analyse répétée du suc gastrique; car je crois bien que sa teneur en acide chlorhydrique varie souvent d'un moment à l'autre, et subit de
fréquentes oscillations, généralement parallèles aux
oscillations du tonus dans les tuniques musculaires de
l'arbre artériel ou les muscles à fibres striées de la vie
de relation. Tel névropathe, hyperchlorhydrique quand
il a bu du vin, un verre de liqueur, du café trop sucré,
ou quand le temps est à l'orage, devient hypopeptique
pour avoir bu de l'eau, ou lorsque la pluie est tombée.

S'il présente, d'une façon constante et stable, les signes
de l'hyperchlorhydrie vraie, il faut, bien entendu, le
mettre au traitement classique [1] trop connu pour qu'il soit
utile d'y insister ici. Tout en donnant du lait, des œufs,
de la viande, des légumes verts; tout en supprimant rigoureusement tout irritant local susceptible d'accélérer
la sécrétion de la muqueuse, je prescris, une demi-heure

(1) Voir Linossier, *le Régime des hyperchlorhydriques* in *Presse médicale*, 13 mars 1901.

avant et deux heures après le repas, le bicarbonate de soude [1] à pleine cuillerée à café, déposé sur la langue, et balayé dans l'estomac par un demi-verre d'eau de Vichy. En outre, il est bon de tempérer l'excitation nerveuse, mère de l'hypersécrétion gastrique, par le bromure, l'antipyrine bicarbonatée et la valériane.

Dans les cas, plus fréquents, où l'atonie de la muqueuse et l'hypochlorhydrie foncière s'accompagnent d'hyperchlorhydrie en feu de paille, voici l'hygiène alimentaire qui m'a donné les meilleurs résultats.

Aliments interdits. — Mie de pain et potages à la mie de pain ; sauces ; conserves alimentaires ; viandes noires ; mets épicés, gibiers ; poissons lourds ; crustacés (homard, langouste, écrevisses, crevettes) ; huîtres, coquillages ; crudités (melon, radis, salade) ; aliments acides (oseille, vinaigre, tomates) ; aliments gras (foie gras, friture, pommes de terre frites, charcuterie) ; haricots secs ; asperges, choux, choux-fleurs, choux de Bruxelles ; oignons, navets, raves ; sucreries, pâtisseries, crèmes crues, fruits crus, fromages faits, fromages à la crème.

Aliments recommandés. — Pain grillé froid ; croûte de pain rassis ou pommes de terre bouillies et salées en guise de pain ; œufs frais à la coque peu cuits, œufs brouillés, omelettes baveuses, maigre de jambon d'York

---

(1) Je sais bien qu'à l'heure actuelle il est d'usage — je n'ose pas dire de mode — de donner aux dyspeptiques hyperchlorhydriques de l'acide phosphorique à haute dose ; quelques-uns de mes malades, pour l'avoir essayé, ont vu redoubler leurs crises de pyrosis ; quelques autres affirment en avoir tiré de réels avantages. Quoi qu'il en soit la condamnation de la médication alcaline, ne me paraît pas devoir être sans appel.

et de Westphalie; poissons légers (soles et merlans) grillés et bouillis, assaisonnés d'un peu de sauce blanche; cervelles et riz de veau, viandes blanches et rouges (veau, poulet, mouton et bœuf), le maigre seulement, grillées et rôties[1], plutôt un peu cuites, en quantité modérée au repas du matin, très modérée au repas du soir, lequel doit être presque végétarien. (Avoir soin de mâcher très lentement la viande; si l'on a de mauvaises dents et si la viande est dure, il faudra la couper menu à l'aide d'un masticateur.) Comme légumes : haricots verts très tendres, artichauts à la sauce blanche, purées fines, soigneusement passées au tamis, de pommes de terre, de lentilles, de petits pois et de pois secs; purées de salades cuites (cresson, chicorée, épinards); laitues, endives et céleri au jus. Pour dessert : gâteaux secs sans amandes, compotes peu sucrées, crèmes cuites, fromages cuits. Aliments préparés avec un peu de bouillon et un peu de beurre de bonne qualité : poivrer peu et saler assez fort.

Si le malade a tendance à maigrir, on pourra, sans inconvénient, lui conseiller de ne manger son pain grillé qu'enduit de beurre de bonne qualité, saupoudré de sel gris. C'est en pareil cas que l'huile de foie de morue et les corps gras peuvent rendre quelque service. Je ne

[1] La plupart des traités d'hygiène alimentaire recommandent aux dyspeptiques les viandes braisées; cuites à l'étouffée, dans leur jus, avec quantité d'oignons, elles sont particulièrement indigestes, et je crois qu'il faut les proscrire à quiconque digère péniblement et lentement.

crois pas que la viande crue soit d'un réel secours aux neurasthéniques vrais; sa seule indication est la tuberculose. Avec M. Vigouroux et M. Gautrelet, avec Huchard, j'estime qu'il ne faut donner que peu de viande et la donner bien cuite; les neurasthéniques hypopeptiques, avec les substances azotées qu'ils ingèrent, font trop d'acide urique et pas assez d'urée; plus ils mangent de viande, plus ils fatiguent leur appareil digestif sans bénéfice vrai pour la nutrition. En outre, le fait seul de manger des viandes rouges en grande quantité fait, chez eux, un appel excessif d'acide chlorhydrique, et contribue pour une grosse part à leur donner ces faims excessives, ces défaillances, comme ils en ont souvent vers 5 heures après midi, ou vers le milieu de la nuit. Si vous leur donnez peu de viande, vous verrez se calmer très promptement ces faims nerveuses qui s'entretiennent par entraînement, et s'exaspèrent quelquefois jusqu'à l'angoisse. M. Charles Féré a décrit, chez les épileptiques, un phénomène de faim angoissante analogue à la « faim-walle » des chevaux. Certains chevaux particulièrement nerveux, s'arrêtent quelquefois subitement les quatre jambes raidies et rivées au sol, l'air effaré; il suffit de leur donner quelques poignées de foin ou d'avoine pour les voir se détendre et reprendre leur marche. De même, certains neurasthéniques — car s'il s'en faut que ce symptôme soit spécial aux comitiaux —, sont pris souvent au moment de se mettre à table, d'une angoisse très particulière évidemment liée au besoin de manger;

parfois même, les premières bouchées qu'ils prennent exagèrent encore cet état, les grisent littéralement, et leur donnent le sentiment tout à fait étrange et pénible de devenir légers, à ne plus toucher terre. Dans ces moments, leur tension artérielle est extrèmement haute ; mais tout rentre vite dans l'ordre avec la suite du repas Ce symptôme qui est évidemment un phénomène de grande excitation nerveuse, disparaît pour peu que l'on évite de stimuler trop vivement l'appétit des neurasthéniques.

Précisément parce qu'ils sont sujets aux hyperchlorhydries en feu de paille, par poussées violentes et vite taries, j'estime qu'il faut leur faire faire quatre repas par jour. Au réveil, un œuf à la coque avec un peu de pain grillé et deux doigts de café ; à midi, repas principal composé des aliments énumérés plus haut ; à quatre heures, une sandwich ou deux avec une tasse de thé léger ou une demi-tasse de café noir ; immédiatement après le repas de midi le café noir a l'inconvénient de retarder encore la digestion et de donner du pyrosis ; il arrive même, qu'au lieu de réveiller, comme on serait en droit de s'y attendre, il augmente la somnolence en augmentant la dyspepsie ; pris au goûter, il garde son action tonique, et n'a pas d'inconvénients.

Plus encore que le café, le thé fort — sans doute à cause de la tannine qu'il contient — donne du pyrosis, des renvois acides, et prédispose aux régurgitations en favorisant la sténose spasmodique du pylore.

Il convient de recommander aux malades de ne pas céder au sommeil comme ils ont envie de le faire après le déjeuner; le mieux est qu'ils s'étendent dans un fauteuil, les reins calés, l'estomac étalé, et qu'après une vingtaine de minutes de ce repos les yeux ouverts, ils fassent une promenade d'une demi-heure ou d'une heure à pas lents.

Quant au régime des boissons il doit, je pense, être d'une extrême sévérité. La suppression de l'alcool sous toutes ses formes, du vin, de toutes les boissons fermentées, m'apparaît comme indispensable à la bonne conduite du traitement. Beaucoup de médecins ont coutume de dire à leurs névropathes que l'alcool leur est nuisible, mais qu'ils peuvent, sans inconvénient, boire au repas de l'eau légèrement rougie, ou du vin blanc de Bordeaux coupé de deux ou trois fois son volume d'eau d'Evian, de Thonon ou d'Alet. Je dois dire que dans ma pratique, je ne m'en suis pas bien trouvé. Chez les hyperchlorhydriques, plus l'alcool est concentré, et plus il exagère l'hypersthénie motrice et sécrétoire de l'estomac; mais, chez les hypochlorhydriques, il semble que les breuvages obtenus par fermentation basse, et pauvres en alcool, comme l'eau rougie, la bière, le cidre, le poiré, accroissent notablement ces acidités par fermentations secondaires auxquelles ils doivent la surproduction de gaz, le ballonnement du ventre et de l'estomac. Donnez à un de ces malades quelques gouttes d'eau de mélisse ou d'alcool à 90° — ce qui d'ailleurs ne me paraît pas du tout recommandable —, et vous troublerez moins sa digestion qu'avec un verre ou deux de petite bière ou de cidre.

Et de même, le lait, excellent aux hypersthéniques, est fort mal toléré par les hypopeptiques à cause de ces fermentations butyriques et lactiques, si on commet la faute de le prendre comme boisson pour le repas.

Il est incontestable que rien ne procure d'aussi bonnes digestions que le régime sec. Les neurasthéniques hypopeptiques, pour venir en aide à leur peu d'appétit, prennent coutume de faire glisser chaque bouchée avec une gorgée ou deux de liquide. Il en résulte que leur suc gastrique, déjà trop pauvre et maintenant tout dilué, tout affadi, ne mord plus sur les aliments; pour peu qu'ils aient été insuffisamment broyés par les dents et humectés par la salive, on juge de la misère d'une pareille chimification : ce sont de véritables flaques de boue qui stagnent indéfiniment dans une poche gastrique amollie et sans réaction motrice.

Le régime sec suffit quelquefois, à lui seul, pour redonner quelque activité aux digestions, en même temps qu'un peu d'entrain à l'appétit. C'est une des bonnes trouvailles de l'hygiène moderne. Mais il a l'inconvénient grave, de ne rien faire pour l'élimination des toxines alimentaires, pour le lavage, si utile, du foie et du rein [1]. Il faut donc associer la méthode des repas

(1) J'ai eu occasion d'observer plusieurs cas de coliques hépatiques et de coliques néphrétiques, évidemment consécutives à l'abus du régime

secs à celle des abondants breuvages, ce qui se peut faire de la façon suivante.

A 8, 9, 10, 11 heures du matin; à 4, 5, 6 heures du soir, c'est-à-dire dans les moments où l'estomac est vide, un grand nombre de mes malades prennent un verre de bon lait coupé d'un tiers d'une eau alcaline ou indifférente. On y joint, avec avantage, une cuillerée d'eau de chaux médicinale. Dans ce cas, le repas du matin et le goûter doivent être supprimés; ils sont remplacés par le lait qui, même additionné d'eau, est un aliment très complet. Si l'estomac de mes malades se refuse à digérer le lait — ce qui n'arrive que rarement grâce à la méthode employée, — je leur demande de boire simplement, à intervalles réguliers, un verre aux deux tiers plein d'une eau facile à digérer. Les professions sont nombreuses où il est possible de prendre un peu d'eau ou de lait sans interrompre ses occupations.

Cette façon de faire, qui unit au régime sec le lavage continu du sang, ne favorise pas beaucoup la contraction intestinale. Presque totalement sevré d'aliments fermentés ou fermentescibles, l'intestin réagit moins encore qu'auparavant; les diarrhées noires et fétides, survenant par accès, disparaissent complètement; le

---

sec, si bien que j'en suis venu à ne jamais prescrire la suppression absolue des boissons, même aux obèses qu'il s'agit de faire maigrir. A condition de faire boire les dyspeptiques aux heures où l'estomac est vide, on peut, sans inconvénients pour leur digestion et avec grand avantage pour leur état général, leur faire absorber un litre par jour d'eau pure, de lait ou de quelque breuvage diurétique (eau lactosée, tisane de queues de cerises, etc., etc.).

volume de l'urine émise en vingt-quatre heures s'accroît considérablement, la constipation demeure plus tenace que jamais, surtout chez les malades qui prennent beaucoup de lait. Dès lors, il devient nécessaire pour toute la durée du traitement, de donner aux neurasthéniques des laxatifs quotidiens, dont on changera fréquemment la formule, pour éviter que l'intestin ne se blase, ainsi qu'il fait bien vite d'un même purgatif. Chaque soir, à l'heure de son dîner ou à l'heure de son coucher, le neurasthénique prendra cascarine ou euonymine, rhubarbe, tamar, grains de santé ou cachets laxatifs ; et le lendemain matin, après une garde-robe ainsi obtenue, il fera bien, s'il a quelques loisirs, de pratiquer un grand lavage de son gros intestin. Pour combattre leur constipation, je conseille souvent à mes névropathes des lavements à l'eau salée ; de même que l'injection sous-cutanée ou intra-veineuse provoque le relèvement de la tension artérielle par resserrement de la tunique musculaire de tout l'arbre circulatoire, de même le lavement de sérum artificiel relève la tension intra-intestinale, favorise l'expulsion des matières fécales, et redonne quelque tonicité à la tunique musculaire du côlon. S'il s'absorbe un peu d'eau salée, c'est tout bénéfice pour le malade, son état général ne pouvant qu'y gagner.

Si maintenant nous faisons le bilan des bénéfices obtenus par un régime alimentaire comme celui que nous venons de dire, nous constaterons qu'à lui seul il suffit à supprimer tout un cortège de symptômes qui comptent au nombre des plus pénibles et des plus importants du mal neurasthénique.

. A un régime bien compris et retouché comme il convient après quelques tâtonnements inévitables, on ne voit guère résister la dyspnée mécanique ou la dyspnée toxialimentaire, la congestion de la face, la somnolence d'après le repas, l'extrême baisse de la tension artérielle qui le précède, l'extrême hausse qui le suit[1]. Sous l'influence de la seule hygiène alimentaire, j'ai vu cent fois s'atténuer ou disparaître non seulement les malaises gastriques proprement dits, mais le vertige neurasthénique, les douleurs névralgiformes, les douleurs vésicales, un très grand nombre d'insomnies ; sans compter que, chez beaucoup d'hyperchlorhydriques, la suppression de tous les irritants de la muqueuse et de tous les excitants du système nerveux central, suffit à amener une détente générale, où leurs souffrances digestives comme leur irritation mentale trouvent un grand apaisement. Il n'est pas rare de voir les neurasthéniques excités, ceux-là surtout qui sont plutôt arthritiques, goutteux et artério-scléreux que proprement déprimés, n'avoir pour ainsi dire point besoin du traitement qui s'adresse surtout au système nerveux, et trouver dans le seul régime, au lieu de l'état d'esprit sombre, inquiet

(1) Voir page 43 le graphique n° 9.

et farouche, hargneux et colère où ils vivaient, une légèreté détendue, un bien-être allègre, et, pour tout dire,
une *euphorie* qui les réconcilie avec la vie.

Mais il est juste de dire aussi que, chez les vrais
déprimés à l'estomac atone et hypochlorhydrique, le
meilleur régime du monde qui leur donne la paix digestive, ne leur redonne point la joie ; il supprime chez eux
tous phénomènes d'excitation, de fausse congestion,
d'énervement, mais il les laisse dans un état d'indifférence et de torpeur, de mollesse vitale et de fade mélancolie, qui nécessitent, comme seconde partie du traitement, l'intervention de la médication tonique.

CHAPITRE VI

LES TROUBLES DE L'EXCRÉTION URINAIRE ET DE LA NUTRITION

Sommaire. — Difficulté de ce genre de recherches. — Opinions diverses, parfois contradictoires. — M. Albert Robin; M. Gautrelet; MM. Joulie et Cautru. — Mes observations personnelles : résumé de leurs principales données. — Essai d'interprétation. — Les troubles de la nutrition sont encore sous la dépendance du système nerveux central. — Conclusions thérapeutiques.

Depuis tantôt dix ans que je m'efforce de surprendre la nature intime du syndrome de Beard, j'ai toujours pensé que l'analyse des urines devait me procurer des indications importantes. J'en ai fait faire un très grand nombre, aussi détaillées, aussi précises que possible, et je n'ai cessé d'en interroger les données, pour leur demander de me fournir quelque trait caractéristique, quelque signe vraiment topique de l'épuisement du système nerveux.

Ce sont ces observations personnelles que je réunis dans ce chapitre. Non point que je les considère comme tout à fait neuves et décisives; je les tiens pour une contribution toute modeste et partielle à l'étude de la question, qui est complexe et difficile. Pour imparfaites que soient les notions que l'on trouvera ci-après, elles ne seront pourtant pas sans nous renseigner quelque peu sur l'état de la nutrition chez les neurasthéniques.

Rappelons tout d'abord ce que M. Albert Robin disait récemment à la Société de Thérapeutique [1] : « Beaucoup de neurasthéniques sont des phosphaturiques, et guérissent de leur neurasthénie quand on a remédié à l'élimination exagérée des phosphates ; un certain nombre d'autres ont de l'albuminurie fonctionnelle ; ici encore une thérapeutique active suppose avant tout un diagnostic exact et détaillé. Dans d'autres cas, j'ai constaté que la neurasthénie peut dépendre uniquement d'une phosphorurie que seule pourra déceler une analyse complète des formes diverses sous lesquelles le phosphore s'élimine par les urines. Voici ce que l'on constate dans ces cas : en m'attaquant à ce trouble de la nutrition, j'ai vu, chez plusieurs malades, disparaître rapidement des symptômes neurasthéniques très marqués, contre lesquels les médications les plus rationnelles en apparence étaient restées impuissantes. Enfin, chez un petit nombre de neurasthéniques que j'ai examinés, je n'ai trouvé aucun trouble morbide qui me permît d'amorcer ma thérapeutique : je les ai considérés comme atteints de neurasthénie primitive, sans me dissimuler que cette opinion pouvait tenir simplement à un examen

____

[1] Séance du 1er août 1900.

insuffisant. C'est chez ces malades qu'on doit mettre en
œuvre toutes les ressources de la médication psychique
et de l'hygiène (vie en plein air, distractions, voyages,
isolement, etc.).

« En réalité, voici ce qui se passe si on examine
attentivement ces malades. Sur 100 neurasthéniques,
25 p. 100 relèvent du traitement gastrique. Chez presque
tous les autres, on rencontre des troubles de la nutrition et des échanges anormaux : 15 p. 100 sont atteints
de phosphaturie ; 10 p. 100 sont atteints de phosphaturie albuminurique. Chez 10 p. 100 des cas, le phosphore est incomplètement oxydé et il y a phosphorurie.
Un certain nombre présente de la déminéralisation
organique avec un coefficient de déminéralisation qui
monte de 30 p. 100, coefficient normal, jusqu'à 50 et
60 p. 100.

« Si nous additionnons tous ces cas dont nous venons
de parler, nous arrivons à un taux de 65 p. 100 de neurasthéniques qui peuvent bénéficier d'un traitement
approprié, en un mot qui sont justiciables d'un traitement étiologique et pathogénique. »

Peut-être n'est-il pas impossible de concilier cette
doctrine et le traitement rationnel qui en découle avec
la théorie pathogénique et le traitement que j'ai cru
devoir adopter. Mais c'est là un point sur lequel il vaudra mieux revenir tout à l'heure. Je tiens, auparavant,
à rappeler les publications faites, à différentes dates,
sur le même sujet, par M. Vigouroux et M. Gautrelet,

qui nous ont donné de la neurasthénie et de l'arthritisme une conception très généralement adoptée jusqu'à
ces derniers temps.

J'ai prié M. Gautrelet de vouloir bien préciser sa
doctrine en quelques lignes, résumant avec netteté ce
qui en fait l'essentiel, et je cite textuellement la note qu'il
me communique.

« Lorsque, au moyen de la méthode de Drouin
(hémoacidimétrie, hémoalcalinimétrie), on étudie dans
le sérum du sang des neurasthéniques le rapport global
existant entre les acides et les bases, on est frappé de
ce fait qu'il y a toujours disproportion entre ces deux
groupes chimiques, et disproportion dans le sens de
l'élévation du premier relativement au second. Les neurasthéniques sont donc biologiquement parlant, des
malades présentant tous une diminution de la basicité
humorale, ou plus exactement une surélévation de l'acidité plasmatique.

« Et ainsi semblent s'expliquer — en admettant une
irritation permanente chimique des filets nerveux par
un plasma hyperacide — les réflexes exagérés que
présentent lesdits neurasthéniques, réflexes exagérés
qui caractérisent précisément la maladie connue sous
le nom de neurasthénie.

« Or, l'urine n'étant en somme autre chose qu'un liquide
excrémentitiel, représentant à la fois les déchets de l'assimilation et les produits de la désassimilation organiques, liquide formé des éléments cristalloïdes (inu-

tiles ou toxiques) du sang, l'étude analytique des urines des mêmes neurasthéniques conduit naturellement à des résultats chimiques parallèles à ceux de l'hémoacidimétrie. On y constate toujours chez les neurasthéniques une exagération de l'acidité organique se traduisant généralement par la présence d'acides libres de la série grasse : l'acide lactique en particulier.

« Mais l'urologie des neurasthéniques fournit cependant des résultats séméiologiques plus complets que leur hémoacidimétrie. En effet, à côté de l'augmentation constante de l'acidité on y trouve encore :

« 1° Constante, aussi une augmentation de l'indican et du skatol — les deux glucosides normaux des phénols produits dans toutes les fermentations intestinales. ,

« 2° Non constante, mais fréquente, une exagération du « rapport » urobiline relativement au « rapport » éléments fixes, pour les normales individuelles des malades observés.

« On s'explique ainsi :

« 1° Comment à côté de la déviation de la nutrition générale caractérisée par l'hyperacidité humorale — créant avons-nous dit une irritation spéciale du système nerveux — se présentent d'autres troubles nerveux qui ne sont en somme que les manifestations de phénomènes d'auto-intoxication par l'indican et le skatol en excès dans le torrent circulatoire ;

« 2° Comment une simple alcalinisation de ces malades

puisse améliorer leurs manifestations nerveuses, sans toutefois arriver à les faire disparaître.

« C'est que, en effet, cet indican et ce skatol en excès étant dus : soit à des fermentations gastro-intestinales liées à de l'hypochlorhydrie gastrique dépendant de l'hyperacidité générale ; soit à une asepsie intestinale inférieure à la normale par diminution de la sécrétion biliaire, il s'ensuit que : l'urologie permettant de doser l'indican et le skatol éliminés, c'est-à-dire l'indican et le skatol en surcharge dans le torrent circulatoire ; l'urologie permettant de doser le chlore éliminé, c'est-à-dire celui non employé dans la sécrétion gastrique ; l'urologie conduisant à la connaissance de l'urobiline éliminée, c'est-à-dire au rapport de la fonction hépatique avec la normale — on peut par son intermédiaire, non seulement au point de vue pathogénique rattacher la neurasthénie à la grande classe des maladies par diminution des échanges organiques, mais encore spécifier le point de départ gastrique ou hépatique des différentes formes de neurasthénie, par conséquent être conduit à une thérapeutique rationnelle de ces deux formes différentes.

« L'urologie des neurasthéniques fournit enfin par l'étude du rapport du volume au rapport des éléments fixes, un renseignement précieux sur l'état des parois du torrent circulatoire, en indiquant nettement s'il y a hypertension ou hypotension artérielles : conditions opposées mais à résultantes équivalentes au point de vue de l'insomnie dont ces malades sont la plupart du temps affligés.

« En résumé, au point de vue urologique :

« 1° Tous les neurasthéniques présentent une hyperacidité marquée et un excès d'indican et de skatol ;

« 2° Les neurasthéniques gastriques offrent simultanément une exagération notable de l'excrétion chlorurique ;

« 3° Les neurasthéniques hépatiques offrent en plus une exagération sensible de l'excrétion urobilinique ;

« 4° Les neurasthéniques souffrent d'insomnie par hypertension artérielle toutes les fois que le rapport volume est supérieur au rapport éléments fixes.

« 5° Les neurasthéniques souffrent d'insomnie par hypotension artérielle, toutes les fois que le rapport volume est inférieur au rapport éléments fixes.

« Ci-dessous deux exemples d'urologie de neurasthénique, le premier étant celui d'un neurasthénique gastrique avec hypertension artérielle, le second correspondant à celui d'un neurasthénique hépatique avec hypotension artérielle.

PREMIER TYPE

Mme R...

Age.	40 ans.	
Taille.	1m,64	
Carrure.	0m,38	Coefficient biologique.
Poids.	53k,500	64.
Régime.	mixte.	

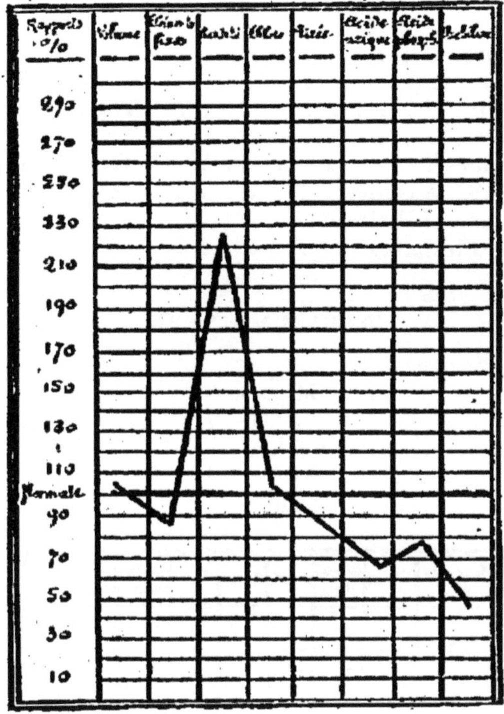

Docimasie normale.

ÉLÉMENTS CONSTATÉS	DOSAGES par litre.	DOSAGES par 24 heures.	NOR- MALES	POUR- CENTAGE
Volume	—	1550 cc.	1536 cc.	101
Éléments fixes	31gr,98	51gr,22	61gr,60	85
Acidité (en Ph O³). . . .	2,76	4,28	1,92	222
Chlore.	4,21	6,52	6,40	102
Urée.	14,00	23,00	28,80	80
Acide urique	0,28	0,43	0,64	67
Acide phosphorique. . .	1,52	2,36	3,20	74
Urobiline.	0,34	0,53	0,64	53
Uroérythrine	0,22	0,34	0,43	79

Docimasie anormale.

Glucose.   0
Sérine . . . .   Traces faibles.
Indican. . . . .   Traces nettes.
Skatol . . . .   Traces nettes.
Peptones . . . .   Traces nettes.
Oxalate de chaux . . . .   Traces nettes.
Pigments biliaires.   0
Acides biliaires   0

DEUXIÈME TYPE

M. D...

Age. . . . . 38 ans.
Taille. . . . . 1^m,70
Carrure. . . . . 0^m,45   Coefficient biologique.
Poids. . . . . 84 ^k   78
Régime. . . . . azoté.

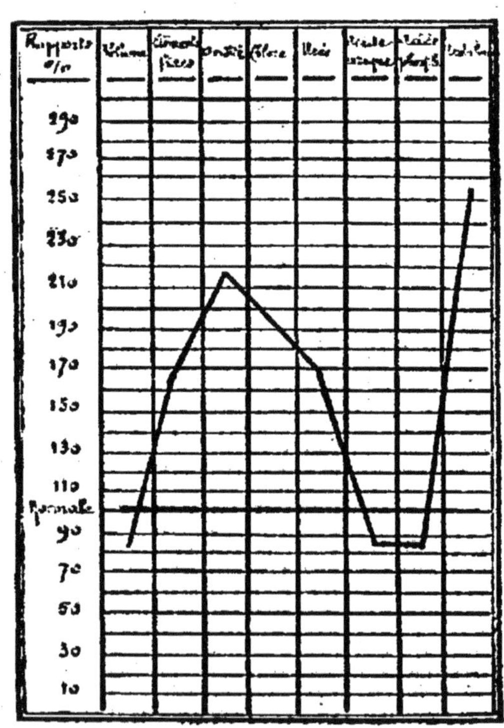

Docimasie normale.

ÉLÉMENTS CONSTATÉS	DOSAGES par litre.	DOSAGES par 24 heures.	NOR-MALES	POUR-CENTAGE
Volume	—	1550 cc.	1872 cc.	83
Éléments fixes	81gr,19	125gr,84	78gr,00	163
Acidité (en Ph O⁵) . . .	3,21	4,97	2,34	212
Chlore.	9,22	14,29	7,80	183
Urée.	38,12	59,08	35.10	168
Acide urique	0,42	0,65	0.78	83
Acide phosphorique. . .	2,05	3,17	3,90	81
Urobiline	1,28	1,98	0,78	254
Uroérythrine.	0,80	1,24	0,52	238

Docimasie anormale:

Indican	Abondant.
Skatol	0
Glucose.	0
Sérine	0
Peptones	Traces nettes.
Oxalate de chaux	0
Pigments biliaires.	0
Acides biliaires	0

Il est intéressant d'opposer cette conception de l'urologie neurasthénique basée en très grande partie sur l'hyperacidité du sang et de l'urine, à la façon de voir de M. le Dʳ Cautru qui tient l'alcalinité du sang et de l'urine pour beaucoup plus fréquentes qu'on ne croit.

Voici à ce sujet la note qu'il a bien voulu me communiquer :

« On a pensé jusqu'alors assez généralement que les urines des neurasthéniques, surtout lorsqu'ils sont arthritiques, étaient hyperacides. Je pense, au contraire, que si, au lieu de prendre les urines des vingt-quatre heures influencées par les fermentations digestives, on n'examine que l'urine à jeun, celle qui représente le plus exactement la composition du sérum sanguin, et qu'on les examine le plus près possible de l'émission, on les trouvera plus ou moins hypoacides, quelquefois alcalines. J'estime à 1 sur 10 à peine, le nombre des hyperacides, les seuls justiciables de la médication alcaline.

« Cette hypoacidité des neurasthéniques peut être :

1° *D'origine nerveuse.* — J'ai démontré à la Société de Thérapeutique (9 mai 1900) que les émotions pénibles, les chagrins, etc., les idées tristes, le surmenage nerveux quel qu'il soit, faisaient baisser l'acidité urinaire ;

2° *D'origine digestive.* — Un grand nombre de neurasthéniques sont hyperchlorhydriques. Or, l'urine des hyperchlorhydriques est toujours hypoacide par le mécanisme suivant. Les chlorures sont décomposés en acide chlorhydrique et en soude. L'acide étant formé d'une façon exagérée et restant dans l'estomac, l'excès de soude résultant de cette décomposition des chlorures de sodium, passe dans le sang et alcalinise ainsi les urines;

3° *D'origine hépatique,* soit par torpeur du foie (foie torpide, atone comme les autres organes), soit par irritation du foie par les fermentations digestives. Dans les deux cas le foie manque à une de ses fonctions, la transformation en urée du carbonate d'ammoniaque provenant de la désassimilation des cellules. Le carbonate d'ammoniaque traversant le foie passe dans le sang et les urines, qui sont ainsi hypoacides.

« L'acidité sanguine est due en partie au phosphate acide de soude. Cette acidité maintient solubles les phosphates de chaux et de magnésie. Le neurasthénique brûlant beaucoup d'acide phosphorique, le sang n'en contient plus assez, les phosphates deviennent neutres et s'éliminent. C'est la phosphaturie des neurasthéniques qui aboutit, tôt ou tard, à la déphosphatisation et à la cachexie. L'albuminurie de certains neurasthéniques a probablement pour cause l'inflammation des reins par la présence ou le passage à leur niveau des phosphates insolubles. Tant que les reins ne sont pas lésés, cette albuminurie guérit par le relèvement de l'acidité sanguine. »

Tels sont les faits observés par M. le Dr Cautru. Je les donne sans y ajouter de commentaires et sans tenter d'en faire la critique, pour ce motif que je n'ai eu que bien rarement occasion de rechercher l'alcalinité ou l'acidité de l'urine au moment même de l'émission matinale. Dans la plupart de mes observations, l'analyse ne se faisait que beaucoup plus tardivement; en règle générale, l'urine était hyperacide, surtout chez les neurasthéniques hypochlorhydriques que je tiens pour les plus nombreux.

Mais ce sont là des faits qui appellent, je crois, de plus longues recherches. Sur ce point, comme sur beaucoup d'autres de la chimie biologique, il me paraît prudent de surseoir quelque temps encore, et de ne pas donner de conclusions trop hâtives.

C'est ce sentiment de réserve, je dirai presque de timidité scientifique, que m'a procuré l'étude comparative des analyses d'urines qui s'accumulent dans mes cartons depuis sept ou huit ans.

J'ai dû d'abord en éliminer un grand nombre : les unes, parce qu'elles se rapportaient à des cas de neurasthénie incertains ou compliqués de quelque maladie concomitante, les autres, parce que l'analyse était muette sur certains points que je tiens aujourd'hui pour essentiels.

Tout compte fait, il me reste une soixantaine de bonnes analyses, faites pour la plupart dans le laboratoire de MM. Hérisson et Masselin dont la compétence technique est hors de doute. M. Hérisson ne s'est pas contenté de faire ces analyses : il m'a aidé à les interpréter, et de toutes façons sa collaboration m'a été précieuse.

Nos analyses portent principalement sur les points suivants : quantité en vingt-quatre heures; densité; acidité; acide urique ; urée; phosphates ; chlorures ; albumine; pigments biliaires ; urobiline ; indican ; coefficients d'oxydations ou d'utilisation azotée de Robin; coefficients de déminéralisation ; recherches de l'azoturie et de la phosphaturie absolues ou relatives.

De la phosphorurie je n'ose véritablement rien dire, tant il a paru difficile à mon collaborateur d'évaluer, en se tenant à l'abri des causes d'erreurs possibles si nombreuses, le rapport du phosphore oxydé au phosphore insuffisamment oxydé. Je sais simplement que M. Albert Robin est maintenant en possession d'une méthode qui lui donne beaucoup de précision dans ces recherches difficiles et je m'incline, sans la moindre discussion devant son opinion sur ce point particulier. On sait qu'il évalue à 10 p. 100 environ les cas de neurasthénie attribuables à l'excès d'élimination du phosphore.

Pour ce qui est du reste voici quelles moyennes nous avons obtenues :

La *quantité* d'urines émise en vingt-quatre heures a été normale dans la proportion de 20 p. 100, augmentée dans la proportion de 14, et diminuée dans la proportion de 66 p. 100.

Densité : augmentée 59 fois, diminuée 11 fois, normale 30 fois.

Acidité : normale 29 fois, diminuée 12 fois, augmentée 59 fois.

Acide urique : en excès 61 fois, normal 14 fois, diminué 25 fois.

L'urée a été augmentée 35 fois, diminuée 57 fois, normale 8 fois.

Phosphates en excès 26 fois, en diminution 43 fois, normaux 31 fois.

On sait que, chez l'homme normal, la proportion des phosphates alcalins, c'est-à-dire des phosphates de soude et de potasse, est aux phosphates terreux (phosphates de chaux et de magnésie) comme 3 est à 1. Chez nos malades nous avons souvent observé l'inversion de cette formule. Nous ne l'avons trouvée normale que 19 fois sur 100 alors qu'il y avait 81 fois sur 100 excès des phosphates terreux par rapport aux phosphates alcalins.

73 fois sur 100 nous avons trouvé de l'*indican* ou du *skatol*, et bien plus rarement, 6 à 7 fois seulement, des *sulfo-conjugués*.

Les *chlorures* sont augmentés 56 fois sur 100 ; normaux 18 fois, diminués 26 fois.

12 fois sur 100 il y avait des *pigments biliaires* et 10 fois de l'*urobiline*.

J'ai relevé 28 fois des traces, presque toujours non dosables, d'*albumine*.

Il s'est trouvé que le *coefficient des oxydations* a été :

normal, 18 fois.

exagéré, 27 fois.

au-dessous de la moyenne, 55 fois.

Coefficient de la déminéralisation :

normal, 19 fois.

exagéré, 21 fois.

diminué, 60 fois.

Quant au rapport *acide phosphorique sur azote total*

il m'a donné : 19 fois de la phosphaturie relative, 49 fois de l'azoturie relative, et 32 fois, la normale.

Ici, comme partout, il nous faut faire le départ entre les neurasthéniques à hypotension artérielle, simplement déprimés, et les intoxiqués à hypertension. Chez les déprimés simples, le volume en 24 heures est moindre, l'urée plus basse, le coefficient des oxydations plus faible. Chez les hypertendus, alcooliques, goutteux, artério-scléreux, le liquide est plus abondant, on trouve fréquemment des traces d'albumine et l'acide urique prédomine largement. Chez les uns comme chez les autres, il est habituel de constater l'excès urique par rapport à l'urée, et l'excès de phosphates terreux par rapport aux phosphates alcalins.

Telles sont les moyennes que me fournissent mes observations. Elles sont en désaccord sur plus d'un point avec celles de quelques autres observateurs, certainement plus rompus que moi à ce genre de recherches. C'est ainsi, par exemple, que la phosphaturie et la déminéralisation excessives me sont apparues beaucoup plus rarement et beaucoup moins nettement qu'à M. Albert Robin. Peut-être pourra-t-on me reprocher justement cette statistique sur un nombre insuffisant d'analyses d'urines (60 seulement). Je tombe volontiers d'accord qu'on ne saurait assez multiplier les recherches avant d'apporter en pareille matière des conclusions fermes. Evidemment la formule urologique de la neurasthénie est encore à trouver. J'ai déjà dit que cette petite étude ne me semblait devoir y contribuer que pour une part fort modeste ; elle n'a guère qu'un mérite, c'est que le diagnostic neurasthénie a toujours été fait avec beaucoup de soin, après plusieurs jours d'observation minutieuse, tous les cas douteux ou complexes étant éliminés.

Si maintenant nous nous attachons à comprendre la signification de chacun des petits symptômes que nous venons d'énumérer, nous aboutissons cependant à un certain nombre de notions qui ne sont pas tout à fait sans enseignement pratique.

Si la quantité d'urine émise en vingt-quatre heures est ordinairement très au-dessous de la moyenne, c'est, vraisemblablement, que la tension dans l'artère rénale et le système vasculaire tout entier est, elle-même, inférieure à ce qu'elle doit être ; il est en effet fréquent de constater, au sphygmomanomètre, une diminution sensible de la pression sanguine chez les épuisés du système nerveux. La densité de leur urine est un autre effet de la même cause.

L'excès habituel d'acide urique par rapport à l'urée semble nous indiquer, chez les malades qui nous occupent, une insuffisance de la combustion ; après cela rien de moins étonnant que de trouver habituellement abaissé le coefficient d'utilisation azotée de Robin.

L'urine des neurasthéniques est généralement trop riche en chlorures. Il y a quelque vraisemblance à dire que cette hyperchlorurie est le fait ordinaire des dyspeptiques hypochlorhydriques, que je crois être les plus nombreux; il semble, d'après les observations de M. Joulie et de M. Cautru, que les hyperchlorhydriques aient, au contraire, des urines pauvres en chlorure de sodium.

73 fois sur 100, les névropathes ont dans l'urine de l'indican ou du skatol; chacun sait que cela signifie la pénétration dans le sang des résidus en voie de putréfaction de la digestion intestinale.

Je n'ai vu qu'assez rarement la phosphaturie vraie chez mes neurasthéniques et je ne saurais, jusqu'à plus ample informé, la tenir pour un symptôme habituel. 19 fois sur 100 j'ai relevé de la phosphaturie relative (rapport acide phosphorique sur azote total); 15 fois sur 19 cette phosphaturie n'était que peu marquée; 4 fois seulement elle avait une grosse importance numérique.

En revanche, j'ai rencontré presque constamment (81 fois sur 100) cet excès de phosphates terreux par rapport aux phosphates alcalins, qu'Yvon et Berlioz ont, je crois bien, signalé les premiers, et auquel M. Hérisson attache une importance quasi pathognomonique. Sans aller tout à fait aussi loin, il me faut bien admettre que c'est là l'une des caractéristiques les moins inconstantes de la formule urologique de la neurasthénie.

La présence de traces non dosables d'albumine dans l'urine des épuisés du système nerveux n'est point exceptionnelle. Je l'ai rencontrée pour ma part 28 fois sur 100. Sans doute il ne s'agit souvent que de cette albuminurie transitoire, dite fonctionnelle, dont M. Albert

Robin nous a donné une si juste description. Mais il ne faut point oublier que, très souvent, on voit la dépression du système nerveux et la tendance à la mélancolie, n'être rien d'autre que l'un des signes avant-coureurs d'une artério-sclérose, d'une cardio-sclérose, d'une sclérose rénale. On prend souvent pour de simples névropathes des malades atteints du chloro-brightisme de M. Dieulafoy, ou, de l'une de ces intoxications alimentaires si heureusement révélées par M. Huchard. Ce sont là des faits qu'il importe de ne pas oublier sous peine d'instituer un traitement inefficace.

L'urobiline, relevée 10 fois sur 100 dénote, à ce qu'il semble, l'épuisement fonctionnel de la cellule hépatique.

Parmi les divers coefficients que M. Albert Robin nous a appris à rechercher, c'est à celui qu'il nomme « coefficient d'utilisation azotée » qu'il faut attacher, je crois bien, la plus grande importance. La normale étant, comme on sait, de 0,850 à 0,900, un très grand nombre de mes neurasthéniques se sont trouvés notablement au-dessous de cette moyenne. Voilà longtemps, d'ailleurs, qu'on soupçonne le syndrome de Beard d'être une maladie par ralentissement de la nutrition.

Je ne suis pas sans inquiétude pour ce qui est de la précision de mes chiffres relatifs au coefficient de déminéralisation. Des deux éléments du rapport, éléments minéraux sur éléments dissous, le premier seul se calcule avec beaucoup d'exactitude; mais, à vrai dire, nous ne savons jamais avec rigueur quelle est la quantité des éléments dissous, une notable partie de l'urée s'évaporant et se décomposant, si discrète et si lente que soit la dessiccation. C'est pour ce motif que j'hésite à tenir grand compte de ce coefficient de déminéralisation, à moins qu'il ne dépasse de beaucoup le chiffre normal (0,30).

Nous avons vu que l'azoturie relative n'est pas très rare chez les neurasthéniques, il n'est pas exceptionnel de constater chez eux une élimination d'urée sensiblement supérieure à la moyenne. Je dois dire que ce phénomène, en contradiction apparente avec la conception de la neurasthénie en tant que ralentissement de la nutrition, n'est bien souvent que le résultat de la suralimentation thérapeutique, ou du traitement tonique médicamenteux, dont les malades sont naturellement portés à faire abus. Quand on supprime à un névropathe les stimulants dont il use et qui tendent à déformer le caractère de son mal, l'analyse révèle très ordinairement une baisse du taux de l'urée.

Ainsi donc d'après mes observations personnelles, les principales caractéristiques de la formule urologique des épuisés du système nerveux, peuvent se résumer aux quelques points suivants :

Diminution de la quantité émise en 24 heures, d'où augmentation de la densité [1] ;

_____

(1) Depuis les recherches de MM. Cautru et Joulie, je n'ose plus me prononcer sur la question d'acidité. L'urine des neurasthéniques est

Excès urique par rapport à l'urée ;

Excès de phosphates terreux par rapport aux phosphates alcalins ;

Excès de chlorures ;

Abaissement du coefficient des oxydations.

Pour tout le reste, je n'ose pas me prononcer encore. C'en est assez, d'ailleurs, pour conclure que la neurasthénie s'accompagne de troubles importants de la nutrition. J'accorde même si l'on veut que c'est une véritable maladie de la nutrition. Reste à savoir quel est, dans l'organisme humain, le régulateur des combustions organiques. C'est maintenant la question qu'il importe de nous poser pour peu que nous ayons la curiosité de connaître la nature intime de la bradytrophie neurasthénique.

Ce régulateur — on n'en peut plus douter à l'heure actuelle, — c'est le système nerveux central. De nombreuses recherches l'ont démontré et le démontrent chaque jour un peu mieux. M. Marinesco, au cours de ses magistrales études sur les cellules ganglionnaires de la substance grise, distingue dans le protoplasma deux régions, l'une, le kinétoplasma présidant à la contraction musculaire, l'autre la trophoplasma gouvernant la nutrition. M. Charrin, dans une expérience présente à toutes les mémoires, a fait voir que, si l'on énerve la

presque toujours hyperacide si l'on envisage la totalité de l'émission en 24 heures ; l'urine du sujet à jeun serait au contraire hypoacide ou alcaline. J'avoue ne pas savoir encore quelle est celle des deux méthodes qui renseigne le mieux sur l'état vrai du milieu intérieur.

patte d'un animal auquel on injecte ensuite des toxines, de façon à ce qu'elles envahissent l'organisme tout entier, c'est seulement dans le membre isolé des centres nerveux que l'infection se localise.

Plus récemment, M. Hénocque (*Congrès international de Médecine* de 1900) a démontré que, dans un membre énervé comme précédemment, l'activité de réduction de l'oxyhémoglobine au sein des tissus vivants diminue environ de un tiers ; or, la réduction du sang rouge en sang noir, c'est le phénomène de nutrition par excellence ; l'expérience de M. Hénocque est donc fort importante au point de vue qui nous occupe.

Au cours de mes observations sur l'urine des neurasthéniques, j'ai relevé un certain nombre de faits qui ne me paraissent pas moins démonstratifs. Celui-ci par exemple :

Maurice X..., âgé de trente-cinq ans, neurasthénique déprimé, émet, en février 1894, 0 gr. 75 d'acide urique et 21 grammes d'urée en vingt-quatre heures. Il se soumet lui-même, sans tenir compte des conseils de son médecin, à des injections relativement considérables (10 cc. par jour) de sérum artificiel extrêmement concentré. Sous l'influence de cette médication le malade est pris d'une véritable boulimie et d'une soif intense ; en même temps il maigrit de 8 à 1200 grammes par semaine. Inquiet de ce véritable diabète insipide, je fais pratiquer, le 16 mars, une analyse qui me donna 56 grammes d'urée. C'est alors que le malade m'avoue à quelles stimulations excessives il avait soumis son système nerveux; sa femme venue en même temps que lui à ma consultation, ajoute que son appétit a pris des proportions effrayantes. J'ordonne la suppression immédiate des injections salines : elle a pour conséquence le retour progressif de l'appétit à la normale, tandis que le malade cesse de maigrir et que le taux de son urée tombe à 23 ou 24 grammes en vingt-quatre heures. Un peu plus tard, les injections hypodermiques furent reprises à une dose beaucoup moindre d'une solution trois fois moins concentrée. Le taux de l'urée s'éleva aux environs de 30 grammes.

Cette accélération de la nutrition, avec azoturie plus ou moins marquée, je l'ai constamment retrouvée toutes les fois que je soumettais mes déprimés bradytrophiques à des stimulations un peu vives ou un peu prolongées de l'une ou l'autre de leurs périphéries sensitives. Les frictions sèches, les douches froides, les étincelles de la machine statique, les courants sinusoïdaux, les bains fortement salés, les inhalations de formol, les bains de lumière, le massage, agissent tous dans le même sens sur un sujet faible et irritable.

Les variations de la nutrition sont donc sous l'influence manifeste, immédiate, des variations de ce qu'on nomme l'influx nerveux. Tout en étant une maladie de la nutrition, et précisément parce qu'elle est une maladie de la nutrition, la neurasthénie est tout d'abord une maladie du système nerveux central [1]. C'est ainsi que s'acordent, en fin de compte, la conception de M. Albert Robin et la mienne.

Il estime, nous l'avons vu, que 65 p. 100 des neurasthéniques étant atteints de troubles de la nutrition révélés par l'analyse d'urine, sont justiciables d'un traitement étiologique et pathogénique ; aux autres, disait-il, le traitement des neurologistes pourra rendre service.

Les neurologistes ne veulent pas demeurer sous le coup de cette accusation d'instituer un traitement dénué de bases étiologique et pathogénique, et je crois bien m'en être complètement lavé en démontrant que ce n'est point aller à l'extrême fond de la pathogénie du mal neurasthénique, que de lui assigner pour cause une perturbation des échanges nutritifs. Ces échanges étant, eux-mêmes, tenus en bride par le système nerveux central, c'est bien, jusqu'au cerveau qu'il faut remonter pour se faire une juste idée de la nature intime du syndrome de Beard, en vue d'en déduire une thérapeutique vraiment rationnelle.

Si maintenant nous cherchons à tirer quelques enseignements pratiques de la formule urologique, encore bien incomplète, que nous venons de dégager, nous arrivons aux conclusions que voici :

[1] Et dès lors, on conçoit que l'on puisse trouver, d'un jour à l'autre — d'une heure à l'autre, pourrait-on dire — de très grosses modifications dans l'analyse des urines. Cette instabilité de l'urologie chez les neurasthéniques, sur laquelle M. Linossier a très justement insisté, est encore une des caractéristiques de l'état de la nutrition chez les neurasthéniques.

Il est tout d'abord indiqué de remédier à l'insuffisance de liquide et à l'excès de densité ; aussi ne suis-je point partisan du régime sec proprement dit. S'il rend de grands services au point de vue du traitement de la dyspepsie, il ne permet point le lavage du rein et du foie, que je tiens pour indispensable. J'ai vu plus d'un malade atteint de lithiase rénale ou intestinale, pour avoir supprimé trop radicalement les boissons. J'ai pris coutume de faire faire à mes malades deux grands repas sans boire, et, par contre, de les abreuver largement aux heures où l'estomac est vide ; à 9 heures, à 10 heures et à 11 heures du matin ; à 4 heures, à 5 heures et 6 heures de l'après-midi, ils absorbent soit un verre d'eau facile à digérer (Evian, Thonon ou Alet), soit un verre de lait coupé d'un tiers d'eau de Vals ou d'eau de Vichy (sources froides). Le lait, lorsqu'on arrive à le faire bien tolérer, a encore cet avantage de diminuer la quantité des chlorures, de rétablir la proportion normale entre les phosphates alcalins et terreux, de diminuer l'acide urique en excès, de faire disparaître l'indican ou les similaires. Souvent même, je fais à mes malades un véritable lavage de leur sang, en les soumettant, deux ou trois jours par mois, au régime lacté intégral, avec laxatifs pour combattre la constipation lactée. Presque tous en retirent un bénéfice manifeste.

L'analyse de l'urine des neurasthéniques nous apprend encore que leur nutrition est retardante et leur coefficient d'utilisation azotée au-dessous de la normale. Il importe donc d'accélérer leurs échanges nutritifs, de faire leurs combustions organiques plus actives et plus complètes; il faut leur donner plus d'urée, et moins d'acide urique.

Pour remplir cette indication, rien ne m'a réussi plus fidèlement que les injections salines à doses modérées, et les bains statiques de courte durée. J'aurai, d'ailleurs, occasion de revenir sur leurs effets et leur mode d'action.

CHAPITRE VII

L'ASTHÉNIE GÉNITALE

Fidèle au plan général de ce volume, je ne donnerai point ici de description didactique des troubles de l'appareil génital chez les neurasthéniques de l'un et l'autre sexe. Le lecteur, soucieux de s'instruire à ce point de vue, devra lire les ouvrages de Beard, de Glatz, de Montéüis, de Krafft-Ebing, de Ultzmann, d'Oppenheim, etc., etc. Je me contenterai d'envisager ici cette question de l'asthénie génitale dans ses rapports avec la fatigue générale de l'organisme, dont elle ne me paraît être, le plus souvent, qu'une manifestation locale.

A. — *Asthénie génitale chez l'homme.*

Quand il ne s'agit pas de frigidité absolue, l'impuissance des neurasthéniques revêt un ensemble de caractères assez significatifs.

Chez ceux qui, jeunes, ont abusé du plaisir solitaire, il arrive que l'érection, à peu près complète tant qu'ils demeurent dans le décubitus dorsal, perd de sa plénitude à la première approche de la femme, si bien que la possession normale n'est jamais possible.

Dans la plupart des cas de neurasthénie franche, acquise, l'érection se fait franchement, mais le coït est extrêmement bref et singulièrement décevant; il semble que la sensation voluptueuse, naguère vive, s'atténue depuis la maladie et devienne tout émoussée, comme lointaine. Certains nerveux déclarent ressentir, au moment de l'éjaculation, comme l'impression d'un liquide acide et un peu brûlant, qui parcourrait le canal de l'urèthre. D'autres, décrivent au médecin qui les interroge une sorte d'anesthésie; on dirait que l'ensemble des conduits éjaculateurs est ouaté intérieurement, et que le liquide spermatique, en frôlant les parois, ne peut déterminer que la sensation de contact, sans pouvoir provoquer l'exaltation voluptueuse.

Au lieu d'être constante comme il arrive chez l'hystérique, cette anesthésie du sixième sens subit d'intéressantes oscillations à certaines heures du jour et dans certaines circonstances. Elle est à son maximum le matin, dans cet état que nous avons si souvent eu l'occasion de décrire, où le sommeil, empiétant sur la veille, embrume encore le cerveau du neurasthénique. Elle s'amoindrit à mesure qu'il se réveille davantage. Il est fréquent de voir cette sensibilité spéciale s'exalter, comme toutes les autres, dans les moments où le sujet est excité par l'approche de l'orage, par des aliments copieux, ou bien encore par la colère. Beaucoup de psychologues s'étonnent de constater que certaines femmes aiment à être battues, et beaucoup dépeignent, sans en comprendre la raison intime, l'intense plaisir qu'ont à se réconcilier les amants après leurs querelles. C'est que ces névropathes, à demi anesthésiés dans l'ordinaire de la vie, sentent croître, sous l'influence de la colère, toutes leurs sensibilités; dans ces moments d'excitation, où ils sont tout près de se battre, leur capacité amoureuse double d'intensité; le paroxysme voluptueux bénéficie du paroxysme furieux.

Rien n'est intéressant à suivre comme les variations de l'état mental neurasthénique sous l'influence de l'acte sexuel. Quelques-uns en demeurent épuisés, à peu près comme un épileptique après sa crise, et il leur faut absolument dormir quelques instants avant de reprendre la vie. D'autres sont envahis par une tristesse infinie, par un sentiment de déchéance, d'opprobre, de honte, et de remords physique si marqué, que la crainte du coït devient pour eux comme une sorte de superstition; j'en connais qui, profondément irréligieux et ne croyant pas en Dieu, affirment que rien ne leur réussit et qu'ils sont poursuivis par une singulière malchance, toutes les fois qu'ils ont commis le péché de la chair;

ils semblent être sous le coup d'un châtiment d'en haut, et ils n'osent rien entreprendre jusqu'au moment où l'énergie a réintégré leur système nerveux. Ce sentiment de mal être se traduit tantôt par de l'abattement, tantôt par un état d'esprit plus sombre et plus farouche. Anatole France a décrit cette psychologie d'après l'amour, dans une page exquise, que je ne résiste pas au plaisir de citer.

« Il ne montra de mauvaise humeur que strictement ce qu'il est naturel d'en avoir après la satisfaction du désir. Mme de Gromance devait s'attendre précisément aux plus noirs accès de rancune et de malveillance. Ce jour-là, en effet, par force et douceur, inspiration naturelle et science profonde, elle avait obtenu de lui les réalités de l'amour plus libéralement qu'il ne les accordait d'ordinaire, par principe. Elle l'avait fait sortir de la modération. C'est ce qu'il ne lui pardonnait pas aisément, soucieux de sa santé, et attentif à se tenir en forme pour les exercices du sport. Chaque fois que Mme de Gromance l'entraînait hors de la juste mesure, il se vengeait d'elle ensuite par des mots mauvais ou par un plus mauvais silence. Elle ne s'en fâchait point, parce qu'elle aimait l'amour et que son expérience lui enseignait que tous les hommes sont désagréables quand ils sont satisfaits. » Le Philippe Dellion de l'*Anneau d'améthyste* est, un neurasthénique.

J'en sais d'autres que l'amour accompli rend légers et dispos, dont il clarifie les idées et qu'il repose, pour

ainsi dire, comme par élimination d'un excès de force
accablant; peu d'instants après, les voilà mieux aptes
à la marche, au travail intellectuel, à la causerie abon-
dante et facile. Toutes ces dispositions varient d'ailleurs,
d'un jour à l'autre, chez le même sujet. Tel névropathe
que le coït accable, à certaines heures et dans certains
états nerveux, en est, dans d'autres circonstances et à
d'autres moments, tout réconforté, tout ranimé. Ces
contradictions apparentes s'expliquent aisément si l'on
veut bien se rendre compte de ce fait, à mon avis indiscutable, que, chez le névropathe, l'excès de force accumulée ressemble à s'y méprendre, à l'extrême fatigue;
un nerveux stimulé au delà de sa résistance, est littéralement surmené par l'énergie dont son système nerveux
est sursaturé; et c'est en le faisant agir, en le contraignant à dépenser un peu de ses réserves, qu'on lui rendra le sentiment d'euphorie, qui ne se rencontre ni dans
l'une ni dans l'autre extrémité.

D'autres nerveux, en très grand nombre, demeurent
un peu énervés[1] plusieurs heures après l'acte amou-
reux, et n'en ressentent la lassitude que le lendemain au
sortir du sommeil qui devrait être réparateur, et qui ne l'est
pas pour eux. Quelques-uns, enfin, qui semblent écra-

---

[1] Ce qui n'est qu'énervement léger chez les neurasthéniques dont je
parle ici, prend quelquefois un caractère beaucoup plus grave chez les
dégénérés impulsifs. J'en ai connu qui, après le coït, étaient pris d'un
véritable paroxysme mental avec impulsion véhémente à étrangler la
femme que tout à l'heure ils serraient tendrement dans leurs bras. Dans
la Bête humaine, Zola a remarquablement décrit cette phobie angoissante.

sés de fatigue par un premier coït, se sentent infiniment
moins las s'ils récidivent quelques heures après — tant
il est vrai que la caractéristique de ces malades est de
s'entraîner aisément, de volontiers recommencer ce qu'ils
ont eu tant de peine à entreprendre une première fois.

A côté de ces constatations qu'un grand nombre de
névropathes font et soumettent à leur médecin, il en
est d'autres, moins fréquentes ou plus subtiles, que je
veux cependant signaler à cette place. C'est ainsi que,
voilà déjà quelques années, un homme fort intelligent
à qui je donnais mes soins, attira mon attention sur un
symptôme bien particulier, à savoir les variations de
tonicité des enveloppes crémastériennes et dartoïques.
« Plus développées chez les sujets vigoureux que chez
les sujets frêles, plus développées aussi chez l'adulte
que chez le vieillard » (Testut), les deux enveloppes
musculaires des bourses offrent en effet, d'un moment à
l'autre, selon que le système nerveux est excité ou déprimé, des oscillations de tension qu'il n'est pas sans
quelque intérêt de noter. Je ne crois pas qu'il faille leur
donner toute l'importance que leur accordait mon
malade, un peu obsédé peut-être par ce genre d'observations — d'autant qu'il ignorait l'influence de voisinage
qu'exerce, sur la rétractilité du dartos et de l'érythroïde,
l'état de vacuité ou de plénitude, de contractilité ou
d'atonie de l'S iliaque ou du rectum. Il n'en est pas
moins vrai que, chez le neurasthénique depuis longtemps ancré dans la dépression, les bourses demeurent

dans un état de ptose, que le traitement tonique général tend manifestement à faire disparaître, et qui doit se ranger parmi toutes les ptoses caractéristiques de la neurasthénie, celles de l'estomac, de l'intestin, de la matrice chez la femme, sans oublier cette ptose de l'appareil circulatoire que constitue l'hypotension cardio-vasculaire.

A côté de ces signes de sensibilité atténuée et de tonus musculaire amoindri, à côté de cette paresse de la circulation active qui fait l'érection incomplète, il ne faut point omettre de noter les troubles de la sécrétion glandulaire. Comme beaucoup de glandes, comme la plupart des glandes de l'organisme, glandes sudoripares, glandes salivaires, glandes gastriques, comme le foie, comme le pancréas, le testicule secrète peu et mal dans la neurasthénie. Dans les cas graves il en arrive à diminuer manifestement de volume et de poids, tandis que se flétrissent et s'amollissent ses enveloppes; on voit alors le malade devenir absolument indifférent à toute pensée sexuelle, et demeurer pendant des mois entiers dans la frigidité la plus complète; il est habituel de lui voir perdre en même temps, non seulement toute coquetterie, mais même tous soins de sa personne : sa barbe pousse inculte, il oublie de faire couper ses cheveux, porte du linge négligé.

A un degré moindre, l'hyposécrétion orchitique provoque habituellement un état mental plus complexe que le précédent. Il est fréquent, en effet, de voir les hommes atteints de demi-impuissance et d'anesthésie presque complète au spasme voluptueux, chercher dans des pratiques plus subtiles, dans les raffinements du vice, dans les débauches d'imagination, l'excitation, le coup de fouet nécessaire pour les exalter et décupler leur sensibilité spéciale. Les pratiquants passifs de la flagellation ne font rien d'autre que chercher dans la stimulation vigoureuse d'une de leurs périphéries sensitives, une tension nerveuse, un éréthisme dont ils sont ordinairement incapables.

Plus ou moins tarie et diminuée de quantité, la sécrétion testiculaire subit encore d'importantes modifications qualitatives. Sa couleur, moins jaune, prend un aspect grisâtre et terne, sa densité paraît amoindrie, le liquide étant moins filant, moins épais, plus aqueux. Il semble enfin que sa proportion en phosphates et en chlorures soit de beaucoup réduite, et qu'il faille attribuer à ce caractère chimique le peu de réaction sensitive que provoque le sperme en traversant le canal de l'urèthre. La preuve en est fort mal aisée à faire, pour ce double motif que nous ne sommes qu'assez médiocrement renseignés sur la teneur en sels du suc orchitique normal, et que l'analyse chimique de la sécrétion de nos malades n'est pas facile à répéter dans la pratique. Cependant nous savons que le fait d'injecter sous la peau des solutions salines ou bien encore celui de prendre un lavement salé, provoque une hypersécrétion du testicule, et réveille du même coup la sensibilité spé-

...ale. Deux de mes malades, tous deux capables de soigneusement observer, m'ont fourni sur ce point, toute une série de documents qui me paraissent suffisants pour provoquer des recherches ultérieures ; elles devront être faites avec une précision technique dont il est facile d'entrevoir les difficultés. Tout ce que je peux affirmer c'est que toutes les injections hypodermiques de liquides un peu denses mais non toxiques, huile camphrée, gaïacolée, créosotée, eau glycérinée, eau salée, solution de sels neutres, accroissent, de la façon la plus manifeste, la quantité et la densité du liquide spermatique ; il semble que les solutions salines aient une action particulièrement marquée au point de vue du réveil de la sensibilité spéciale[1].

Au total, nous voilà bien en droit de considérer l'asthénie génitale des neurasthéniques comme un phénomène ayant sa réalité objective, et ne dépendant pas uniquement d'une idée fixe. Chez les neurasthéniques c'est un signe local de l'abaissement général de la vitalité. C'est un symptôme franchement dépressif, comportant une diminution de la sensibilité, une hypotonicité à peu près constante des enveloppes musculaires et un appauvrissement de la sécrétion glandulaire. Quant à la spermatorrhée, elle ne peut être rien d'autre

---

(1) Dans une lecture faite à l'Académie de médecine, le Dr J. Gaube du Gers, étudie la minéralisation des graines végétales et des graines animales. Pour lui, l'élément véritablement important au point de vue que nous venons de dire, résiderait dans les sels de magnésie, et ce serait de la magnésie qu'il conviendrait d'ajouter à l'organisme d'un neurasthénique pour lutter contre son asthénie génitale.

qu'un de ces signes de faiblesse excitable dont est rempli l'histoire des neurasthéniques ; c'est en effet, dans les moments de très grande fatigue, qu'il leur arrive d'avoir, sous les plus futiles prétextes, et à propos de la plus insignifiante sollicitation, un écoulement provenant des vésicules ou de la glande même.

En face d'un malade qui se plaint d'asthénie génitale, une fois le diagnostic neurasthénie bien fait, après élimination des maladies organiques de la moelle, et de l'hystérie, il est tout à fait important de s'enquérir si le malade ne doit pas sa frigidité auprès des femmes au fait d'avoir conservé, jusque dans l'adolescence ou l'âge mûr, des habitudes solitaires. C'est en effet une tout autre chose de recouvrer purement et simplement une fonction momentanément atténuée, ou de perdre le long entraînement à un acte habituel, constamment, exclusivement répété pendant plusieurs années.

S'il ne s'agit que d'asthénie vraiment neurasthénique, il y a grandes chances pour que réussisse l'emploi des moyens classiques, électrisation, douches, suspension et injections de sérum artificiel concentré. Il arrive, pour ce symptôme comme pour tous les autres signes de l'épuisement nerveux, que le sentiment de déchéance, d'impouvoir, et la timidité qui s'ensuit survivent quelque temps au retour effectif de la fonction. C'est ici que, — à défaut de suggestion proprement dite, — le médecin aura le devoir d'encourager le patient à prendre cons-

cience par des expériences démonstratives, de son
retour à la normale.

B. — *Neurasthénie génitale chez la femme.*

C'est une question difficile et fort intéressante que
celle de la neurasthénie de la femme, liée aux maladies
de l'utérus et de ses annexes. On a longuement discuté
pour savoir si la maladie nerveuse est primitive ou
secondaire à la lésion de l'appareil génital, et je crois,
pour ma part, que ni l'une ni l'autre de ces opinions
extrêmes n'est vraie à l'exclusion de l'opinion adverse.
Chez un sujet héréditairement prédisposé à la névrose,
« quoi d'étonnant, dit excellemment M. Mathieu, qu'elle
apparaisse dans des conditions où tout se réunit souvent
pour susciter la névropathie. Les douleurs répétées,
parfois une longue réclusion, la coquetterie et l'amour-
propre blessés, les ennuis de toutes sortes que créent
à une femme l'existence et la conscience d'une infir-
mité sexuelle, tout cela est bien fait pour amener le
découragement, la dépression et, pour l'appeler par son
nom, la neurasthénie. Celle-ci, à son tour, peut aggraver
la maladie locale, en vertu des troubles généraux de
santé qu'elle provoque, de l'anémie qu'elle favorise, de
la dyspepsie qui amène un trouble de la nutrition, etc. »

J'approuve fort la conception ci-dessus; mais j'avoue
me séparer un peu de M. Mathieu quand il ajoute : « La
neurasthénie génitale de la femme ne peut donc être

considérée que comme un cas de neurasthénie secondaire, ce qui n'est pas pour nous l'équivalent de neurasthénie symptomatique. » Certes, je crois qu'il faut
admettre une neurasthénie féminine, née des troubles
fonctionnels locaux et généraux que provoquent habituellement les lésions, mêmes légères, de la matrice ou
de ses annexes; mais j'ai vu, plus fréquemment encore,
certaines maladies de l'appareil utéro-ovarien, et notamment la descente de matrice, dépendre manifestement de
l'affaiblissement du système nerveux central; la métroptose fait ici pendant à la dilatation atonique de l'estomac, et à l'hypotonicité cardio-vasculaire.

Dans une série de communications faites au Congrès
pour l'avancement des Sciences de Caen (1894) et au
Congrès de gynécologie de Bordeaux, Jules Chéron
présenta la question de la neurasthénie féminine sous
un jour nouveau et en excellents termes. Sa conception,
qui tient compte de l'une et l'autre face du problème,
me paraît mériter d'être exposée avec quelques détails,
comme étant la meilleure et la moins incomplète qu'on
ait donnée jusqu'à présent.

« Je me suis efforcé, dit-il, de mettre en lumière
l'atténuation que subit le tonus des organes contractiles
sous l'influence de l'épuisement nerveux, plus particulièrement chez les femmes atteintes d'affections utérines,
ou simplement usées par des grossesses très rapprochées. J'ai proposé de donner à cette forme particulière
de neurasthénie le nom de viscéroptose ou de neurasthé-

nie utéro-gastrique. Presque toujours, en effet, il y a, à la fois, non seulement relâchement des ligaments larges et distension de l'estomac, mais encore descente de la plupart des organes abdominaux, qui peu à peu viennent ajouter leur ptose à celle déjà établie. »

Le médecin de Saint-Lazare prenait bien soin de dire qu'il ne s'agit point ici des grands prolapsus utérins, à jamais irrémédiables, mais simplement de ce trouble fonctionnel qui consiste dans l'abaissement de la matrice par hypotonicité de ses ligaments, le col venant au contact du plancher vaginal, l'utérus se plaçant en antéversion, et affectant la forme générale d'un porte-manteau. Chez une malade de ce genre, atteinte en même temps d'endométrite du col et du corps, faites le curettage, et vous n'en obtiendrez que des résultats tout à faits médiocres, surtout si vous avez amené l'utérus à la vulve pour opérer plus aisément. Aussi Chéron estimait-il, qu'avant de curetter l'utérus d'une neurasthénique, il est indispensable de restituer à la matrice sa position normale et aux ligaments leur tonicité, au moyen du massage pelvi-abdominal, pratiqué d'après la méthode de Thure-Brandt, et de refaire l'état général, de combattre la neurasthénie.

On est alors en droit de pratiquer le curettage à hauteur, ce que rendent faciles les instruments spéciaux imaginés dans ce but par Chéron, et par son ancien interne le D\ Jules Batuaud; les résultats obtenus sont incomparablement meilleurs et plus durables que ceux que fournit la même opération, sans précautions préaables.

Ainsi donc, pour Chéron, il existe une variété de neurasthénie utéro-gastrique, ayant pour cause prédisposante le terrain névropathique, et ce relâchement général du tonus, cette tendance à la ptose qui est l'essence même de l'épuisement du système nerveux ; ayant pour cause déterminante une infection de la muqueuse utérine, des grossesses réitérées, ou une grossesse tardive chez une femme dont les tissus élastiques sont devenus friables et cassants. Sous l'influence de l'épine irritante locale, la neurasthénie, jusqu'à ce jour latente ou peu intense, évolue pleinement, l'utérus s'affaissant en même temps que l'estomac, que l'intestin, que le foie et que le rein droit.

Mais, dira-t-on, tout cela n'est rien d'autre que la conception de l'entéroptose de M. Frantz-Glénard ou celle des « déséquilibrés du ventre » de M. Montéüis. J'y distingue pourtant de grosses différences.

Pour M. Glénard, c'est le foie qui commence, l'appareil intestinal qui continue et la neurasthénie qui s'en suit. Pour Chéron, la neurasthénie ouvre la marche, l'infection utérine vient servir d'épine irritante, et la ptose résulte de la combinaison de ces deux causes.

La thérapeutique nous montre que souvent il suffit de masser la matrice, de l'alléger par quelques saignées blanches et de mettre un pessaire, pour amener un soulagement immédiat dans l'état du système nerveux, dans l'impotence motrice des membres inférieurs et dans l'irritabilité mentale. Mais cette amélioration est presque toujours bien superficielle et bien fugace, si on ne la combine pas à un traitement énergique de la neurasthénie par un régime alimentaire et les stimulations mécaniques du système nerveux central.

Il me paraît donc que l'on peut définir la neurasthénie génitale féminine comme une manifestation locale de l'hypotonie générale qui, à son tour, s'aggrave considérablement, toutes les fois qu'une lésion locale vient compliquer la simple ptose.

CHAPITRE VIII

L'ÉTAT MENTAL NEURASTHÉNIQUE

SOMMAIRE. — L'état mental est-il primitif, ou secondaire aux autres symptômes neurasthéniques. — Parallèle avec l'hystérie. — Le Dr Dubois, de Berne, et son mémoire sur les troubles gastro-intestinaux du nervosisme, discussion. — Une observation où l'hystérie et la neurasthénie évoluent successivement chez le même sujet. — Nécessité de séparer la formation mentale hystérique, de la formation mentale neurasthénique.

L'importance de l'état mental dans l'ensemble symptomatique de la neurasthénie est assez évidente pour qu'il me paraisse inutile de me justifier d'avoir consacré trois chapitres de cet ouvrage à ce point spécial.

D'aucuns pensent que tout est là, que la psychologie du neurasthénique donne la clef des autres symptômes, et que sa maladie entière n'est rien qu'une création d'un esprit malade, autrement dit, une psycho-névrose subjective, à peu près dénuée de tout substratum objectif. La génération médicale qui précède immédiatement la nôtre, enseigne, à l'encontre de l'opinion ci-dessus, qu'il faut chercher dans la dyspepsie gastro-intestinale, symptôme initial, la genèse de tous les phénomènes nerveux et mentaux du mal de Beard.

Demandons-nous, à l'aide d'arguments aussi rigoureux que possible, s'il faut adopter l'une ou l'autre de ces doctrines, ou bien encore en préférer une troisième, en vue d'instituer, l'expérience aidant, un traitement vraiment rationnel.

Les troubles digestifs des névropathes tiennent une si large place dans les préoccupations du malade et du médecin qui le soigne, leur précocité, leur importance, leur constance, leur ténacité sont tels, qu'après des maîtres comme Broussais, Beau et Bouchard, toute une école devait inévitablement donner la dyspepsie pour mère à la névrose.

Par contre, les neurologistes spécialisés ont une tendance professionnelle à faire dépendre, de modifications premières du système nerveux central, tout l'ensemble symptomatique y compris les troubles dyspeptiques. Nous avons déjà vu en quels termes M. Gilbert Ballet, dans son *Hygiène du Neurasthénique* définit l'amyosthénie, qui lui apparaît comme « un trouble purement psychique ».

A prendre la question de ce point de vue-là, on en peut dire autant de l'atonie gastro-intestinale, de l'asthénie génitale, de la plaque cervicale et de la plaque sacrée, de tels symptômes qu'on voudra. Il est certain que l'on rencontre fréquemment, à l'origine de la névrose, un tourment, un chagrin, un surmenage d'ordre intellectuel ou sentimental ; que la dépression psychique tient fréquemment le premier plan, qu'un phénomène apparaît, s'aggrave, ou s'améliore, sans qu'il soit toujours facile de discerner exactement la raison suffisante d'une telle instabilité; qu'un malheureux épuisé amène pourtant au dynamomètre une cinquantaine de kilogrammes, et que tel autre, qui tient à peine sur ses jambes, supporte le choc inopiné du médecin qui fait l'expérience de lui sauter sur les épaules. En somme, mille bonnes raisons paraissent militer en faveur de cette idée que — si les neurasthéniques ne sont pas tout à fait des malades imaginaires — on est pourtant en droit de dire qu'ils sont atteints d'une maladie de l'esprit, et notamment d'une parésie de la volonté, qui joue le plus grand rôle dans la genèse des moindres accidents.

C'est une tendance analogue que l'on retrouve dans les leçons de M. Gilles de la Tourette sur les *États neurasthéniques*. Comme M. Gilbert Ballet, il pense que, pour n'être pas hypnotisables, au sens précis du mot, nos malades sont cependant justiciables du traitement psychothérapique, de la suggestion à l'état de veille. Il est évident, en effet, que, si la maladie de Beard n'est qu'une création purement subjective de l'esprit, il devient inutile et vraiment puéril de passer de longs jours à doucher, à électriser, à masser, à tonifier et à soumettre aux sévérités de la diète, un homme à qui il suffirait de suggérer habilement la conviction qu'il est très bien portant.

Jusqu'ici les praticiens se sont longuement attardés à accumuler les moyens destinés à combattre ce vaste ensemble de dépression physique et intellectuelle que nous montrent les neurasthéniques. Mais ce qui s'est passé pour la névrose sœur, pour l'hystérie, est trop instructif pour que nous n'en tenions pas compte. Grâce au magnifique ensemble des travaux de Charcot, de Pitres, de Lépine, de Gilles de la Tourette, de Babinski et de Pierre Janet, nous avons appris à connaître que c'est toujours une idée fixe, un rétrécissement du champ de la conscience, une concentration sur une seule image de toute l'attention, qui donne naissance à telle anesthésie, à telle paralysie, à telle contracture. Un malade a rêvé la nuit qu'il se cassait la jambe, et, désormais, cette jambe demeurera privée de mouvements, jusqu'à ce qu'une autre image mentale se substitue à celle-là ; telle autre névrosée mystique, ayant longuement médité sur les pieds du Sauveur maintenus en extension forcée par les clous qui les rivent à la croix, demeure, pendant des mois entiers, en contracture dans l'attitude similaire, et ne la quitte que sous l'influence des paroles du médecin, quand il dépiste l'idée et la déloge de l'esprit.

Faut-il faire subir à la thérapeutique de la neurasthénie une évolution parallèle à celle que M. Pierre Janet a imprimée au traitement des phénomènes hystériques ? Peut-être, jusqu'ici, ne s'est-on pas posé très nettement cette question capitale. Dans son *Traité de la Neurasthénie*, mon confrère M. Mathieu semble se rendre un compte très exact des grosses différences symptomatiques qui séparent les deux névroses; le traitement qu'il institue ne se complète qu'accidentellement de psychothérapie, il faut, dit-il : « Que le médecin cherche à gagner la confiance pleine, entière de ses malades. Il convient de leur rendre confiance dans leurs forces, dans les ressources de leur organisme, espoir dans leur guérison; il ne faut pas craindre de leur expliquer pourquoi on leur conseille telle ou telle chose, mais il faut, sans raideur, affirmer son autorité. C'est de la bonne et saine suggestion, la seule dont il soit permis d'user chez les malades neurasthéniques. » On sent bien que ce n'est pas là de la suggestion véritable, et rien n'est moins comparable aux procédés de substitution formelle d'une image dont il nous faut user avec les hystériques. Déjà M. Huchard — à qui revient l'honneur de nous avoir fait connaître la maladie décrite par Beard en Amérique, — parlant à la *Société de Thérapeutique* (10 mai 1893) du traitement auquel il convient de soumettre les neurasthéniques, disait que leur suggestibilité est toute particulière, entendant par là, j'imagine, qu'elle n'est point celle des hystériques.

M. Gilles de la Tourette et M. Gilbert Ballet, tout en mettant au premier rang la cure psychothérapique, donnent nettement à entendre qu'elle ne remplit pas toute l'indication. Pour eux, l'état mental joue un rôle prédominant, et gouverne tous les symptômes s'il ne les crée pas de toutes pièces. Mais ils sont trop bons psychologues pour se satisfaire pleinement d'une doctrine qui, tout en mettant l'état mental à l'orée de la neurasthénie, n'explique pas comment l'esprit en est venu à ce point là, et ne rend aucun compte de cette systématisation cérébrale, qui se reproduit si fidèlement chez les neurasthéniques, avec son invariable cortège de stigmates physiques et mentaux.

Chez l'hystérique, un événement passionnel ou dramatique, dans un cerveau prédisposé, implante une image qui envahit à elle seule tout le champ de la conscience ; grâce à des rêves répétés, l'attention a fini par se concentrer sur cette unique représentation mentale ; tout ce qui n'est pas elle est tombé, dans l'inconscient ; et bientôt toute la vie physique et mentale du malade n'est plus que la conséquence parfaitement logique de cette absorption de l'esprit par cette image-reine. Voilà, certes, une conception psycho-pathogénique qui se tient, qui satisfait l'esprit, et qui ne laisse guère à désirer. Sa justesse se vérifie incessamment dans la pratique, tout traitement effectif de l'hystérie se résumant à la suggestion mentale.

Mais que nous sommes loin de compte, avec la théorie courante de la neurasthénie. Qui nous dira ce qui fait qu'un cerveau se met subitement à incliner aux idées noires, et, par là même, donne une apparence de vérité au sentiment de fatigue, aux douleurs de la nuque, à l'asthénie génitale, à tous les signes qu'on le croit capable d'engendrer. On nous dit que tous ces symptômes sont de nature subjective ; mais, pour peu qu'on y pense, c'est une explication fort peu satisfaisante. Ce sont des troubles de l'esprit; mais par quel mécanisme ont-ils pu éclore; puisque rien ne se crée de rien.

Prenons des exemples concrets :

Je vois mourir un être cher; j'en demeure brisé de douleur, terrassé, incapable d'une espérance, ayant perdu le goût de vivre. Nous sommes tellement habitués à voir cet état d'abattement s'associer à la perte d'un proche, que nous le trouvons naturel et logique, sans pour cela nous faire une idée claire, scientifique, philosophique, de la genèse de l'émotion triste. Nous verrons par la suite que les psychologues modernes lui donnent une explication extrêmement intéressante au point de vue de la pathogénie des maladies à idées noires.

Mais il s'en faut que les choses se passent habituellement avec tant de logique.

Un homme perd sa mère, une mère qu'il aimait d'une grande tendresse, mais qui ne lui était d'aucun soutien, d'aucun secours moral ; en la perdant, il ne perd rien de ce qui le faisait actif et énergique, hardi et résolu ; et voilà que cet homme, jusque-là ferme de caractère, devient en quelques jours, non seulement mélancolique, mais encore humble, craintif, inapte au travail de l'esprit, sans confiance, sans courage. On ne voit point ici de rapport de cause à effet entre cette représentation mentale définie, la perte d'une mère, et le fait de ne plus oser entreprendre quoi que ce soit. Dans l'hystérie, tout l'organisme est la proie d'une image ; dans la neurasthénie, nous voyons seulement qu'il prend une tendance, qu'il incline d'un bloc vers la dépression intellectuelle et physique, avec toutes ses conséquences [1].

Notez que, bien souvent, cette déchéance mentale, cet à vau-l'eau du corps et de l'esprit, surviennent sous l'influence d'un simple surmenage, ou à propos de la convalescence d'une grippe, et qu'ici la genèse du mal par l'idée devient encore bien moins intelligible. Quel rapport pouvez-vous trouver entre ce fait qu'un homme a eu l'influenza pendant huit jours, et cet autre que, désormais, le voilà incapable d'écrire, sans les plus pénibles efforts, une lettre à un fournisseur ?

Ainsi donc, nous voyons des différences capitales dans le mécanisme créateur des accidents neurasthéniques et des accidents hystériques ; les deux névroses sont d'ailleurs fort distantes par leurs manifestations symptomatiques : chez l'hystérique, une anesthésie née par auto-suggestion demeure stable jusqu'au moment où une nouvelle suggestion, venue du malade ou d'autrui, intervient pour supprimer la première ; chez le neurasthénique, la sensation de fatigue, l'état mélancolique subissent, d'un moment à l'autre — sous l'influence de la faim, du repos, du soleil, d'un nuage — des oscillations ou des éclipses tout à fait caractéristiques. Il me

_____

(1) Y comprise l'instabilité. On sait en effet que tous les symptômes de l'épuisement nerveux ne vont pas sans réaction excitée.

paraît donc nécessaire de différencier, aussi nettement que possible, la formation hystérique de la formation neurasthénique de l'esprit, et de ne pas adapter sans contrôle, à la seconde, le traitement qui réussit si bien à la première.

C'est le reproche qu'on est en droit de faire à un neurologiste d'excellent renom, le D' Dubois, de Berne, qui publiait l'année dernière dans la *Revue de Médecine*[1] un très intéressant article sur les *Troubles gastro-intestinaux du Nervosisme*. C'est une longue, vivante et éloquente plaidoirie, qui aboutit en fin de compte aux deux affirmations suivantes :

1° Toute dyspepsie nerveuse est secondaire à l'état du système nerveux, et ne l'engendre point ;

2° Il n'y a qu'une dyspepsie névropathique et toujours elle est justiciable du traitement par la suggestion.

Pour démontrer le premier de ces aphorismes, le D' Dubois accumule toute une série d'arguments et d'exemples qui me paraissent propres à entraîner la conviction. Pour lui, comme pour Charcot, pour Levillain, pour Gilles de la Tourette, pour Gilbert Ballet, pour Mathieu, les phénomènes dyspeptiques de la neurasthénie ne sont point la cause mais bien l'effet de la déchéance des centres nerveux. « Ouvrez les yeux, dit-il, et vous verrez que beaucoup de malades qui viennent vous consulter pour l'estomac, vous signalent

(1) 10 juillet 1900.

en même temps des troubles nerveux divers, absents
d'ordinaire chez les gastriques vrais. » Chronologique-
ment, les symptômes nerveux lui semblent précéder les
autres, et cela dans les méningites, dans les encépha-
lites corticales diverses, dans la paralysie générale
comme dans le nervosisme simple. Tout comme lui j'ai
vu, je vois sans cesse l'estomac d'un neurasthénique
s'appauvrir en motricité et en sécrétion, sous l'influence
d'une contrariété vive, d'une émotion, d'une insomnie,
d'une fatigue exceptionnelle ; tandis que la tonicité et le
chimisme s'avigourent en peu de temps à propos d'une
heureuse nouvelle, d'un changement d'air, ou d'une
modification dans l'état électrique de l'atmosphère.

Est-il besoin de rappeler ici ce que Charcot aimait à
répéter, à savoir que, aucun malade atteint de sténose
organique du pylore, quel que soit le degré de sa dilatation gastrique et de sa stase alimentaire, ne contracte
de ce seul fait, l'état mental neurasthénique. Chez
nombre de nerveux dont l'estomac est irréparablement
dilaté, on voit les phénomènes névropathiques guérir
ou s'améliorer dans de fortes proportions, sans que se
modifie la déchéance trop ancienne de la poche gastrique. D'autre part, puisque cette dyspepsie spéciale
réside essentiellement dans l'atonie des parois musculaires et l'appauvrissement des glandes de l'estomac, je
ne conçois pas d'autre origine, à ce trouble fonctionnel,
que l'affaiblissement de l'influx nerveux qui préside à la
fois aux fonctions motrices et sécrétoires.

Pour toutes ces raisons, et pour toutes celles que nous avons déjà données, je propose d'adopter avec fermeté cette doctrine que la neurasthénie est avant tout une maladie du système nerveux, avec troubles secondaires de la digestion et de la nutrition.

Mais je me sépare nettement du D' Dubois, quand il en vient à soutenir que les troubles gastro-intestinaux, quelle que soit leur apparente gravité, ne réagissent en aucune façon sur le fonctionnement cérébral. C'est par défaut d'influx nerveux que l'estomac languit et reste au-dessous de sa tâche, soit; mais il est de toute évidence qu'il engendre à son tour, par circulation mauvaise, irritation réflexe ou intoxication, tout un ensemble de phénomènes nerveux qu'un bon régime alimentaire dissipe en peu de temps.

Dans un volume publié l'an dernier [1] j'ai beaucoup insisté sur l'utilité de soumettre à un régime alimentaire rigoureux bon nombre de malades sujets aux crises comitiales, et j'ai montré de quel secours l'hygiène alimentaire pouvait être dans le traitement de leur mal. Mais je n'entendais pas par là prétendre que l'épilepsie n'a d'autre cause qu'une leucomaïne ou qu'une toxine digestive irritant ou empoisonnant l'écorce grise du cerveau. Il m'a toujours paru que l'élément primitif, essentiel, résidait dans l'écorce, le trouble du fonctionnement stomacal agissant seulement comme cause déterminante de la fré-

---

(1) *L'Epilepsie et son Traitement.* Paris, Rueff, 1900.

quence des accès. Et de même, en matière de neurasthénie, c'est le cerveau qui cause la maladie de
l'estomac, mais à son tour la dyspepsie avec ses conséquences mécaniques ou toxiques, entretient la névrose,
l'aggrave et la prolonge.

M. Dubois, de Berne, dans la seconde conclusion qui
se dégage de son mémoire, établit une confusion complète, et, à mon sens, absolument insoutenable, entre la
dyspepsie des hystériques et celle des neurasthéniques.
A cent reprises différentes, il use du mot *nervosisme*
pour englober les deux névroses et affirmer d'autorité
que, dans l'une et dans l'autre, la dyspepsie, phénomène
né de l'esprit, ne résiste jamais au traitement psychothérapique, à la suggestion mentale. Pour lui, toute
autre thérapeutique doit être rejetée, tout régime aboli,
la suralimentation sans aucun choix devant être pres-
crite à tous les névrosés.

M. Sollier, M. Pierre Janet, d'autres auteurs après
eux, ont décrit, chez les hystériques, des idées fixes
splanchniques et notamment gastriques ; pour cette
catégorie de nerveux il apparaît désormais nettement
qu'un rétrécissement du champ de la conscience peut
amener et entretenir indéfiniment une dyspepsie qui ne
guérira que par suggestion. Mais cela laisse intact le
grand domaine de la dyspepsie neurasthénique. La confusion que fait l'éminent médecin de Berne me paraît
condamnable à tous les points de vue. Pour quiconque,
en effet, a observé de près les troubles digestifs habi-

tuels au mal de Beard, leur réalité objective ne peut faire de doute. J'ai cent fois essayé de n'en point tenir compte, ou encore de les éteindre par la suggestion ; jamais mes malades ne s'en sont bien trouvés, alors que le même procédé réussissait parfaitement s'il s'agissait de l'autre catégorie de névropathes.

M. Babinski a coutume de dire avec une précision et une justesse qui me satisfont pleinement : « J'appelle hystérique tout phénomène qu'une idée crée ou fait évanouir[1]. » Or, c'est là, si je puis dire, la ligne de partage des deux névroses. Ce qui me paraît distinguer les phénomènes neurasthéniques, c'est précisément qu'ils échappent à la suggestion. Nous nous en convaincrons à mesure que nous avancerons dans cette petite analyse.

Certes, il arrive que — même indépendamment d'un grand accident traumatique et sous l'influence d'une cause vulgaire — les deux névroses mélangent leurs symptômes. On voit alors chacune des deux maladies, associées mais non confondues dans le même cerveau, évoluer pour son propre compte, et guérir à son tour, à la suite du traitement qui lui convient.

L'observation que voici en est un exemple frappant :

M. Raymond D... vient me consulter en mai 1898, pour des troubles manifestement neurasthéniques. Il a la plaque cervicale et la plaque sacrée, de l'insomnie,

_____

(1) Il en faut pourtant excepter l'attaque convulsive que la théorie du rétrécissement du champ de la conscience ne me paraît pas expliquer d'une façon tout à fait satisfaisante.

une sensation très vive de fatigue et une telle dépression cérébrale qu'il lui est impossible d'écrire une lettre ou de lire cinquante lignes d'un journal. Sa tension artérielle est extrêmement basse (11 1/2 c. de hg.), sa main droite et sa main gauche donnent 45 et 48 kilogrammes, ce qui peut paraître élevé pour quelqu'un qui se plaint d'une amyosthénie profonde; il faut dire que Raymond D... est particulièrement entraîné aux exercices du corps, et que ces chiffres sont de beaucoup au-dessous de sa moyenne. Il est atteint de dyspepsie avec constipation par atonie gastro-intestinale; distension marquée de l'estomac et de l'intestin; pas d'appétit; hypochlorhydrie manifeste; le malade a en outre du vertige neurasthénique, de l'asthénie génitale, quelques accès nocturnes de fausse angine de poitrine. En examinant de près Raymond D..., je constate que ces symptômes de neurasthénie franche cohabitent chez lui avec quelques symptômes moins précis de l'hystérie; il a un double rétrécissement du champ visuel, un peu d'hypoesthésie cutanée, diffuse, de l'anesthésie pharyngée légère. Cette seconde catégorie de symptômes tient manifestement le second plan.

En interrogeant Raymond D..., on peut remonter à l'origine des deux névroses dont il est atteint. Au lendemain d'une grippe d'allures bénignes, il a dû faire au régiment plusieurs marches fort dures; au bout de la quatrième, il est resté littéralement fourbu, le cœur très amolli, l'intestin subitement ballonné et parésié, les jambes fléchissantes ; à dater de ce jour, un médecin militaire l'a constaté, le nombre de ses pulsations est tombé au-dessous de 60. C'est le point de départ de sa neurasthénie.

Quelques mois auparavant, Raymond D..., au moment de quitter Paris pour son service militaire, avait dû rompre avec une femme de théâtre dont il était extrêmement épris ; à cette occasion, il avait eu comme une ébauche de crise de nerfs terminée par des larmes et, plusieurs fois, il avait senti la boule hystérique lui monter à la gorge. Mais sous l'influence de l'éloignement et de la vie de la caserne, l'image obsédante s'était assez vite effacée, en même temps que tout symptôme d'hystérie.

Je soumets Raymond D... au traitement suivant : bain statique, injection quotidienne de sérum artificiel (formule atténuée de Chéron); un peu plus tard, stimulations du gros intestin par de fréquents lavements d'eau salée, et régime alimentaire avec suppression de toutes boissons fermentées.

Sous l'action de cette thérapeutique, la pression sanguine se relève, en huit ou dix jours, à 17 ou 18 centimètres de mercure, la force dynamométrique s'élève d'une dizaine de kilogrammes pour chaque main; le le nombre des pulsations, qui oscillaient entre 55 et 60, s'installe aux environs de 70, et dès lors, le malade retrouve sa joie de vivre, son entrain, l'usage de ses jambes, en même temps que son appétit reparaît et que sa digestion se fait tous les jours un peu mieux. C'est à peine si, les jours de pluie, quand le ciel était sombre, cette amélioration d'ensemble subit un léger recul, de fort peu de durée d'ailleurs.

Les choses en étaient là (voy. fig. 4, p. 34 et 35) lorsque, le 6 juin, Raymond D..., en venant chez moi, rencontra son ancienne maîtresse ; elle l'arrêta pour lui reparler du passé, et ne manqua point d'aiguillonner sa jalousie ; il arriva dans mon cabinet quelques instants après, dans un état de trouble extrême, le pouls à 104, la tension artérielle à plus de 20 centimètres de mercure, l'esprit manifestement obsédé. A dater de ce jour, la cure, qui allait de soi, changea complètement d'allure. Je crus d'abord à une simple rechute de neurasthénie, mais, chose singulière, le traitement tonique ne semblait plus avoir aucun effet sur le malade ; en dépit du meilleur régime que Raymond D... suivait avec une scrupuleuse exactitude, les troubles dyspeptiques redoublaient d'intensité, compliqués maintenant de sensations de constriction brûlante et de fer chaud à l'œsophage ; le sommeil recouvré avait disparu de nouveau, le peu qu'il en restait étant tout bourrelé de cauchemars. Je ne tardai pas à constater que, la neurasthénie demeurant très améliorée, les phénomènes hystériques, anesthésie, rétrécissement du champ visuel, passaient au premier plan. A ce moment, le graphique prend un aspect tumultueux, désordonné, qu'il garde jusqu'au moment où le malade, isolé dans une maison d'hydrothérapie, affranchi de tout régime alimentaire, sans autre traitement que l'entraînement méthodique au travail intellectuel, guérit de sa phase hystérique comme il avait précédemment guéri de sa phase neurasthénique. Notez que le travail, qui lui était plutôt nuisible et qui l'excédait de fatigue au cours de sa neurasthénie, lui faisait grand bien au contraire, en l'arrachant à l'idée fixe, quand dominaient les phénomènes hystériques. Il me souvient que, pendant la première période de son traitement, j'avais essayé de ne soigner que par la psychothérapie la dyspepsie hypochlorhydrique très marquée dont souffrait Raymond D...; il ne s'était amélioré en aucune façon, et il avait fallu en venir au régime avec massages de l'estomac et douches statiques à l'épigastre. Or, ce qu'il y a de tout à fait intéressant, c'est que notre malade cessa d'en être amélioré à dater du moment où il devint la proie de son idée fixe; dans cette seconde période, le régime ne lui fut d'aucun secours, et c'est par suggestion que son estomac guérit définitivement.

Voilà, je crois, une observation tout à fait instructive, parce qu'elle dissocie avec beaucoup de netteté les symptômes des deux névroses, en montrant bien que, différentes d'origine et de manifestations, elles ne peuvent pas comporter le même traitement.

Si je me suis aussi longuement attardé à répondre au mémoire du Dr Dubois (de Berne), c'est parce que j'estime que ce qui est vrai de ce symptôme, est vrai de tous les autres.

Dès maintenant nous sommes conduits à penser :

1° Que les phénomènes nerveux de la maladie de Beard sont primitifs, et que la dyspepsie les entretient ou les aggrave, mais ne les crée point de toutes pièces ;

2° Que cependant l'état mental du neurasthénique n'est pas, comme il est dans l'hystérie, créateur de symptômes. Les symptômes de la neurasthénie ne sont pas engendrés par l'idée fixe.

A ce propos, je voudrais dissiper une confusion que semblent faire un certain nombre de neurologistes. M. Dubois (de Berne), entre autres, dit à peu près textuellement : « Puisque c'est le cerveau qui commence et qui commande aux autres symptômes, c'est l'état mental qui commande à l'état somatique, le cerveau étant l'organe de la pensée. »

Oui, certes, le cerveau est l'organe de la pensée, mais il n'est pas que cela : il préside encore à la motricité et, avec l'aide de la moelle épinière, à la trophicité et à la tonicité musculaire voire même aux sécrétions glandulaires. Une fatigue du système nerveux central peut donc, sans aucune intervention de l'esprit, entraîner avec elle une fatigue de tout l'organisme, y compris l'atonie gastro-intestinale et l'hypopepsie.

C'est, je crois bien, dans cette voie qu'il faut poursuivre les recherches qui nous conduiront à comprendre le mécanisme spécial de l'état mental neurasthénique.

CHAPITRE IX

L'ÉTAT MENTAL (*Suite*)

Je ne me sens point tenté d'esquisser ici une description synthétique, plus littéraire que scientifique, de l'état
mental neurasthénique. Tous les ouvrages spéciaux y
consacrent quelques très bonnes pages auxquelles il n'y
a pas grand'chose à ajouter.

Par contre, je voudrais étudier analytiquement les
principaux stigmates mentaux du mal de Beard, et
tâcher de leur trouver une interprétation assez satisfaisante pour qu'il en puisse découler un traitement vraiment rationnel.

Vous savez, aussi bien que moi, que nos malades
sont tous, à des degrés divers, tristes, pessimistes,
misanthropes, douteurs, hésitants, abouliques, inca-

pables de travailler d'une façon suivie, maladivement humbles, timides et farouches au point de fuir toute rencontre et d'éviter de saluer leurs amis dans la rue. Ils sont encore singulièrement prédisposés à la peur sous toutes ses formes, notamment à la crainte de ces maladies du cœur, de l'estomac, du poumon ou du cerveau, vers quoi leurs palpitations, leurs malaises digestifs, leur amaigrissement et les troubles mentaux dont ils ont conscience, inclinent incessamment leur attention. C'est là leur état permanent et chronique, leur état vrai. Mais sur ce fond monotone de misère psychologique se détachent, à titre d'épisodes aigus, en feux de paille, des crises de colère, de larmes, d'angoisse, dont il faut parler tout de suite.

On dit communément que neurasthénie signifie faiblesse irritable, et rien ne demeure plus vrai que cette vieille définition. Un animal en expérience, dont on anémie le cerveau, devient plus convulsif à mesure que s'aggrave l'épuisement de ses centres nerveux; les réactions d'excitation sur un fond de faiblesse s'expliquent ainsi d'elles-mêmes.

La colère neurasthénique est le type de ce genre de phénomènes, faits d'une ascension brusque bientôt suivie d'une dépression plus marquée. Le déprimé qui se querelle, peut, en un clin d'œil et sous les plus futiles prétextes, s'exalter aux pires paroxysmes; mais la détente est prompte et radicale; tout de suite elle le ramène à l'étonnement, à la honte de ce qu'il a pu faire, au regret d'avoir dépassé la mesure, d'avoir peiné son adversaire, à la peur de s'en être fait un ennemi ; et voilà notre névropathe bien vite revenu à son habituel bas-fond de crainte, de torpeur mentale, d'humilité et de douceur parfois fort tendre.

Chez le neurasthénique, l'exaltation momentanée du cerveau s'accompagne de toute une série de modifications somatiques, intéressantes à noter. A trois ou quatre reprises il m'a été donné, sur des malades que je connaissais bien pour les voir couramment, de mesurer la pression sanguine, la force dynamométrique, le nombre des globules rouges, l'activité de réduction

	ÉTAT NORMAL	ÉTAT DE COLÈRE IMMINENTE
Pression artérielle	13 cm de Hg.	21 cm
Force dynamométrique { M. droite	45 kg	51 kg
{ M. gauche . . .	36 kg	42 kg
Nombre des globules rouges. . . .	4 464 000	5 115 000
Activité de réduction de sang rouge en sang noir.	0,60	1,10
Seuil de la sensibilité.	8 cm	1 cm 1/2
Excréta = urée émise en 12 heures.	8 gr	21 gr

de l'oxyhémoglobine, les variations du seuil de la sensibilité, à un moment où, la tension électrique de l'air étant très forte, ils se montraient impatients et cherchaient les moindres prétextes pour entrer en colère.

Le petit tableau ci-contre donne une idée des chiffres moyens obtenus de la sorte. On y voit qu'il s'agit d'une exaltation d'ensemble de toute l'activité vitale.

Ce qu'il y a de particulièrement intéressant dans cet état d'exaltation dont je suis parvenu à prendre, pour ainsi dire, la mesure physiologique, c'est qu'on y peut voir nettement l'émotion précéder l'idée, l'état affectif devancer l'état intellectuel. Ce sont là des expressions de psychologues avec lesquelles les médecins commencent à se familiariser. Elles signifient simplement que, exaltés momentanément par une excitation extérieure puissante, comme l'approche d'un orage, nos malades se trouvent — non point exaspérés par quelque légitime motif d'indignation, — mais tendus et paroxystiques *a priori ;* nous les voyons chercher tous les prétextes, saisir avidement le premier venu, éclater pour un rien, et justifier (c'est le mot même de Malebranche) par une raison plus ou moins plausible, l'emballement de tout leur être.

C'est là vraiment une des caractéristiques essentielles de l'état mental neurasthénique : à l'inverse de ce qui se passe dans l'hystérie, l'idée, bien loin d'être génératrice de l'émotion, apparaît la dernière et par simple logique, notre conscience éprouvant le besoin de s'expliquer rationnellement l'état de paroxysme où elle se voit. La colère neurasthénique est une poussée toute physique d'énergie, dans un cerveau débile et par conséquent irritable. Souvent indifférents aux motifs les plus légitimes d'indignation, nos malades deviennent momentanément méchants pour avoir bu quelques gouttes d'alcool, pour être restés exposés la tête nue aux rayons du soleil, ou pour quelque autre cause de cette sorte; il est habituel de voir les femmes, atteintes de la névrose que nous étudions, devenir invraisemblablement irritables au moment de leurs règles, et profondément tristes aussitôt après que la saignée menstruelle les a débilitées.

Si la colère représente l'excitation motrice, les larmes représentent une autre façon d'être de l'exaltation mentale. On sait combien les neurasthéniques sont enclins aux crises de pleurs; sous l'empire de la névrose, beaucoup d'hommes, jusque-là pleins de fermeté, s'abandonnent comme des enfants ou des femmes. On en conclut, très ordinairement, que le fait de pleurer est signe de faiblesse. Or les larmes, comme toute hypersécrétion, s'accompagnent invariablement d'une poussée d'hypertension centrale avec vasodilatation périphérique, et presque tous les phénomènes somatiques de la colère se retrouvent ici, d'ailleurs atténués. Il nous faut donc considérer les larmes comme une variété d'excitation cérébrale; c'est de l'exaltation tempérée par la conscience de son impouvoir, qui fait que l'énervement, au lieu de s'écouler en contractions musculaires, en cris, en gestes et en trépignements, s'assouvit, et s'en va sous la forme adouc´ d'une sécrétion glandulaire.

Je ne ferai qu'effleurer en passant l'histoire des angoisses, des phobies neurasthéniques. Chez les simples déprimés du système nerveux, ainsi que, d'ailleurs, chez les dégénérés, elles ne m'apparaissent point comme un symptôme aussi exclusivement psychique que semblent le croire un bon nombre d'auteurs. L'angoisse rétro-sternale est, à tout prendre, de même nature dans l'angine de poitrine vraie, la fausse angine de poitrine, l'agoraphobie, la claustrophobie, l'anthropophobie, et toutes les phobies du monde. C'est un phénomène essentiellement vasculaire, un spasme artériel. Il est dû, nous l'avons déjà dit, soit à l'anémie momentanée des coronaires, soit plutôt au mécanisme suivant : sous l'influence d'une excitation nerveuse d'origine centrale, l'arbre artériel tout entier se contracte, cependant que le cœur augmente pour son propre compte l'intensité de son impulsion ; et dès lors, la colonne sanguine, prise entre la résistance périphérique et la poussée centrale, encombre l'aorte thoracique, laquelle, dépourvue de tissu musculaire et riche seulement en fibres élastiques, se distend douloureusement, ce qui se comprend aisément si l'on songe aux lacis nerveux qui l'enserrent de tous côtés. Cette interprétation me paraît

expliquer d'une façon satisfaisante pour l'esprit, d'une
part, le refroidissement des extrémités qui accompagne
invariablement l'angor neurasthénique, et, d'autre part,
cette sensation de poussée au cerveau, d'exaltation mentale, cette crainte poignante de mourir ou de devenir
fou que connaissent les névropathes sujets à ces symptômes. On voit d'ailleurs, dans la pratique, ces fausses
angines de poitrine céder souvent et de façon définitive
à une bonne hygiène alimentaire. C'est que, dans bien
des cas, l'estomac, distendu à la manière qu'a si bien
décrite M. Malibran, en se développant en haut vers le
thorax, refoule le diaphragme, soulève en même temps
le cœur, coude les vaisseaux qui émergent de sa base,
d'où gêne extrême de la circulation à la sortie de l'orifice aortique. Il peut se faire encore, et c'est là, je crois
bien, l'opinion de M. Huchard, que les toxines alimentaires, vaso-constrictives et excitatrices de l'impulsion
cardiaque, tendent à reproduire le mécanisme d'hypertension à la fois central et périphérique que nous décri-
vions tout à l'heure.

L'angor névropathique, et sa spécialisation vers tel
ordre de peur, n'est donc que secondairement un phénomène psychique. C'est depuis bien longtemps notre
opinion. Elle a rallié les suffrages de deux observateurs
tels que MM. Pitres et Régis dont le rapport au Congrès
de Moscou sur *les Obsessions et les Idées fixes*, entraîne
irrésistiblement la conviction.

Mais j'ai hâte d'en venir aux phénomènes vraiment

typiques, vraiment fondamentaux de l'état mental neurasthénique. Attaquons-nous d'abord à celui qui me paraît tenir le premier plan, à la tristesse.

Depuis longtemps, mais surtout depuis l'excellente thèse de M. le Dr Boissier, je suis convaincu que la lypémanie n'est qu'une sorte particulièrement profonde et grave de neurasthénie; les deux formes classiques, la dépressive et l'anxieuse, se retrouvent dans la maladie de Beard comme dans la Mélancolie; les cas extrêmes de la névrose, les cas bénins de la psychose, se confondent absolument; entre l'une et l'autre il n'y a que transition douce.

La proche parenté des deux états morbides est à constater tout de suite, parce que l'étude de l'état mental lypémaniaque et celle de l'état mental neurasthénique ont été suivies parallèlement, et ont donné des résultats tellement comparables qu'ils se groupent d'eux-mêmes.

En 1895, paraissait dans la *Bibliothèque de Philosophie contemporaine*, la thèse de médecine [1] d'un professeur de philosophie, ancien élève de l'école normale, actuellement directeur du Laboratoire de psychologie annexé à la clinique des maladies mentales du professeur Joffroy. Reprenant, avec des arguments plus serrés et des observations nouvelles, la théorie de l'Américain William James et celle du Danois Lange,

---

(1) G. Dumas : *Les États Intellectuels dans la Mélancolie*. Voir encore, du même auteur, la traduction du livre de Lange sur les Émotions.

M. Georges Dumas établissait, avec beaucoup de force, dans ce premier travail, deux points fondamentaux : 1° l'antériorité de l'émotion sur l'idée ; 2° la nature toute somatique des phénomènes affectifs.

Si nous perdons quelqu'un que nous aimons, l'accablement profond où nous voilà plongés n'est pas la conséquence de nos pensées tristes, mais leur cause. L'annonce d'une mort occasionne à nos centres nerveux un violent et subit surmenage ; il en découle un trouble grave de la circulation sanguine et une baisse générale de la vitalité : notre esprit en prend conscience, conscience vague, confuse, et c'est cela que nous nommons Tristesse. Ce n'est qu'un cran particulier — un cran inférieur — de notre activité vitale. Pour peu qu'il y demeure un certain temps, notre esprit en gardera le pli, et toutes choses ne lui apparaîtront plus que sous un jour pénible, mélancolique, pessimiste. La Tristesse n'est qu'un symptôme de l'appauvrissement de la circulation, d'un ralentissement de la nutrition ; telle est, en somme, l'opinion de Lange, de Ribot, de Georges Dumas, et du plus grand nombre des psycho-physiologistes contemporains [1].

De mon côté, et dans mon modeste domaine, j'avais occasion d'observer au jour le jour un assez grand

[1] Tout récemment, M. Georges Dumas vient de publier, en un fort volume de plus de 500 pages, sa conception actuelle de la Tristesse et de la Joie. Plus affinée, elle ne diffère pas sensiblement de l'opinion résumée ci-dessus. Plusieurs chapitres sont consacrés à la psycho-physiologie, à la psycho-chimie, à la psycho-physique, à la psycho-mécanique de la Tristesse et de la Joie.

nombre de neurasthéniques, et je ne manquais point de
m'intéresser aux variations toutes particulières de leurs
états affectifs et intellectuels. Je me trouvais journelle-
ment en face de malades qui, profondément tristes,
inaptes au travail et découragés à 9 heures du matin,
se montraient singulièrement plus optimistes et plus
dispos aussitôt que le déjeuner de midi leur avait apporté
son réconfort. D'autres, voyaient leur mélancolie dépressive s'atténuer ou même disparaître pour un instant,
sous la seule influence d'un rayon de soleil, d'une
douche ou d'un bain statique bien donnés. A bon nombre
de reprises, les injections de sérum artificiel, dont
j'avais appris le maniement dans le laboratoire de
Chéron, à Saint-Lazare, avaient, sous mes yeux, tiré
mes malheureux dolents de leur douleur morale, de leur
pessimisme coutumier, et leur avaient procuré, pour
quelques heures, ce sentiment d'euphorie, de bien-être
physique et intellectuel où tendent les désirs de tous les
névropathes. Quelques-unes des observations que je fis
à ce moment-là eurent vraiment la précision d'expériences de laboratoire, et, répétées sur des centaines de
sujets, ne me permirent plus le doute sur les deux
notions que voici :

1° L'état mental des neurasthéniques est sujet à des
améliorations en apparence spontanées, mais qui dépendent, en réalité, de l'action stimulante, sur les centres
nerveux, de certains agents extérieurs, lumière, chaleur,
tension électrique de l'atmosphère, altitude, etc., etc. ;

2° Il est possible, à l'aide de certains agents thérapeutiques, chimiques ou physiques, heureusement proportionnés à la résistance momentanée du sujet, de placer en quelques instants ces malades dans un état mental euphorique, analogue aux périodes de bien-être qu'ils éprouvent spontanément.

Certes, cette trouvaille n'était que le rajeunissement d'une bien vieille idée. Il y a beau jour qu'on connaît l'action stimulante et réjouissante du vin, de l'alcool, du thé et du café que le langage expressif des faubourgs de Paris nomme « la graine de bonne humeur ». Pourtant, mes observations, grâce à la richesse actuelle de procédés dont dispose l'investigation clinique, revêtaient un certain caractère de précision expérimentale. J'en ai publié, çà et là, quelques-unes, que je demande la permission de reproduire ici.

Un de mes neurasthéniques, M. Lucien D..., en proie à de graves soucis d'affaires, vint un jour à ma consultation, particulièrement assailli par ses tourments habituels. Une dépression physique très marquée et notamment une extrême faiblesse du pouls (T. A. = 10 à 11 centimètres de mercure) accompagnaient cet accablement de l'esprit; accablement est bien le mot, car ses préoccupations se traduisaient, beaucoup plutôt par de l'abattement et par du découragement, que par de l'énervement et de l'angoisse. C'était un franc neurasthénique, absolument rebelle à la suggestion. J'en avais fait assez souvent l'expérience pour n'être pas tenté de recommencer ce jour-là.

Sans prononcer une parole en réponse à ses doléances, je m'efforçai de rehausser d'une façon toute mécanique son énergie nerveuse par une assez forte injection sous-cutanée de sérum artificiel, et par une grêle très drue d'étincelles de la machine électrique statique.

Le lendemain, M. Lucien D..., qui est un homme d'intelligence et de culture exceptionnelles, revint chez moi pour me raconter ce qui suit :

« Quelques minutes après vous avoir quitté, tout en songeant obstinément à mes échéances prochaines et, plus encore, à ma malchance habituelle, je sentis une transformation singulière s'opérer en moi. Mon corps qui tout à l'heure était si pesant à traîner, me paraissait plus léger; en venant chez vous j'avais peine à mouvoir mes jambes, et maintenant je sentais mes muscles se contracter avec une fermeté inaccoutumée. Ma pensée cependant restait encore triste, ou plutôt je me répétais machinalement, et un peu par entraînement, des phrases comme celles-ci : « Je suis perdu, j'ai assez de lutter, « mieux vaudrait cent fois être mort. Où est-il donc « Celui qui a promis la paix sur terre aux hommes de « bonne volonté ?... » Et pourtant je prenais une démarche sautillante et je me surpris à siffloter un refrain dénué de mélancolie. Pendant quelques instants encore, je continuai, je crois du moins, à penser triste; mais bientôt, je dus reconnaître que mes idées elles-mêmes se modifiaient irrésistiblement. Sans qu'aucun motif rationnel d'espérer fût intervenu, j'entrevoyais la possibilité de solutions heureuses. L'optimisme, la joie de vivre, dont je n'avais point reçu la visite depuis longtemps, étaient entrés en moi pour quelques heures. Je suis encore, après un jour passé, sous cette bienfaisante influence. »

Les jours suivants, j'ai tâché d'utiliser le souvenir de ce petit succès thérapeutique, pour influencer le moral de Lucien D...; mais ici encore cette ruse de psychothérapie, qui n'eût pas manqué son effet chez un hystérique, échoua tout à fait. L'état mental de mon malade ne s'améliora que quand je pus trouver la dose de stimulation mécanique proportionnée à la résistance de ses centres nerveux.

Par cette observation et par bien d'autres, j'ai acquis la conviction que les injections salines agissent, chez les neurasthéniques, non point du tout par la représentation mentale que se font les malades de leur effet probable, mais à titre de stimulant vrai du système nerveux central et du cœur, à titre de tonique très comparable à la caféine.

Les recherches de Chéron et de Huchard ne tardèrent pas, en effet, à montrer que les injections salines relèvent la pression du sang, en avigourant la fibre cardiaque et en provoquant un léger resserrement de la tunique moyenne de l'arbre artériel. Aujourd'hui, il est parfaitement démontré que, sous leur influence, il est possible de constater très habituellement un accroissement de la richesse du sang en globules rouges et en hémoglobine, une accélération très marquée de l'activité de réduction de l'oxyhémoglobine au sein de nos tissus, un rétrécissement souvent considérable du seuil de la sensibilité, une augmentation appréciable de l'acuité visuelle et de l'acuité auditive, une surproduction de l'urée excrétée en vingt-quatre heures, un rehaut de la force dynamométrique.

Cet effet indéniable sur l'ensemble des activités fonctionnelles s'étend, non seulement aux appareils moteurs, mais encore aux appareils glandulaires : les injections salines ont coutume d'accroître l'appétit en réveillant la sécrétion chlorhydrique des glandes de l'estomac, et c'est, sans doute, par un mécanisme analogue qu'elles combattent heureusement l'asthénie génitale. Après avoir ainsi relevé la tonicité dans l'ensemble des organes alanguis, endormis par la neurasthénie, elles atteignent l'état mental. Il faudrait, pour s'en étonner, oublier que quelques tasses de café ou quelques verres d'une boisson fermentée, changent, depuis que le monde est monde, la mélancolie en gaieté, la mollesse indécise en humeur belliqueuse. Ce moyen dont je parle beaucoup pour l'avoir beaucoup expérimenté, n'a d'ailleurs rien qui le distingue des autres stimulations mécaniques bien conduites des centres nerveux, bains minéraux, douches, bains de soleil et de lumière, massage, électrisation, cure d'air, etc., etc. Tous ces procédés, quels qu'ils soient, modifient le moral en même temps que le physique. Pour peu qu'on en abuse, ils dépassent souvent le but qu'on se proposait, énervent ou accablent au lieu de stimuler, rendent un nerveux colère, farouche ou plus désolé qu'auparavant, au lieu de lui communiquer la joie de vivre. J'ai vu souvent les bains salés, ou le massage trop prolongé rendre bavards, irritables, impatients, colères, des enfants qu'une dose moindre fait riants et tranquilles.

L'observation que voici me paraît fort démonstrative à ce point de vue.

J'ai eu chez moi pour quelques jours, une servante extraordinairement anémique, maigre et débile. Comme ses jambes la portaient à peine, elle me demanda le moyen de recouvrer un peu de force. Médicalement elle montrait tous les symptômes de la dépression neurasthénique et de l'anémie avancée; psychologiquement c'était une apathique, une Bretonne en proie au mal du pays, peureuse et tressaillant au moindre bruit, obsédée par la crainte de la tuberculose, mais douce, soumise, incapable d'un geste brutal ou d'un mot insolent.

Je lui donnai quelques préparations ferrugineuses sans succès. Au bout de quelques jours, je me décidai à lui faire une injection sous-cutanée de sérum artificiel, et j'eus recours d'emblée à une forte dose de solution concentrée. Je n'ai prononcé d'autre phrase que celle-ci, bien incapable de la suggestionner : « Peut-être cette injection va-t-elle vous donner un peu de ton, je n'en suis point bien sûr; je ne vois guère pour vous de traitement efficace que le retour au pays, et la vie au grand air. » Environ trois quarts d'heure après l'injection, mon attention fut attirée par un grand bruit dont se remplissait la maison. J'allai voir ce qui se passait, et je trouvai singulièrement transformée notre névropathe, si timide et si défaillante, si peureuse et si douce à son état normal : elle avait les joues rouges, les yeux brillants, le verbe haut, le geste exaspéré ; elle massacrait la vaisselle, fermait les portes à la volée, apostrophait avec indignation l'autre servante, bousculait le bébé, et donnait tous les signes de la colère dans l'ivresse. Or elle n'avait bu que du lait, et il fallut reconnaître qu'elle était ivre de sérum, comme certains nerveux sont ivres de café. Son système nerveux, exceptionnellement faible, était exceptionnellement irritable, et une dose de tonique qui, pour un sujet sain, ne lui fournit qu'une stimulation légère, bouleversait de fond en comble l'état mental de cette fille, la transportait de l'humilité à l'orgueil (elle ne cessait de parler de sa dignité personnelle, et de l'importance de sa famille à Pontivy), de la tristesse à la colère, de la douceur à l'exaspération, de l'impuissance d'agir à l'activité la plus désordonnée. Le fait est qu'elle a dépensé un nombre incalculable de contractions musculaires dans cette journée-là ; quand je l'interrogeai, elle disait avoir le sentiment que son corps était trop léger, comme prêt à ne plus toucher terre. Sa voix, habituellement sourde et chevrotante, résonnait avec beaucoup d'éclat. La nuit elle dormit à peine.

Deux jours après, j'eus la curiosité de renouveler la tentative avec une dose de moitié moindre. Cette fois elle ne répondit point par une crise de colère, mais seulement par de l'impatience et de l'énervement, des rires bruyants et des larmes, par un besoin de remuer sans cesse, de gesticuler, de parler haut, sans autre but appréciable que d'épuiser l'excès de force momentanément accumulé dans ses centres nerveux. Quelques jours plus tard, la malade reçut une dose plus modérée encore d'un sérum beaucoup moins concentré, et je n'obtins qu'un état neutre, sans dépression des facultés mentales, mais sans animation. Une dernière tentative, avec une dose moins faible, eut un résultat plus intéressant : ma malade, dûment tonifiée, se sentit forte, calme, heureuse de vivre, contente de pouvoir accomplir son travail sans fatigue ; sous l'influence de la dose qui lui convenait exactement, son visage garda, pendant une dizaine d'heures, une expression de bonne humeur, de joie tranquille, de calme activité. Et désormais la même dose détermina presque toujours le même effet.

Après bien des tâtonnements, après avoir frappé tour à tour à la porte de la colère, à la porte des larmes, à la porte de l'énervement, à la porte de l'indifférence, j'avais fini par voir apparaître la joie de vivre, le bonheur d'agir, ce qui doit être en somme, pour un neurasthénique, l'état le plus souhaitable. Je l'avais rencontrée à ce degré d'excitation légère du système nerveux qui est au-dessus de l'indifférence, au-dessous de la colère et de l'énervement. Le cycle était complet. Une pauvre servante, dont le cerveau débile réagissait facilement, venait de me révéler la hiérarchie des émotions humaines.

J'ai déjà dit et je redis bien volontiers que les observations de ce genre sont vieilles comme le *mens sana* ; que tous les médecins neurologistes, tous les directeurs de maison de santé ont vu s'améliorer de même l'état mental de leurs neurasthéniques sous l'influence de moyens tout à fait comparables à ceux que j'ai coutume d'employer ; la cure d'air, surtout, agit parfois d'une façon immédiate sur la dépression mélancolique à tous ses degrés. Mais dans l'esprit d'un très grand nombre de mes confrères — qu'ils causent de cette question ou qu'ils en écrivent — on peut toujours surprendre cette idée que le malade doit sa guérison surtout aux encouragements qu'ils n'ont cessé de lui donner, à cette lutte psychothérapique qui s'établit entre la volonté du médecin et l'entêtement du malade. Il y a, dans cette manière de voir, une part de vérité que nous tâcherons de dégager tout à l'heure ; mais ce qu'il faut constater tout de suite, c'est que ce renouveau de joie de vivre et d'espérance est, non seulement accompagné, mais précédé d'une accélération de toutes les énergies vitales.

Quand on observe ses malades tous les jours ou tous

les deux jours, en substituant à la partialité de son propre jugement l'impartialité des instruments de mesure, on note, sur les graphiques ainsi recueillis, la hausse de la pression sanguine et de l'état des forces, la réapparition du pouls capillaire montrant que la périphérie cède sous l'impulsion plus vaillante du myocarde, que le sang se concentre par resserrement de l'arbre artériel et chasse l'eau dans les tissus péri-vasculaires, que l'hémoglobine augmente, et que la réduction du sang rouge en sang noir se fait avec une vitesse d'un quart ou d'un tiers supérieure à celle de naguère; que le seuil de la sensibilité se rétrécit considérablement, que les échanges respiratoires sont plus actifs, la nutrition moins tardive. C'est seulement lorsque toute cette accélération vitale s'est affirmée, que la tristesse se dissipe, et que l'esprit peut de nouveau concevoir l'espérance.

CHAPITRE X

L'ÉTAT MENTAL (*Fin*).

SOMMAIRE. — Le fonctionnement mineur des organes se réflète dans l'état mental. — La tristesse neurasthénique est un phénomène de cénesthésie. — Objections que soulève cette doctrine. — L'état mental survit parfois à la guérison de l'état somatique; interprétation et conduite à tenir en pareil cas. — Le traitement de l'état mental. — Impuissance de la suggestion. — C'est le relèvement de l'activité vitale qui guérit les neurasthéniques de leurs stigmates mentaux.

Qu'est-ce donc que cet état de mélancolie, de pessimisme, de découragement, qui caractérise au premier chef l'état mental de nos malades? On peut, je crois, répondre sans hésitation que ce n'est rien que le reflet mental de l'état physique préalable dont nous venons de constater la réalité objective à l'aide du dynamomètre, de sphygmomètre, de l'hématimètre, du compas de Weber, de l'appareil d'Hénocque, de l'analyse chimique des excreta. Nous voilà bien loin de l'idée, pourtant fort répandue, d'une maladie primitivement psychique, presque imaginaire.

Au moment où le D' Chéron écrivait, en vue de sa communication au Congrès de Caen pour l'avancement

des sciences (1894), sa remarquable étude sur la *Neurasthénie utéro-gastrique*, nous eûmes, lui et moi, sur
les symptômes objectifs de la maladie de Beard, une
série de conversations d'où est née ma conception
actuelle de la neurasthénie. Je l'ai ébauchée dès 1895,
dans un mémoire lu au Congrès neurologique de Bordeaux, et reproduit *in extenso* dans la *Revue de Médecine*[1]; elle peut se résumer d'un mot, beaucoup plus
paradoxal en apparence qu'en réalité : il y a une anatomie pathologique de la neurasthénie.

A l'idée vraiment un peu confuse et rébarbative de
l'entéroptose et de l'hépatisme, tels que les conçoit
M. Glénard, Chéron a été en effet le premier à substituer l'idée, à mon sens plus lumineuse et plus exacte,
de viscéroptose plus ou moins générale par insuffisance
de l'influx nerveux. Pour lui, le surmenage initial est
au cerveau. Sous l'influence d'un excès sensitif ou moteur
ou bien encore d'une intoxication, les cellules grises des
centres nerveux perdent de leur vitalité, de leur influence
motrice, sécrétoire et trophique ; désormais il y a diminution d'énergie fonctionnelle dans tous les organes de
l'économie, qu'il s'agisse de fibres musculaires ou de
glandes.

L'estomac se distend, et dans les cas graves se dilate,
en même temps que sa sécrétion participe à l'hyposthé-
nie. L'intestin, mal soutenu par une paroi abdominale

[1] 10 février 1896.

affaiblie, tombe en paquet, tout en se laissant gonfler
par les gaz. Le foie, légèrement hypertrophié par le
surcroît de besogne que lui donnent les toxines intestinales, sort de sa loge, pèse sur le rein droit qui glisse
en bas et flotte. Par leur fatigue profonde, résultant de
l'affaiblissement de leur tonus, les muscles à fibres
striées ont aussi leur façon de ptose ; celle de l'appareil
circulatoire consiste dans la mollesse contractile du
myocarde et dans la distension totale de l'arbre artériel
avec hypoglobulie apparente et hypotension ; chez la
femme, les ligaments suspenseurs de la matrice, perdant
aussi de leur élasticité et de leur tonicité, le col descend
jusqu'au contact de la paroi postérieure du vagin (utéroptose ou métroptose de Chéron) ; si la femme, à un
âge où les fibres élastiques commencent à devenir
friables, la trentaine passée, accouche d'un gros enfant,
il arrive que les parois du vagin n'opposent plus de
résistance à l'envahissement de leur cavité par la vessie
et le rectum : cystocèle et rectocèle sont des ptoses à
leur manière ; les varices, le varicocèle, maladies par
rupture de fibres élastiques et atonie des fibres musculaires peuvent rentrer, je crois, dans la même catégorie.
Chez la plupart des hommes neurasthéniques, le crémaster est à l'état de flaccidité presque constante. Certains malades, qui s'observent beaucoup à ce point de
vue spécial, — nous l'avons vu dans le chapitre précédent — ont attiré mon attention sur cette atonie locale,
et m'ont ainsi permis de constater que, bien souvent,

elle va de pair avec l'atonie des parois gastriques, l'hyposécrétion orchitique faisant pendant à l'hypopepsie[1].

Voilà donc un assez vaste ensemble d'organes affaissés, demi-taris, fonctionnant au-dessous de leur tâche, et maintenus, à part quelques poussées en feu de paille, dans un état intermédiaire entre la veille et le sommeil. On comprend après un pareil groupement, que nous ayons pu prononcer tout à l'heure le mot d'anatomie pathologique du syndrome de Beard.

Mais, dira-t-on, comme nous voilà loin de la question proposée, et le singulier psychologue, à qui nous parlons état mental, et qui nous répond amyosthénie, dyspepsie, utéroptose et rein flottant ! Nous sommes beaucoup plus près de la question qu'il ne semble au premier abord. Je puis le dire en effet maintenant : l'état mental neurasthénique ne peut être rien d'autre que la conscience obscure et trouble de cette baisse de fonctionnement, de cette diminution vitale dont chaque muscle, dont chaque glande sont frappés.

L'écorce grise de notre cerveau est, comme chacun sait, le lieu où aboutissent finalement les fibres nerveuses centripètes venues de toutes les parties du corps ; ces neurones sensitifs ont pour mission principale de porter perpétuellement au cerveau, avec les sensations musculaires, tendineuses, aponévrotiques, etc., le sentiment

---

(1) Brown-Séquard prétendait que la faiblesse humaine provenait de l'arrêt de la sécrétion testiculaire ; mais il nous paraît clairement aujourd'hui que cet arrêt de sécrétion n'est qu'un symptôme local et secondaire de l'épuisement primitif des centres nerveux.

de l'intensité vitale de l'organe. C'est ainsi que nous avons sinon conscience très nette, du moins subconscience perpétuelle de la pesanteur ou de la légèreté de notre corps, de la paresse ou de l'activité de tous les appareils de notre économie. Quand tout un organisme demeure pendant un certain temps à l'état de vitalité mineure, ayant ses muscles amollis, son tissu élastique détendu, ses organes splanchniques en ptose, ses glandes appauvries, son cœur mou, ses artères relâchées et son sang dilué, quand notre corps nous paraît lourd par suite de la rupture du rapport normal entre le poids brut de ce corps et l'énergie du système nerveux qui le maintient debout, nous voyons apparaître comme complément nécessaire de cet ensemble symptomatique, la modification du caractère et de l'esprit. Songez que ces nerfs sensitifs dont nous parlions tout à l'heure ne cessent pas d'apporter au cerveau la sensation de déchéance, d'amoindrissement, d'impouvoir fonctionnel. Est-il concevable que devant de tels témoignages de misère physiologique totale, un cerveau, prédisposé au nervosisme, puisse conserver de l'entrain et du plaisir à vivre.

Songez en outre, qu'il se renseigne sur lui-même, qu'il constate à toute minute combien sa mémoire a perdu de sa précision, combien malaisément se fixe son attention volontaire, combien vite elle se fatigue ; combien son intelligence a tôt fait de s'obnubiler au bout de quelques instants de lecture ou de travail personnel ;

il sait que sa faculté de vouloir, toute dénuée d'impulsion, hésite et trouve autant de raisons pour que contre, alors qu'il s'agirait de se décider promptement ; il sait que, frappé d'aboulie, ne pouvant plus vouloir, il effleure la folie du doute [1] ; que sa personnalité, pour n'être pas profondément dissociée, subit une évidente diminution d'ensemble. Comment voulez-vous qu'avec cela il soit autre chose que triste et découragé ?

Mais, pour que se conçoive clairement la possibilité de l'état mental neurasthénique, point n'est besoin de supposer que le malade ait conscience de sa déchéance intellectuelle. Les lypémaniaques, qui sont fort tristes, ne se doutent même plus de l'impouvoir de leur esprit. Il y a plus, au cours de mes recherches sur les épileptiques et sur certaines particularités de leur état mental, j'ai eu l'occasion de recueillir et de rapporter l'observation d'un malade qui, à la période d'exaltation nerveuse précédant ses crises, ne manquait pas de se montrer hautain, querelleur, orgueilleux, entreprenant avec les femmes, plein d'insolence et de dédain pour la religion ; tandis que, dans l'épuisement nerveux consécutif aux accès comitiaux, on le voyait en proie à la tristesse la plus noire, craintif, humble, plein de scrupules, en proie au remords de fautes imaginaires. Or, ce malade

---

(1) Chacun connaît de ces nerveux qui, sortant de chez eux et ayant achevé de descendre leurs cinq étages, doutent s'ils ont fermé leur porte à clé, remontent tout en haut, s'assurent par deux ou trois fois que le verrou est mis, redescendent et ne savent plus, dès qu'ils sont en bas, s'il faut en croire leur mémoire.

n'avait évidemment que la plus obtuse conscience de son état d'esprit. Sa pensée se contentait de refléter obscurément l'exaltation ou la dépression de tout son organisme.

Tout nous l'affirme : ces états affectifs, manifestement secondaires, subissant les oscillations les plus amples, sous l'influence de l'orage ou de la neige qui menacent, d'un rayon de soleil, de l'approche des règles, d'un changement d'altitude, d'une perle de caféine ou d'une piqûre d'eau salée, ne sont rien que le retentissement mal conscient dans le cerveau, d'un état préalable d'excitation fonctionnelle ou d'épuisement de tout l'organisme.

Le mécanisme de l'état mental neurasthénique peut donc se résumer ainsi : primitivement surmenée par un excès de travail, par un excès de sensation ou par quelque intoxication, l'écorce grise se trouve placée dans un état intermédiaire entre l'activité et le repos, en demi-fonctionnement, en hypovitalité. Nos connaissances actuelles sur la structure des neurones centraux nous permettent de nous représenter anatomiquement cette attitude demi-rétractée, demi-réveillée, des prolongements de la cellule nerveuse. Il en résulte comme conséquence nécessaire, que la tonicité de chaque organe, l'activité de ses sécrétions et, finalement, la nutrition générale, se fixent eux aussi, au cran de la vitalité mineure, les nerfs de sensibilité donnant connaissance au cerveau de cette misère fonctionnelle, de cette pauvreté de vie. Autrement dit, la tristesse neurasthénique est un phénomène de cénesthésie.

Une objection vient ici à l'esprit de tout le monde, que je n'entends pas éluder. A ce compte, me dira-t-on, tout être vivant en état de misère physiologique devrait être un neurasthénique, et vous savez qu'il n'en est rien.

Or, voici ce que je réponds :

1° Pour devenir neurasthénique au sens véritable du mot, il faut quelque chose de plus qu'un simple surmenage ; il faut un certain degré d'hérédité nerveuse, une tare légère de dégénérescence ; ceux qui, sans hérédité, sont victimes d'une très importante fatigue, ne méritent pas d'autre nom que celui de déprimés du système nerveux : encore les symptômes qu'ils offrent à notre observation ne diffèrent-ils que par leur intensité des stigmates mentaux du syndrome de Beard.

2° Tout être humain extrêmement épuisé par une maladie dont il est convalescent, a tendance à la mélancolie neurasthénique toutes les fois que la convalescence traine, et que chaque jour n'apporte pas un surcroit de force et d'appétit ; ici, il est trop rationnel d'espérer avec certitude un retour à la santé pleine, pour que le désespoir puisse s'installer à demeure, tandis que, dans les déchéances vitales chroniques, la mélancolie est de règle, comme on le voit chez les phtisiques et chez les cancéreux. Rien ne ressemble à l'état mental d'un neurasthénique comme l'état mental d'un tuberculeux ;

la preuve, c'est que souvent, les plus exercés d'entre nous prennent un bacillaire pour un simple nerveux, jusqu'au jour où quelque gros signe d'auscultation ou l'examen bactériologique des crachats, nous apprenne la vérité.

Telle est donc, j'en suis convaincu, la genèse de la tristesse habituelle aux névropathes. Les autres stigmates mentaux de la neurasthénie s'expliquent du même coup. Si le cerveau devient peureux, timide, enclin à ne songer qu'aux maladies graves et à se représenter le mépris perpétuel ou la haine d'autrui, c'est qu'il a conscience du peu de résistance effective que la personne dont il fait partie peut opposer aux microbes envahisseurs, et aux adversaires dans la lutte pour l'existence. C'est une règle de psychologie que tout organisme qui vit peu, ne pense qu'à la mort, tandis qu'un organisme débordant de vie ne peut pas concevoir le non-être ; et de même la honte, l'humilité, les scrupules, la crainte de se montrer, l'envie de se terrer et de se dérober à tous, sont, chez le neurasthénique comme chez l'épileptique accablé par ses convulsions, le reflet dans l'esprit d'un état corporel.

Quant aux phénomènes d'excitation en feu de paille qui surviennent chez nos malades épisodiquement, nous avons déjà dit comment il nous paraît qu'on doit les comprendre.

Autre objection :

Si l'état mental neurasthénique n'est que la conséquence nécessaire de la fatigue organisée, il suffira d'un traitement tonique pour réduire à néant les stigmates psychiques ; or, nous voyons à chaque instant nos malades demeurer pessimistes et désolés, alors même que leur tension artérielle s'est relevée, que leur estomac fonctionne mieux, que leurs muscles ont repris de leur tonicité.

Distinguons. J'affirme, et je ne crains d'être contredit par aucun médecin de neurasthéniques, que la médication tonique, sous l'une ou l'autre de ses formes, est de beaucoup la plus efficace de toutes celles qu'on ait mises en œuvre jusqu'à ce jour ; dans un très grand nombre de cas, elle suffit parfaitement à relever la dépression psychique après avoir guéri la misère physiologique. J'ai, de ce fait, des exemples tellement nombreux que je le considère comme habituel et banal.

Mais j'accorde que, quelquefois, l'état mental oppose au traitement ordinaire une résistance particulièrement longue et qui semble le différencier de l'état somatique. C'est que, dans quelques cas anciens, l'état psychique, après n'avoir été pendant longtemps que le reflet de l'état des organes, finit par prendre une existence personnelle, par se constituer une sorte d'indépendance. M. Paulhan, dans sa série d'études sur ce qu'il a nommé la synthèse mentale, a bien précisé les lois de cette formation psychologique, de cette forteresse intérieure qui fait que, quand un cerveau vit depuis longtemps au cran de la tristesse et des émotions déprimées, il tourne en tristesse et en dépression tout ce qui passe à sa portée. Ce qui pour tout autre serait un sujet de contentement, devient pour lui sujet à lamentations.

Voyez encore ici le fossé qui sépare le mal de Beard de l'hystérie.

Deux jeunes hommes de ma clientèle, l'un hystérique, l'autre neurasthénique, ont reçu ce que l'on est convenu d'appeler une bonne nouvelle, et chacun d'eux a réagi d'une façon bien caractéristique. L'hystérique, qui est artiste de talent, a beaucoup souffert de se voir, pendant quelques années, méconnu d'une partie de la critique et du public ; sa névrose tenait évidemment à cette idée : il se trouva qu'un jour, une très haute récompense lui fut décernée par le jury, et que, du même coup, plusieurs de ses tableaux se vendirent un très beau prix. Cela suffit à le guérir, on peut dire complètement, de tous les symptômes appréciables de sa névrose.

L'autre, le neurasthénique, dont le mal est enraciné, est un magistrat de grand mérite, victime du double surmenage intellectuel et sentimental. On l'a nommé ces temps derniers chevalier de la Légion d'honneur, et cette distinction, qui n'oblige point à payer de sa personne, n'a su déterminer chez lui qu'un sentiment de découragement plus profond ; il s'est vu en proie aux railleries de tous, a trouvé que l'on choisissait bien mal son moment pour décorer un demi-gâteux comme lui et n'a cessé de redire à ses proches et à ses intimes que le ruban rouge ne ferait que souligner amèrement le ridicule, déjà si évident, de sa misérable personne. Celui-là a guéri, très bien guéri, après une cure de sérum et une cure d'altitude ; mais combien de lypémaniaques graves ne voyons-nous pas se décider au suicide, précisément à l'heure où leur carrière se couronne par l'élévation à un poste important. Nous avons eu, dans la profession médicale, un douloureux exemple de cette façon de finir.

Et si vous m'objectez encore qu'une bonne nouvelle, qu'un heureux changement de situation a parfois fait du bien à vos neurasthéniques, je ne nie pas que, dans les cas bén ·., un événement heureux ne puisse servir de tonique efficace, puisque souvent un événement malheureux est la cause qui détermine l'hypovitalité de la cellule cérébrale.

Il est temps de nous résumer.

L'hystérie nous apparaît nettement comme une maladie corporelle engendrée par l'idée, tandis que la neurasthénie doit se concevoir désormais comme une maladie de l'esprit née du fonctionnement appauvri de notre organisme physique. Non seulement les deux névroses ne sauraient être confondues, mais elles sont, on pourrait presque dire, le contraire l'une de l'autre. L'une d'elles nous montre le rétrécissement en surface du champ de notre conscience, l'autre se passe en oscillations verticales au long de l'échelle de nos énergies.

« A maladie psychique (et la neurasthénie n'est rien d'autre), il faut un traitement psychique, » s'écrie M. Gilles de la Tourette, près de terminer ses *Leçons sur les États Neurasthéniques*. C'est une assertion qu'il me parait tout à fait impossible d'accepter désormais sans la préciser davantage.

J'affirme, pour l'avoir essayé mille fois, que la neurasthénie vraie ne guérit pas par la suggestion; que les névrosés de cette sorte ne sont justiciables de la psycho-thérapie que quand ils sont en même temps des hystériques et des neurasthéniques, ce qui d'ailleurs me parait être beaucoup plus fréquent qu'on ne le dit; ou bien encore, lorsque leur synthèse mentale s'est fortifiée tellement dans sa mélancolie et dans son pessimisme, qu'elle s'est fait en quelque sorte, une personnalité indépendante de la misère physiologique qui l'avait primitivement engendrée. C'est ainsi que l'on voit les neurasthéniques très endurcis ne pas vouloir guérir, se vautrer dans leur mal, prendre en grippe, à leur propre insu, le médecin qui les améliore, tant toute leur pensée, embourbée dans son mal, trouve contradictoires, et par conséquent irritantes, toute source d'espoir, toute ébauche de joie qui pourraient venir jusqu'à elle. En pareil cas, il faut que le médecin sache, à un moment donné, s'effacer du traitement; qu'il envoie le malade à l'air pur des montagnes en lui conseillant d'oublier toute thérapeutique; et souvent, les neurasthéniques, débarrassés de la présence de cette sorte d'ennemi de leur personnalité maladive, achèvent, sans s'en apercevoir, de la dépouiller tout à fait.

Hors ces cas-là, un neurasthénique est passible de la suggestion dans la proportion où il est hystérique.

L'hystérie, fille de l'idée, doit guérir par l'idée; la neurasthénie, fille de la fatigue, doit guérir par la médication tonique, méthodiquement appliquée.

Si maintenant, en nous guidant uniquement sur les résultats acquis dans notre pratique, nous cherchons à poser les bases d'un traitement efficace de l'état mental neurasthénique, nous pourrons nous convaincre que les faits observés sont d'accord avec la doctrine, et que la thérapeutique rationnelle est en même temps celle qui améliore ou guérit le mieux les malades.

Accoutumé à voir, depuis une dizaines d'années, des névropathes dont la plupart avaient déjà bien des fois consulté, et qui venaient à moi en désespoir de cause, encombré de neurasthéniques endurcis qui avaient essayé quelquefois pendant plusieurs mois, de tous les traitements à mesure qu'un auteur les préconisait, j'ai pourtant pu me faire une statistique qui dépasse, je crois, en améliorations franches, vraiment acquises, ou même en guérisons, les moyennes habituelles.

Ces résultats, je les dois, j'imagine, à ce que, non content d'employer exclusivement tel ou tel ordre de moyens, je me suis efforcé d'instituer une cure d'ensemble s'adressant à chaque symptôme. Je ne suis partisan ni du régime alimentaire, ni du massage, ni de la douche, ni de l'électricité, ni des injections salines, ni du repos systématique, ni du travail intellectuel gradué, en tant que moyens isolés, mais de tout l'ensemble de ces procédés, utilisés selon la prédominance de tel ou tel symptôme, et dans le moment opportun.

Il n'y a guère qu'une méthode à laquelle je répugne tout à fait, c'est celle qui consiste à beaucoup droguer ses malades. L'hygiène thérapeutique suffit, on peut dire toujours, à faire à un neurasthénique tout le bien dont il est susceptible.

A mon avis le médecin de neurasthéniques doit être armé de qualités toutes personnelles dont il faut d'abord dire un mot.

Je ne crois pas qu'il lui soit indispensable d'être très savant neuropathologue ni même profond psychologue. Il faut par-dessus tout que les neurasthéniques l'intéressent, qu'il ait l'expérience de leur mal, et j'irai jusqu'à dire l'expérience personnelle. Il est plutôt nuisible qu'il soit lui-même en crise de neurasthénie, dans le moment où il exerce, mais il est excellent qu'il soit passé par là, qu'il soit lui-même descendu au fond de ce trou noir, qu'il ait touché le tuf et qu'il soit revenu ensuite à la lumière. Non seulement l'exemple de sa propre guérison pourra servir d'encouragement perpétuel à ses malades, mais encore il saura leur décrire, d'une façon vécue, et de manière à leur montrer jusqu'à quel point il les comprend, tous les recoins de leurs misères physiques et intellectuelles.

Les névropathes montrent plus d'abandon, plus de fidélité à un médecin qui pénètre du premier coup dans l'intimité de leur état mental; dans lequel ils reconnaissent un des leurs qui a solidement reconquis toute sa fermeté d'âme, toute sa faculté de vouloir, toute l'activité de ses muscles et de son esprit. Tandis que, s'ils frappent à la porte d'un praticien qui les tient pour malades imaginaires, tourne leur mal en railleries et paraît s'ennuyer de leurs plaintes trop longues, ils se replieront sur eux-mêmes et s'en iront pour ne plus revenir.

Or, il faut qu'ils reviennent, il faut qu'un corps à corps durable s'établisse entre le médecin et le mal, et plusieurs semaines sont nécessaires d'abord, pour restituer le tonus aux muscles, l'activité aux sécrétions, l'intensité à la nutrition, et ensuite, pour rompre les habitudes contractées par les centres nerveux et réduire cette forteresse de la synthèse mentale dont nous avons parlé. Quiconque prétend guérir un névropathe avec une ordonnance, me paraît méconnaître de la manière la plus lourde la nature de la névrose et sa ténacité. Si le médecin traitant ne prend pas le parti de mettre ses malades dans une maison d'isolement — et je crois pour ma part qu'il peut souvent s'en dispenser — du moins faut-il qu'il donne de lui-même des soins presque quotidiens afin qu'il n'y ait point de trou dans la trame qu'il doit tisser.

La première consultation doit être longue et l'examen qu'on y pratique, détaillé. Il m'arrive souvent de fixer ce premier rendez-vous pour une heure en dehors de ma consultation afin de n'être pas talonné par l'impatience d'autres malades et d'étudier à souhait le nouveau venu. Un nerveux vous est toujours reconnaissant du temps que vous consacrez à vous occuper de sa personne et cela vous permet de recueillir une véritable observation détaillée, comme on n'en prend guère à l'hôpital où les neurasthéniques restent peu. Il est d'ailleurs évidemment utile de s'assurer que l'on n'a point affaire à un paralytique général au début, à un tuberculeux latent ou même à un hystérique, la cure de l'état mental devant différer du tout au tout selon qu'il s'agit de l'une ou de l'autre névrose.

Le diagnostic bien posé, le premier temps du traitement doit consister dans la suppression aussi complète que possible de tous les excitants du système nerveux. Quelques-uns sont hors de notre portée comme ceux qui résultent des intempéries des saisons et des variations de l'état électrique de l'air. Nous ne pouvons guère les épargner à nos malades qu'en les envoyant pour quelques semaines dans un pays au climat stable ou sur un haut plateau. Or, ce qu'ils nous demandent presque toujours, c'est de guérir sur place et sans qu'ils soient contraints d'interrompre leurs occupations; c'est la difficulté qu'il est intéressant de vaincre.

Rien ne nous y aide mieux qu'un bon régime alimentaire.

Supprimer à un neurasthénique l'alcool et toutes sortes de boissons fermentées, tous les aliments aisément putrescibles et fermentescibles, toutes les choses lourdes et de digestion pénible ; l'empêcher, au moment des repas, de diluer son suc gastrique, déjà pauvre, dans des flots de liquide ; le faire boire abondamment, en revanche, aux heures où l'estomac est vide, de façon à laver son rein et son foie — c'est, du même coup, lui procurer une détente nerveuse et mentale, une sorte d'allégement de tout son être, c'est restituer de la clarté à ses idées, de la lucidité à ses moyens d'expression.

Les partisans de la doctrine qui fait tout dériver de l'estomac, tirent de ces résultats, vraiment constants, je le reconnais volontiers, cette conclusion que le traitement du syndrome de Beard tient tout entier dans le régime alimentaire. C'est aller trop loin, à mon sens. Le régime améliore indubitablement l'état mental neurasthénique : il supprime presque à lui seul l'ensemble des phénomènes d'excitation psychique, les bouffées de colère, l'énervement, les larmes, et même les crises d'angoisse, les phobies. Mais que de choses demeurent inattaquées, que de symptômes restent debout, celui-là justement que je tiens pour fondamental, la dépression intellectuelle et physique. Le régime tue l'énervement, mais ne détruit pas la fatigue : il la fait à

la fois plus calme et plus profonde, s'il lutte victorieusement contre l'état de tension farouche de certains névropathes chez qui la neurasthénie ne fait que masquer
l'artério-sclérose commençante, il est sans action sur la
fatigue et la tristesse vraie, sur la timidité, la crainte,
sur la paresse et l'aboulie, qui ne disparaîtront que par
le relèvement progressif, méthodique de l'énergie vitale.
M. Albert Robin ne me démentira pas, lui, qui a cru
devoir joindre à l'hygiène alimentaire, qu'il sait manier
mieux que personne, la précieuse médication glycéro-
phosphatée dont il est l'inventeur.

Donc, après une première période de suppression des
excitants par le régime, auquel j'adjoins le plus souvent
le bain statique sans étincelles, lorsqu'on a obtenu la
neutralisation, si j'ose dire, du système nerveux, il faut
entreprendre le second temps de la cure, lequel consiste
à redonner lentement, progressivement, sans relâche,
de la force, de l'énergie et de la trempe aux cellules de
l'écorce grise et, par leur intermédiaire, à toutes les
fonctions de mouvement, de sécrétion, de nutrition.
Quand elles seront revenues sans brusques à-coups à
leur niveau normal, nous verrons le cerveau en prendre
conscience et, si l'état mental n'est pas cristallisé dans
de trop vieilles habitudes, nous lui verrons reprendre sa
vigueur, sa confiance en lui, sa fermeté sous l'incitation
constante de ces nerfs afférents lui apportant la notion
de force, comme ils lui apportaient naguère la notion
de déchéance fonctionnelle.

Et maintenant il nous faut faire un choix parmi tous les moyens d'activer la nutrition, que nous offre la thérapeutique moderne, j'avoue ma répugnance, excessive peut-être, en face des médicaments proprement dits, de toutes ces préparations de caféine, de kola, que je tiens seulement pour des expédients utiles dans un moment de dépression quand le médecin n'est pas là, ou dans le cas où le malade a le besoin de déployer une énergie d'exception. C'est une loi très générale à tous les agents de thérapeutique chimique que, pour un même résultat, il en faut une dose chaque jour un peu plus élevée. On observe le fait contraire quand on emploie cette autre catégorie de moyens dont l'action est surtout mécanique : à mesure qu'ils agissent ils se rendent moins nécessaires et l'on est bientôt obligé de les espacer de plus en plus jusqu'à suppression complète.

Dans son ouvrage consacré à l'*Hygiène du Neurasthénique*, M. Gilbert Ballet insiste avec infiniment de raison sur les bienfaits de la cure d'altitude moyenne ; c'est à son avis une des meilleures façons de traiter la maladie de Beard. On ne saurait assez abonder dans ce sens. Le séjour sur les hauts plateaux apporte à la nutrition une accélération vraiment très précieuse. On sait depuis les recherches de Viault (de Bordeaux), de Egger, de Muller, qu'un homme qui, dans la plaine, a 5 millions de globules, en a 6 millions et demi à 1500 mètres d'altitude. Chéron, dans ses études sur l'hyperglobulie instantanée, nous a révélé le mécanisme de ce phénomène si intéressant, dû en très grande partie, à l'hypertension artérielle, au resserrement de l'arbre circulatoire, et à la concentration du sang par chasse d'eau dans les tissus péri-vasculaires. Le neurasthénique sur la montagne sent son corps léger, souple et dispos, il meurt de faim, digère avec une aisance dont il n'était pas coutumier, dort neuf heures de suite, et dès les premiers jours voit se dissiper sa tristesse, en même temps qu'il cesse de ne penser qu'à lui. C'est là du moins ce qui se passe pour beaucoup de malades.

Mais nous avons, à notre disposition et sous la main, sans qu'il soit nécessaire de quitter sa maison et ses occupations, un certain nombre de moyens véritablement comparables sinon tout à fait aussi complets : Ce sont toutes les stimulations mécaniques de nos périphéries sensitives, celles qui portent sur les nerfs de la peau, comme les bains, les douches, le gant de crin, les étincelles électriques ; sur les nerfs des muscles, des aponévroses et des tendons, comme le massage ; sur les nerfs de la muqueuse respiratoire comme toutes les vapeurs et les gaz stimulants ; sur les nerfs de la muqueuse digestive comme les phosphates de soude et de chaux et les eaux salines ; sur les nerfs sensitifs des parois des vaisseaux, comme les injections hypodermiques de sérum artificiel, de suc orchitique, de suc nerveux, etc., etc.

Toutes ces sortes de stimulations nerveuses, à la seule condition qu'elles soient modérées et proportionnées à la force de résistance du sujet, agissent comme la cure d'air, en déterminant de l'hypertension artérielle, de l'hyperglobulie instantanée par concentration du sang, et en procurant au malade la sensation d'euphorie, en lui redonnant, avec le goût de vivre, la possibilité d'espérer. Cette sensation de bien-être, accompagnée de l'hyperglobulie qui en est comme la preuve objective, palpable, je l'ai mille fois constatée après l'injection saline ; Winternitz l'a, de même, observée après la douche froide. John Mitchell après le massage, M. Brouardel après le purgatif salin. L'électricité statique, les courants de haute fréquence, les bains salés, agissent de la même sorte avec plus ou moins de bonheur, avec plus ou moins de durée. C'est à l'injection hypodermique de sérum artificiel, dont j'ai coutume de tempérer et de compléter l'effet par le bain statique, que je dois les résultats vraiment très heureux que j'obtiens ordinairement aux points de vue inséparables de l'état physique et de l'état mental. Ils ont cela d'assez commode qu'un médecin peut en faire usage dans son cabinet, gardant ainsi la direction du traitement, et revoyant assez fréquemment son malade pour ne rien perdre des oscillations de son activité vitale. Aussi bien ai-je pris coutume de recueillir à chaque consultation, l'état des forces au dynamomètre, les variations de la pression artérielle et du nombre des pulsations, souvent aussi celles du seuil de la sensibilité et de l'activité de réduction de l'oxyhémoglobine ; ce sont des guides autrement sûrs que le simple aspect du malade, ou l'audition de ses doléances.

Quand le mal n'est pas trop anciennement enraciné, l'état mental cède assez vite à ces sollicitations méthodiquement réitérées. Il faut prendre un peu plus de peine quand on est en face d'une synthèse mentale morbide très fortement constituée, d'une forteresse très armée. Ce qu'il y a de vraiment terrible en pareil cas, c'est que le malade, encore qu'il vienne vous trouver pour demander secours, ne veut littéralement pas guérir. Il s'est tellement adapté à sa manière d'être, il a si bien fini par faire son lit dans sa misère qu'il s'y tient, qu'il s'y vautre, que toute parole de consolation ou d'espoir ne fait que l'exaspérer, tant elle contrarie le courant de ses idées constantes. J'ai vu parfois des neurasthéniques graves et des mélancoliques prendre en grippe le médecin qui pourtant leur faisait du bien, qui relevait leurs forces, les contraignait à se nourrir et redonnait la sensation de vie à un cerveau qui ne voulait que penser au suicide.

Chez ces malades, le consentement à guérir est le premier signe du mieux. Il faut beaucoup de patience, beaucoup de petites ruses et beaucoup de persévérance surtout pour y mener ces malheureux. C'est encore en insistant sur la médication tonique, en contraignant l'esprit à prendre conscience des résultats dûment acquis, que l'on y parviendra le mieux. Pour déloger ces habitudes depenser trop invétérées, poiur détruire ces idées fixes — non pas primitives et créatrices comme dans l'hystérie, mais secondaires — il est d'un grand secours de régler la vie du malade, de le contraindre à travailler physiquement et intellectuellement, de lui faire employer l'énergie qu'on lui donne, de le forcer à constater ce dont il est devenu capable. La cure par le travail qui, au début, fatigue inutilement le malade et retarde sa guérison, devient très utile plus tard.

Ainsi donc le traitement psychothérapique de la neurasthénie est un traitement qui n'atteint le moral qu'à travers le physique, imitant en cela la nature du mal et suivant pas à pas sa trace. Sans doute le médecin qui voit fréquemment son malade, gagne sa confiance, prend sur lui un heureux ascendant, et lui donne, du fait de sa seule présence, un sentiment de sécurité qui est d'un bon secours ; mais ce sentiment, qui s'efface bien vite après la consultation pour faire place à cette sensation de baisse vitale et de déchéance dont tout le corps parle à l'esprit, n'a rien à voir avec la suggestion vraie, dont seul l'hystérique est passible. Je ne saurais trop affirmer cette vérité que je tiens pour essentielle.

Le régime alimentaire, le repos, puis la stimulation méthodique de l'énergie vitale, pratiqués à domicile dans les cas de moyenne gravité, et quand l'entourage du patient veut bien se prêter à la cure sans ironie ou sans attendrissement excessif, tel est le traitement à la fois le plus rationnel et le plus efficace de l'état mental neurasthénique. L'isolement, le repos forcé au lit, la suralimentation à la sonde, la méthode de Weir Mitchell doivent être réservés aux cas rebelles très graves.

C'est à cet ordre de moyens, lavage du sang et décrassage de l'organisme, suppression des excitants, repos, toniques, que j'ai dû de voir guérir d'une façon souvent inespérée, les cas bénins ou graves, récents ou anciens, allant depuis la dépression passagère des centres nerveux jusqu'à la folie mélancolique avec envie de suicide.

CHAPITRE XI

PATHOGÉNIE GÉNÉRALE

L'heure est venue de nous demander s'il est possible de tirer — du rapprochement des symptômes que nous venons d'étudier séparément et de chercher à comprendre, — une conception générale, une pathogénie de la neurasthénie, une doctrine qui rende intelligibles toutes les notions que nous fournissent l'étude des causes, l'analyse des signes cliniques, les résultats de la thérapeutique. Ce ne serait pas un mince mérite que d'y parvenir, et je ne me vanterai point d'y avoir réussi, alors que des maîtres, dont le nom est sur toutes les lèvres, semblent y avoir échoué[1].

Je crois pourtant que l'étude obstinée, patiente, minutieuse, d'un si grand nombre de malades, pendant plus de dix ans, m'a fourni quelques documents susceptibles d'apporter un peu de lumière à ce débat. La théorie de la neurasthénie ne sera pas faite après ce modeste ouvrage, mais je pense qu'il y aura des bases un peu plus fermes pour l'établir.

Et tout d'abord, existe-t-il une neurasthénie? Faut-il classer l'épuisement nerveux dans la pathologie interne ou dans la neurologie, au même titre que l'insuffisance aortique ou que la maladie de Parkinson? A plusieurs reprises, il m'est arrivé, au cours des chapitres précédents, de répondre implicitement à ce point d'interrogation, en disant à satiété que la neurasthénie est une question de pathologie générale. Nous la voyons survenir, en effet, fort souvent sous l'influence, manifestement accidentelle, d'un surmenage d'ordre physique, d'ordre intellectuel ou d'ordre sentimental ; mais que de fois ne

<hr>

(1) Sans doute on trouvera que ce chapitre reprend maintes questions déjà traitées, et s'attarde à bien des redites. On voudra bien considérer qu'il résume et groupe les arguments présentés au cours des précédents chapitres, et excuser l'auteur d'avoir reproduit, un peu trop complaisamment peut-être, les faits cliniques sur lesquels il appuie sa conception pathogénique de la neurasthénie.

semble-t-il pas qu'elle soit née avec le sujet même et que la mauvaise fée Dégénérescence l'ait déposée dans le berceau ; tantôt elle paraît étroitement liée à l'arthritisme, à l'uricémie et à l'artério-sclérose ; tantôt à l'hypophosphatie et à l'hypoacidité ; et tour à tour on se demande si elle dépend des troubles dyspeptiques, de l'hépatisme ou de l'entéroptose ; si c'est une maladie de l'esprit retentissant sur les organes, ou bien un trouble de la circulation déterminant de l'anémie et de l'atonie cérébrale ; et nous la voyons succéder à la grippe, à la tuberculose, au cancer, à la goutte, à l'abus d'alcool, aux intoxications alimentaires, au diabète, à la syphilis, ou nous annoncer de loin la paralysie générale.

Elle est donc éminemment diverse dans ses origines cette entité morbide que Beard a su tirer, voici vingt ans, du chaos du nervosisme. Et cependant, il me paraît impossible de nier l'existence réelle d'un groupe symptomatique, d'un syndrome à caractères à peu près constants, et qui n'est ni l'hystérie, ni la mélancolie proprement dite, ni la dégénérescence de Magnan, ni la simple impressionnabilité nerveuse, mais quelque chose de distinct de tout cela. Des hommes éminents, après avoir cru quelque temps à l'unité de la maladie de Beard, penchent à croire maintenant que cette unité est tout à fait artificielle et que rien n'en doit subsister ; l'hystérie, disent-ils, est une maladie, mais la neurasthénie n'en est pas une. J'avoue que ce jugement ne cadre pas exactement avec ce que j'ai observé. Je persiste à penser que le syndrome de Beard n'est pas tout à fait un fantôme, et que l'on est en droit d'opposer, à la formation mentale hystérique, une systématisation différente de l'esprit, qui est, précisément, l'état mental neurasthénique. J'estime que, sous l'influence de causes souvent très diverses, l'épuisement du système nerveux central ou, pour tout dire, la fatigue, s'organise d'une certaine sorte pour reproduire avec fidélité ces grands symptômes que nous venons d'analyser dans les chapitres précédents, à savoir l'amyosthénie, les modifications de la pression sanguine et de l'activité nutritive, les troubles du sommeil, ceux de la digestion, ceux de la fonction génitale et ceux des facultés mentales. Je crois encore, avec M. Boissier[1], que la lypémanie n'est qu'une neurasthénie plus profonde et plus grave, et que ces deux psychoses ont aussi cela de commun que l'une et l'autre peuvent affecter la forme dépressive ou la forme anxieuse. Tel que je le comprends, l'épuisement nerveux embrasse tout un groupe morbide qui va, sans transition brusque et par progression insensible, de la simple dépression passagère à la grande mélancolie délirante.

Ceci dit, et cette sorte de profession de foi faite, essayons d'ébaucher une doctrine pathogénique s'étayant à la fois sur des arguments de causes, sur des arguments de symptômes et sur des arguments de traitement, la thérapeutique étant utilisée ici à titre expérimental.

---

[1] BOISSIER. *Essai sur la Neurasthénie et la Mélancolie dépressive considérées dans leurs rapports réciproques.* Paris, 1891.

A. — *Arguments tirés de l'étude des causes.*

Certains de nos malades semblent avoir reçu la dépression nerveuse avec la vie. Et je n'entends point parler ici de ces grands dégénérés à impulsions irrésistibles, surchargés de tares physiques, intellectuelles et morales, mais simplement de ces fatigués de naissance, venus au monde en état de déchéance vitale, avec des tissus peu résistants et une nutrition viciée, ce qui suffit amplement à expliquer les troubles qu'ils présentent d'une façon constante, et qui ne demandent qu'à s'accentuer au premier prétexte venu. Il n'y a pas grand'chose à dire de ceux-là, sinon que la plupart des neurologistes modernes me semblent concevoir d'une manière un peu restreinte la genèse de cette névrose congénitale. On a coutume de rechercher si les ascendants d'un neurasthénique sont ou ne sont pas atteints de la même névrose, de quelque autre maladie nerveuse, ou d'aliénation mentale ; on se demande en outre si l'alcool ou l'absinthe, la goutte ou le diabète, n'ont pas pu influer sur le fruit de la conception. Je pense qu'il faudrait étendre beaucoup plus loin l'enquête sur les antécédents héréditaires, et chercher dans tout le domaine des maladies infectieuses ou toxiques. La syphilis des ascendants, que j'ai relevée si souvent comme cause prédisposante au mal comitial, fait certainement aussi un certain nombre de neurasthéniques nés, et de même la tuberculose, la typhoïde, les fièvres éruptives, la simple grippe, peuvent retentir sur la descendance ; nous le concevons aisément, aujourd'hui que l'expérimentation de laboratoire et l'observation clinique nous ont révélé le rôle si considérable des microbes et des toxines dans la genèse des lésions, en foyer ou diffuses, de nos centres nerveux.

Mais, envisageons de préférence le cas le plus fréquent, où — sur un terrain modérément prédisposé — une cause déterminante a nettement agi.

Si nous nous reportons à nos recherches sur l'état de la pression sanguine dans les différentes sortes de neurasthénie[1], nous serons tout de suite conduits à adopter cette opinion que nos malades se divisent en deux catégories. Les uns — névropathes à hypotension, — sont de véritables épuisés du système nerveux ; ils ont fléchi sous l'une ou l'autre sorte de fatigue, et, dans leur organisme, tout n'est que dépression. Les autres — névropathes à hypertension — sont plutôt des intoxiqués, des uricémiques, des artério-scléreux, des alcooliques, des diabétiques, des goutteux, ou bien encore des femmes tourmentées par la ménopause.

Etudions d'abord les simples déprimés.

Chez eux la névrose apparaît à la suite d'une excitation excessive, ou d'une dépense d'énergie hors de pro-

____

[1] Voir chap. ii, p. 29 et suiv.

portion avec la résistance du sujet. Emotions violentes, crise de la puberté, évolution de la tuberculose, convalescence des maladies épuisantes et de la grippe notamment, vie déréglée, insuffisance du sommeil, abus du travail musculaire ou du travail intellectuel, shock nerveux sous l'une quelconque de ses formes, voilà ce qui fait un neurasthénique à hypotension, franchement déprimé. L'hérédité névropathique, arthritique ou infectieuse prépare le terrain; mais la cause déterminante est toujours la fatigue.

Par quel mécanisme agit-elle? C'est là une question qu'il n'est pas sans intérêt de se poser. Qui dira si la fatigue est un phénomène primitivement dynamique ou essentiellement toxique? Car c'est là que réside, en somme, le débat, et ce que nous cherchons à connaître en fin de compte, c'est si la cellule cérébrale s'épuise mécaniquement par excès de fonctionnement, ou si elle fonctionne mal par pénétration dans son intimité de poisons chimiques venant altérer la constitution intime de son protoplasma.

Il est certain que la conception purement chimique de la fatigue, après avoir été si longtemps en faveur, perd maintenant un peu de son terrain. Sans doute un muscle qui se contracte — tout organe qui fonctionne — fabrique des déchets, des cendres de travail, et la présence de ces déchets dans un organisme qui élimine mal ne peut manquer d'être nuisible. Mais cette production d'acide lactique en excès et des poisons de la fatigue paraît bien, à l'heure actuelle, n'être qu'un phénomène secondaire, subordonné à un phénomène primitif de nature purement dynamique, au phénomène du tonus, sur lequel nous reviendrons longuement tout à l'heure. Il devient chaque jour plus évident que la fatigue et les phénomènes bio-chimiques qui l'accompagnent, sont constamment en sens inverse de la quantité d'influx nerveux, de tonicité que le muscle reçoit de ses centres trophiques et moteurs.

Chez un malade atteint de contracture secondaire post-hémiplégique, le clonus du pied, artificiellement entretenu, peut se continuer indéfiniment sans fatigue ; voilà plus de quinze ans que nous l'avons constaté pour la première fois, M. le professeur Pitres et moi : c'est que l'hypertonicité de ces muscles à l'état spastique ne leur permet pas de fabriquer en quantité suffisante les poisons issus de la fatigue. Pour qu'un muscle s'épuise promptement, pour que d'alcalin il devienne aisément acide, il faut qu'il soit médiocrement soutenu par les centres nerveux, il faut qu'il soit en hypotonus préalable, comme cela a lieu, à coup sûr, chez les neurasthéniques déprimés.

Quand on étudie la physiologie du marcheur ou, mieux encore, celle du bicycliste, on s'aperçoit que l'accoutumance, que l'entraînement réduisent la fatigue à un extrême minimum. En terrain plat, un bicycliste suffisamment entraîné au mouvement de bielle des jambes, et à la privation de sommeil, peut pédaler j'ose dire presque indéfiniment[1] sans lassitude appréciable. Les signes de la fatigue ne surviennent que quand il y a une côte à monter, c'est-à-dire lorsque la volonté doit intervenir contre la pesanteur; à ce moment, l'automatisme ne suffit plus : le muscle et la moelle étant au-dessous de leur tâche, il faut que l'écorce du cerveau s'en mêle, et c'est alors, alors seulement, que le muscle fait du poison, qu'apparaît la fatigue.

La fatigue est donc primitivement un phénomène d'épuisement mécanique de la cellule cérébrale; la production de matières toxiques n'apparaît que secondairement; et sans doute elle joue un rôle en influant à son tour sur la nutrition, mais ce rôle ne peut avoir l'importance primordiale que beaucoup de savants veulent lui reconnaître.

D'autre part, nous savons fort bien que, lorsqu'on la stimule avec une brutalité ou une intensité excessive, ou bien encore quand on la contraint à une dépense immodérée d'énergie, la cellule cérébrale tend insensiblement à refuser le service, et qu'elle rétracte à demi ses prolongements dendritiques, pour se tenir dans cette situation intermédiaire entre le sommeil et la veille, qui est proprement le repos. Et cela me paraît suffire à nous faire admettre que la dépression franche du sys-

____

(1) Après leur course mémorable de février 1893 à la galerie des machines du Champ-de-Mars, les deux bicyclistes professionnels Terront et Corre ne présentaient aucun symptôme appréciable de fatigue. Chacun des deux concurrents avait pédalé cependant pendant quarante-deux heures consécutives, et fourni un total d'environ 300 000 coups de pédale à peu près sans repos.

tème nerveux puisse s'installer à demeure par simple surmenage, sans que la notion d'intoxication soit bien utile à invoquer. Nous verrons par la suite que cette catégorie de neurasthéniques ne bénéficie en rien des procédés thérapeutiques consistant dans l'élimination des substances toxiques, dans le lavage du sang et des tissus. Il n'en va pas du tout de même avec l'autre catégorie de névropathes, les neurasthéniques à hyper-tension.

Ceux-là sont bel et bien des intoxiqués; ceux-là gué-rissent ou tout au moins s'améliorent considérablement par l'usage du lait, par le régime végétarien, par les diurétiques ou les laxatifs répétés.

Or, remarquez ceci. Il se trouve que la saturation de leur écorce grise par des déchets de nutrition, excessifs ou insuffisamment éliminés, procure à leurs cellules cérébrales, une manière d'être très comparable à ce que détermine en elles la simple soustraction d'énergie par excès de travail. Hypertendus ou hypotendus, intoxi-qués ou simples déprimés, donnent un ensemble de symptômes à peu près identiques; les uns et les autres accusent notamment une lassitude constante, de la tristesse, de l'obnubilation intellectuelle et de l'incapa-cité au travail.

Il y a lieu, pourtant, de distinguer un peu.

On peut dire que la fatigue de l'intoxiqué est moins franche, qu'elle ressemble plus à une courbature, à une raideur douloureuse, qu'à de l'amyosthénie pure et simple; en outre, son état mental est plus sombre que triste, plus farouche qu'abandonné, plus agressif que découragé; sans doute il ne voit rien en beau, mais son pessimisme a quelque chose d'irrité, de mauvais, qui ne cadre pas pleinement avec le simple affaissement, avec la vraie fatigue. A proprement parler, ce n'est point ici de la dépression toute pure, puisque le cœur et le système artériel sont en état d'hyperactivité; c'est, bien plutôt — pour qui pense anatomiquement, comme nous permettent de le faire nos connaissances actuelles sur la cellule cérébrale et ses prolongements — une sorte de spasme permanent, une manière de contracture du neurone. En fin de compte, cette contracture est sœur jumelle de l'atonie, puisque, comme elle, elle gêne et ralentit singulièrement le fonctionnement cérébral.

Je vois là — qu'on me pardonne cette comparaison lointaine — quelque chose d'analogue à ce qui se passe chez les sujets atteints, les uns de paralysie flasque, et les autres de paralysie spastique : au demeurant c'est toujours une paralysie, et l'empêchement est à peu près le même. C'est ainsi que, chez les névropathes que nous étudions, il y a amoindrissement fonctionnel, diminution de vie et atténuation de la personnalité mentale, qu'il s'agisse d'un simple surmenage mécanique avec hypotension artérielle, ou d'une imprégnation toxique des tissus s'accompagnant d'hypertension sanguine.

Ceci bien établi, nous envisagerons désormais la névrose franchement dépressive comme le type même de l'épuisement nerveux. Après ce que nous venons de dire, tout ce qui concerne la neurasthénie d'origine toxique s'y rattachera de soi-même et se comprendra sans efforts.

B. — *Arguments tirés de l'étude des symptômes.*

Dans la première partie de cet ouvrage nous avons poursuivi l'analyse, aussi méthodique que possible, des grands symptômes neurasthéniques. Essayons maintenant de rassembler et de comparer les données ainsi recueillies, pour en saisir toute la signification.

La sensation de lassitude dont se plaignent les neurasthéniques, ne nous est point apparue comme dépendant uniquement de leur imagination, mais comme la conscience d'un trouble fonctionnel s'étendant à presque tout l'ensemble de l'organisme. Bien que les dynamomètres et les ergographes ne nous aient pas paru présenter toutes les conditions de sécurité désirable, nous avons conclu, par analogie avec ce qui se passe dans les muscles soustraits à l'influence de la volonté, à la réalité objective de l'amyosthénie neurasthénique.

La dyspepsie, particulière à l'état d'épuisement nerveux — on la retrouve chez les mélancoliques comme chez les sujets passagèrement déprimés — se caractérise le plus souvent par de l'atonie des parois musculaires et par de l'hyposécrétion glandulaire. C'est là, du moins, l'état fondamental de l'estomac des neurasthéniques; mais, comme tout ce qui est faible, leur appareil digestif est sujet à des réactions faciles, parfois très amples, et l'on rencontre chez eux, sous forme d'épisodes fréquents survenant à l'occasion d'une excitation quelconque, des phénomènes de spasme ou d'hypersécrétion, du resserrement du pylore, de l'hyperacidité chlorhydrique, des fringales, des douleurs vives. Il peut même se faire que, par suite d'une mauvaise alimentation et aussi par fâcheuse habitude, par entraînement si je puis dire, l'hyperchlorhydrie devienne coutumière et s'installe à demeure; mais, dans la grande majorité des cas, elle n'est rien qu'un épisode; seule, l'hyperacidité de fatigue, de fermentations secondaires, est vraiment caractéristique de la neurasthénie. Et j'avoue ne pas attacher de très grande importance aux analyses du suc gastrique après repas d'épreuve. Tel neurasthénique, fortement hyperchlorhydrique aux premières bouchées d'un dîner, devient hypopeptique au bout de peu d'instants, sa sécrétion gastrique se faisant avec exagération, et se tarissant vite comme d'ailleurs toutes ses activités fonctionnelles. Supprimez du régime les aliments irritants ou fermentescibles, évitez pendant quelques jours les médications trop apéritives ou trop stimulantes, et l'estomac redevenu lui-même, apparaîtra sous son jour véritable, et se montrera au-dessous de sa tâche, au double point de vue musculaire et glandulaire.

L'origine de cette baisse de fonctionnement ne peut être que dans le système nerveux, surmené lui-même par l'une ou l'autre des causes que nous passions tout à l'heure en revue.

Dans son excellente thèse inaugurale, et dans une communication très démonstrative au congrès de Caen de 1894, mon collègue le docteur Cautru a démontré que le simple massage de l'estomac — procédé qui n'a bien évidemment rien de chimique — suffisait, non pas seulement à rehausser la tonicité des parois d'un estomac dilaté, mais encore à exciter très énergiquement la sécrétion du suc gastrique. Mes observations personnelles, en nombre respectable, ont pleinement confirmé celles du docteur Cautru.

Rappelons encore l'histoire si instructive des chiens du docteur Frémont, amenés de Nice à Paris, surmenés par le voyage, et dont la sécrétion gastrique était tout à fait supprimée.

Ne semble-t-il pas que ces faits donnent un peu de netteté à cette question vraiment embrouillée et confuse de la dyspepsie des névropathes déprimés ? Surmenage primitif du système nerveux, diminution consécutive du tonus dans les muscles et de l'activité fonctionnelle dans les glandes, amélioration par simple stimulation mécanique réflexe, voilà, je pense, ce qu'il faut retenir de l'analyse d'un symptôme, dont la dilatation formelle de l'estomac n'est que le terme ultime.

Et j'estime que l'ensemble symptomatique, que

M. Glénard a si ingénieusement décrit et baptisé du nom d'entéroptose [1], est justiciable d'une interprétation de même sens.

Certes, nous rencontrons fréquemment la dilatation du côlon, la chute de l'intestin, le gonflement du foie et l'abaissement du rein droit chez nos neurasthéniques ; mais outre que l'entéroptose se comprend bien plus aisément comme un résultat que comme une cause, il s'en faut de beaucoup qu'elle tienne seule la scène. Chéron me paraît avoir conçu une vue d'ensemble plus complète des phénomènes de « ptoses » dus à l'épuisement primitif du système nerveux central.

Déjà, dans sa communication de 1891 au Congrès de Caen, il décrivait ce qu'il nommait la *neurasthénie utéro-gastrique*, à savoir l'abaissement concomitant de l'estomac et de l'utérus sous l'influence d'une même cause névropathique [2]. L'année suivante, élargissant encore sa conception, il prononçait le mot de *viscéroptoses*, pour indiquer que l'épuisement nerveux, à son sens, est une maladie générale dont le symptôme le plus constant, le plus caractéristique, est un relâchement, une baisse de tonicité de tous les organes splanchniques, un abaissement et une dilatation de tous les muscles de l'économie, avec prédominance, selon les cas, de telle

(1) Il existe une variété d'entéroptose qui est due manifestement au délabrement abdominal causé par des grossesses trop répétées ou trop tardives chez une femme dont les tissus musculaires ou élastiques ont perdu, grâce à l'âge ou à un mauvais régime, tout ressort. Ce n'est bien entendu pas de celle là que je veux parler.

(2) Voir ch. IX, p. 240 et suiv.

ou telle ptose particulière. Non seulement, pour le médecin de Saint-Lazare, l'estomac se dilate et tombe, non
seulement l'intestin se laisse distendre et se laisse choir,
non seulement l'utérus s'abaisse et vient au contact du
plancher vaginal, non seulement le foie tuméfié parfois
quitte sa loge, descend et chasse le rein devant lui, mais
encore il est très fréquent de voir l'appareil circulatoire
payer son tribut à cette hypovitalité d'ensemble.

Mesurez la pression artérielle des neurasthéniques à
l'aide du sphygmomètre à ressort de Verdin et Chéron,
le seul qui soit d'usage courant et commode, mesurez-la
dans ces moments où leur système nerveux n'est pas
mis en état de réaction violente par un repas copieux ou
par une émotion, et vous noterez, on peut dire toujours,
une baisse considérable : en moyenne de 8 à 12 centimètres de mercure, au lieu de 16 à 18, chiffre normal.
Examinez vos malades de près et vous constaterez que
cette hypotension est due à la mollesse de l'impulsion
cardiaque, en même temps qu'à l'atonie des parois vasculaires. Ajoutez à cela une hypoglobulie souvent très
accentuée, phénomène d'un intérêt tout particulier sur
lequel nous nous sommes déjà expliqués.

Les phénomènes de même sens sont nombreux chez
les déprimés, chez les neurasthéniques, chez les mélancoliques.

Qu'une femme appartenant à cette catégorie de névropathes accouche, et presque toujours elle aura par la
suite des hernies, de la cystocèle, de la rectocèle, des

varices, des hémorroïdes. Chez l'homme, la varicocèle est le type des accidents où l'altération des parois vasculaires coïncide avec des phénomènes hypocondriaques constants : dans tous les cas de varicocèle que j'ai vus — je n'en ai d'ailleurs bien observé que quatre depuis que mon attention a été attirée sur ce point — il y avait en même temps de la dyspepsie nervo-motrice, de l'amyosthénie et des troubles psychiques.

La constipation des neurasthéniques n'est encore que de l'atonie intestinale, leurs insomnies — je crois l'avoir montré — que de l'hypotension artérielle.

Chez un grand nombre d'entre eux, les appareils glandulaires sécrètent moins abondamment qu'à l'état normal. Les épuisés du système nerveux ont la peau sèche, la bouche sèche, des soifs fréquentes, le nez sec, bien que souvent, dans leurs moments de crises, leurs glandes lacrymales sécrètent abondamment ; leur digestion se fait mal parce que les glandes de l'estomac, celles de l'intestin et les glandes annexes de l'appareil digestif sont au-dessous de leur tâche normale ; la digestion pancréatique est particulièrement insuffisante ; chez la plupart des névropathes les matières grasses s'émulsionnent à grand'peine, et sans doute l'hyposécrétion biliaire est-elle pour quelque chose dans la fétidité souvent très marquée de leurs selles. Quant à la glande testiculaire, chacun sait que, chez les déprimés et les neurasthéniques, sa fonction se réduit bientôt à un rôle plus que modeste, en même temps que le crémaster, perdant de sa tonicité, demeure à l'état de flaccidité presque constante. Distension passive des parois musculaires et hyposécrétion glandulaire, ces deux phénomènes jumeaux se retrouvent au testicule comme à l'estomac. Brown-Séquard prétendait que la faiblesse humaine provient de l'arrêt de la sécrétion testiculaire; mais ne nous apparaît-il pas clairement aujourd'hui — quel que soit notre sentiment sur la question des sécrétions glandulaires internes — que cet arrêt de fonctionnement, comme l'hypotonus musculaire, n'a d'autre source que l'insuffisance de l'innervation : c'est un symptôme, particulier, local, et secondaire de l'épuisement primitif des centres nerveux. La preuve c'est que tous les toniques généraux du système nerveux, tous les stimulants de la nutrition contribuent à restituer l'intensité fonctionnelle à cet organe endormi.

Passons maintenant en revue les appareils moteurs à fibres striées, et nous constaterons : que les épuisés du système nerveux respirent avec une ampleur médiocre, dilatant mal leur cage thoracique, et ne déplissant que très partiellement leurs poumons; que leur voix est souvent chevrotante et voilée par tension insuffisante des cordes vocales; que les muscles de leur visage et ceux des lèvres, notamment, trahissent leur amollissement par une inertie, par une descente de traits, par un agrandissement comme meurtri de la bouche, dont les coins tombent, et, la nuit laissent couler sur l'oreiller des filets de salive.

Les neurasthéniques ont de l'amyosthénie généralisée, de l'instabilité des jambes, de la maladresse des doigts — instabilité et maladresse revenant par crises, ayant leur maximum aux heures de grande fatigue : il leur arrive de laisser choir des objets qu'ils croyaient maintenir avec une énergie suffisante. Leur corps, enfin, leur semble lourd ; ils ont peine à se traîner le long des rues, à se porter le long des escaliers surtout, comme si le rapport normal entre le poids de leur personne et la somme d'énergie nerveuse dont ils disposent était rompu au détriment de celle-ci. Ce sentiment de pesanteur, si fréquent chez les neurasthéniques, on ne peut s'empêcher de le comparer et de l'opposer à cette sensation de légèreté angoissante qu'éprouvent certains aliénés ou névropathes excités, qui racontent qu'à certains moments leur corps semble être près de s'envoler de terre.

Les neurasthéniques ont enfin de l'asthénopie accommodative, de l'hypotonus et parfois de la parésie de l'appareil d'adaptation de l'œil. Je ne fais qu'exprimer ici une idée admise déjà par un grand nombre de neurologistes, par M. Paul Blocq notamment, en disant que l'asthénopie accommodative est à la neurasthénie ce que le rétrécissement du champ visuel est à la névrose hystérique. Mais ce phénomène ne prend toute sa signification que si on le classe à son rang, parmi cette longue série de symptômes qui tous se réduisent, en somme, à un appauvrissement du tonus musculaire, par insuffisance du tonus nerveux.

L'état moral des déprimés et des neurasthéniques s'explique dès lors aisément.

De même que chez les hystériques, l'état mental est caractérisé par un rétrécissement du champ de la conscience qui fait pendant au rétrécissement du champ visuel, de même chez les neurasthéniques, une véritable hypotension des facultés mentales reflète la fatigue générale de l'organisme, dont la paresse de l'accommodation n'est qu'une manifestation locale.

Timides, indécis, tardifs, esclaves de leurs habitudes à la fois humbles et constamment préoccupés d'eux-mêmes, mélancoliques, paresseux, ou du moins incapables d'un travail intellectuel soutenu, ils sont encore presque tous peureux ; et l'on peut dire que la peur, que les peurs, que les « phobies » pour employer le terme consacré, sont une des caractéristiques mentales de la « psychasthénie », pour emprunter à M. Pierre Janet un mot que je n'emploie pas, du reste, tout à fait dans le même sens que lui [1].

Je ne puis que reprendre ici en quelques mots très brefs cette psychologie des neurasthéniques à laquelle nous venons de consacrer trois chapitres de cet ouvrage, et qu'un volume suffirait à peine à étudier d'un peu près. Contentons-nous de constater que toutes leurs

(1) M. Pierre Janet fait du mot *psychasthénie* le synonyme de dégénérescence mentale prédisposant à la névrose hystérique. A mon avis, le mot « psychasthénie » doit être réservé aux états mentaux caractérisés par de l'épuisement d'ensemble du système nerveux central : la neurasthénie et la mélancolie dépressive sont les deux grandes maladies qui remplissent ce cadre.

facultés mentales sont elles-mêmes dans cet état d'atténuation, de vitalité moindre, de ralentissement fonctionnel où nous avons vu se tenir le reste de l'organisme.

La faculté fondamentale, la mémoire, est toujours
atteinte chez eux, tout ce qui est précis leur échappe,
les dates et les noms surtout, et il ne leur reste plus
que des souvenirs nuageux, mollement évoqués ; certains d'entre eux en viennent à effleurer la folie du doute,
laquelle est proprement une maladie de la mémoire. Nous
avons décrit ces nerveux qui, quand ils ont descendu
leurs cinq étages ne se souviennent plus d'avoir fermé
la porte de leur appartement ; ils remontent en toute
hâte, constatent qu'elle est close et doutent de nouveau
aussitôt qu'ils ont fait cent pas. Leur jugement est
indécis ; on les voit incapables de prendre une détermi-
nation : le pour et le contre des choses s'équivalent
dans leur esprit. Leur volonté se paralyse, et le mot
aboulie a été fait pour eux. Leur attention volontaire
est rebelle ; ils ont grand'peine à la fixer, et promptement elle s'épuise alors qu'ils voudraient la contraindre
à un travail un peu suivi. Pourtant ils ne sont pas distraits à la façon des hystériques. On ne trouve point
d'idée fixe pour justifier leurs états affectifs, mais l'on
découvre au contraire, de manière à n'en pas douter,
d'abord, que leur état mental n'est que le reflet dans
l'esprit de l'épuisement fonctionnel de leurs organes, et,
ensuite, que l'état affectif apparaît le premier et détermine secondairement les états intellectuels.

La jalousie dont ils sont coutumiers quand ils aiment, n'est encore qu'un signe de leur humilité. Elle est faite, en grande partie, du sentiment de leur indignité personnelle, de la crainte de se voir préférer le premier rival venu, et quelques-uns en viennent à une réduction en miniature du délire des persécutions. Ce manque de confiance en eux, chose amusante à souligner, n'empêche pourtant pas qu'ils ne soient profondément et foncièrement égoïstes; rien ne les intéresse de ce qui n'est pas eux-mêmes, et ils ne comprennent pas que le monde autour d'eux puisse se préoccuper d'autre chose que de leur personne et de ses misères. Enfin leur âme est triste, portée à ne jamais envisager que les solutions fâcheuses, incapable de concevoir l'espérance, et cela, en proportion directe de la profondeur de leur dépression physique. A moins que la mélancolie ne soit devenue chez eux une très ancienne habitude, elle se dissipe avec une rapidité saisissante sous l'influence de tout ce qui rend du ton et de l'activité vitale à l'organisme. Fatigue, crainte, humilité, tristesse ne sont que le reflet mental, que la conscience obscure de la déchéance physique, de l'épuisement musculaire, du fonctionnement médiocre de nos organes, de la faiblesse actuelle de nos moyens d'action et de défense.

Mais, dira-t-on, les neurasthéniques et les mélancoliques donnent parfois des signes d'excès de force et de vitalité tumultueuse. J'en conviens volontiers : ainsi que tous les faibles, ils sont sujets à des réactions promptes et violentes ; et de même que leur estomac passe souvent et brusquement de l'atonie au spasme, de l'indifférence pour les aliments à la fringale, de même aussi leur esprit est sujet à des crises d'émotion vive, colère ou larmes, phénomènes épisodiques en feu de paille qui se détachent vivement sur le fond de faiblesse morne qui est l'essence même de leur état mental.

En somme, que nous analysions le fonctionnement des appareils musculaires à fibres lisses ou à fibres striées, celui des appareils glandulaires ou celui de l'esprit, nous nous trouvons toujours en face du même phénomène : la tonicité amoindrie. Dans l'énumération qui précède, je n'ai omis de la neurasthénie que ses symptômes douloureux, et j'avoue n'être pas encore en état de les expliquer de façon qui puisse sembler décisive et satisfaisante [1]. Mais tous les autres rentrent sans peine et sans qu'il soit nécessaire de les déformer, dans ce cadre unique de l'hypotonus ; si bien que la neurasthénie nous apparaît clairement désormais comme un abaissement de la tonicité, de la vitalité du système nerveux, se traduisant par un amoindrissement fonctionnel des deux catégories de phénomènes nerveux centrifuges : motricité et sécrétion glandulaire.

[1] Je crois bien, cependant que la plaque cervicale des neurasthéniques peut être envisagée comme une douleur musculaire. Ses limites correspondent bien, en effet, aux insertions du muscle trapèze à la ligne courbe occipitale supérieure et à la protubérance occipitale externe, et d'autre part aux sommets des apophyses épineuses de la septième cervicale et des dix ou onze premières vertèbres dorsales.

Après l'énumération et le groupement de symptômes que nous venons de tenter, je ne crois plus qu'il soit possible d'adopter cette idée infiniment trop répandue, dans les livres des monographes et dans la pensée des médecins, à savoir que la neurasthénie est une maladie toute subjective, à peu près dénuée de signes objectifs. Les signes objectifs abondent, au contraire, et nous avons consacré tout un chapitre de ce livre à mesurer l'élargissement du seuil de la sensibilité, la baisse de la pression artérielle, le ralentissement de la réduction du sang rouge en sang noir, la diminution du nombre des globules rouges par hydrémie. L'analyse d'urine nous a, d'ailleurs, fourni d'autres renseignements, au demeurant assez caractéristiques et assez constants, témoins non suspects du ralentissement vrai de la nutrition, dans les cas où la neurasthénie est franchement dépressive.

Nous avons vu comment, Chéron et moi, nous avions été conduits à prononcer le mot, en apparence paradoxal, d'anatomie pathologique de la neurasthénie : elle est constituée par l'ensemble des ptoses avec distension en masse de l'appareil circulatoire, et l'on pourrait la reproduire sur l'animal par la suppression expérimentale du tonus selon la méthode de Brondgeest (section de la racine postérieure des nerfs mixtes).

Quand la maladie a été très longue, quand il s'agit de sujets très âgés, cette anatomie pathologique prend un caractère permanent. Dans les cas plus bénins, chez des sujets plus jeunes, elle subit, sous l'influence des causes les plus diverses, des variations dont l'étude rapide peut nous être de quelque secours.

Il est d'observation banale que les arthritiques et les nerveux ressentent bien plus vivement que ne le fait le commun des mortels les variations de l'état atmosphérique. Un homme bien portant ne sent pas venir l'orage ; l'imminence de la neige ne l'incommode pas. Les névropathes, au contraire, dès qu'il y a de l'électricité dans l'air, comme ils ont coutume de dire, accusent de l'énervement, des impatiences dans les jambes, un besoin parfois irrésistible de marcher, une crispation de tout leur être; leur caractère devient irritable à l'excès, en même temps que leur estomac sécrète un suc hyperacide : ils digèrent mal, ils ont du pyrosis. Tandis que les épileptiques et les hystériques ont, dans ces moments-là, des crises convulsives, ils ont, eux, des crises de simple excitation nerveuse, de larmes, de fureur; sous les prétextes les plus futiles, ils trépignent ou larmoient comme des enfants pourraient faire. Leur visage devient terreux, et si l'on compte leurs globules, on constate une véritable concentration du sang (de 6 à 7 millions de globules rouges) chez des sujets qui ont habituellement de l'hypoglobulie apparente. Il s'est produit, sous l'influence de l'état barométrique, hygrométrique ou plus probablement de l'état électrique de l'air, un resserrement excessif de l'arbre artériel. Il y a hausse très considérable de la pression sanguine, ainsi que le montre notre figure 11, page 45.

Ce sont là, bien évidemment, des phénomènes d'excès de force, d'excitation générale. Les muscles et les glandes y participent également, puisque nos névropathes ont des crises de colère quasi convulsives, et puisqu'il se produit en même temps de l'hypersécrétion du suc gastrique et du suc testiculaire (les nerveux savent bien que par les temps d'orage ils ont une propension toute particulière à l'acte génital).

Plus ou moins fortes selon l'intensité de la cause et selon le degré de mobilité nerveuse du sujet, ces « variations journalières de l'activité cérébrale », comme les appelle Mosso, se succèdent à peu près sans relâche chez les neurasthéniques. Ils sont habituellement en état de dépression, d'épuisement réel de l'énergie nerveuse, mais la moindre exaltation extérieure les fait réagir, les met en excitation d'autant plus aisément que leur épuisement est plus profond. Jusqu'à un certain point, pourtant. Chez les mélancoliques, qui sont plus gravement atteints que les neurasthéniques, l'état chronique est si bien installé, l'épuisement nerveux et la tristesse consécutive ont poussé de si profondes racines, que la réaction vers l'excitation devient à peu près impossible à une certaine phase de la maladie. Il est à remarquer pourtant, que, tout au moins dans les premières périodes de l'évolution de la lypémanie, les malades extériorisent davantage leurs tourments, qu'ils divaguent et pleurent plus fréquemment les jours où il y a de l'électricité dans l'air.

Autre fait à ne pas laisser passer inaperçu : pour la plupart des neurasthéniques, il suffit d'un repas ou même de quelques bouchées de nourriture mises au contact de la muqueuse stomacale pour changer en bien-être, en pleine possession de soi-même, la sensation de malaise, d'affaissement profond ou d'énervement qu'ils éprouvaient quand leur estomac était vide. Tous les médecins de névropathes ont des malades qui mangent un biscuit ou qui prennent une sandwich en montant leur escalier, afin d'avoir la force nécessaire pour raconter tout au long leurs tourments. L'état de vacuité leur ôte toute énergie et toute mémoire.

Beaucoup de neurologistes se contentent d'invoquer la suggestion pour expliquer ce qui se passe en pareil cas : comme il est entendu, une fois pour toutes, qu'on se réconforte en mangeant, le malade se figure que les aliments ingérés lui procurent un rehaut d'énergie, alors que leurs propriétés nutritives ne peuvent être vérita-blement utilisées par l'organisme qu'au bout de plusieurs heures, après toute la série de transformations chimi-ques que l'on sait.

Mais cette explication par la suggestion mentale est par trop la première venue, et il faut convenir que, depuis quelque temps, des savants, habituellement diffi-ciles dans le choix de leurs explications scientifiques, se contentent un peu trop aisément de celle-là.

J'avoue que, pour ma part, je préfère l'une et l'autre des deux interprétations que voici :

De deux choses l'une : ou bien le malade est excité quand il a faim, et le repas est pour lui un calmant ; ou bien il est déprimé, et le repas est pour lui un tonique.

Les deux cas se présentent : en voici deux exemples :

M. X..., âgé de quarante-deux ans, est un neurasthénique légèrement excité par l'usage des boissons fortes et l'habitude des repas copieux : il a, du reste, une certaine tendance à l'obésité. Quand l'heure vient de ses repas, il est particulièrement irritable, énervé et violent dans ses propos : il souffre littéralement de la faim, tant la sécrétion acide de ses glandes gastriques est intense. A ce moment, sa pression artérielle est de 22 centimètres de mercure. Donnez-lui à manger, et il reviendra calme, maître de lui, capable d'envisager froidement les choses — à moins que son repas ne soit trop copieux. A ce moment, sa pression artérielle est de 17 centimètres de mercure (voy. fig. 8, p. 40). Le repas l'a calmé, il a assouvi un besoin, et par conséquent son système nerveux s'est un peu détendu, à mesure que s'utilisait le suc gastrique sécrété en excès.

Voici maintenant une seconde observation, inverse de la précédente.

M. X..., trente et un ans, neurasthénique profondément déprimé, est à son maximum d'épuisement nerveux le matin à 11 heures et le soir vers 5 heures. Le soir, il est encore plus fatigué, plus mélancolique, plus misérablement en proie à sa nosophobie (il a peur de devenir

fou) : ce second paroxysme coïncide vraisemblablement avec la tombée de la nuit. Cela se passe au mois
d'octobre. Qu'on allume autour de lui de nombreuses
lumières, et le voilà déjà moins affaissé; mais donnez-lui
des aliments, et tout de suite il reconquiert la joie de
vivre et la tranquillité d'esprit; quand il était à jeun, c'est
à peine si ses jambes pouvaient le porter et si sa bouche
pouvait émettre quelques paroles plaintives : le voilà
maintenant alerte, presque gai, causant d'une façon
brillante et capable de faire une assez longue promenade.
Sa pression artérielle, qui tout à l'heure était de 11 centimètres, atteint 18 maintenant.

Que s'est-il donc passé? par quel mécanisme physiologique la force s'est-elle substituée à la fatigue et le
tonus à l'atonie?

Eh bien, je crois qu'il s'agit d'une simple stimulation
mécanique produite par le frôlement du bol alimentaire
sur les nerfs sensitifs des parois œsophagiennes et
stomacales. Il arrive là quelque chose de comparable
à ce qui se passe quand on frictionne avec un gant de
crin les nerfs de la peau d'un homme fatigué. C'est ainsi,
j'imagine, que l'autruche épuisée par une longue course
se redonne des forces en avalant, faute de mieux, des
cailloux, de simples corps étrangers tout à fait inassimi-
lables, mais qui agissent mécaniquement, par frottement
sur les houppes nerveuses sensitives des parois du tube
digestif. Par voie réflexe, cette stimulation détermine un
rehaut de tonicité dans l'ensemble de l'organisme, et la

sensation de bien-être, de force, n'est que la conscience de ce surcroît de vitalité [1].

Ainsi exposée, cette interprétation paraîtra sans doute un peu hasardée. Nous verrons tout à l'heure qu'elle est beaucoup plus sérieusement fondée qu'il ne semble au premier abord.

Bornons-nous à constater pour le moment que l'histoire des variations incessantes de l'activité chez les névropathes est singulièrement instructive au point de vue qui nous occupe. Si la fatigue, si l'épuisement nerveux étaient essentiellement des phénomènes chimiques, des faits d'intoxication, subiraient-ils des modifications aussi instantanées, aussi profondes sous l'influence d'agents purement physiques et mécaniques, tels que le chaud et le froid, l'électricité atmosphérique ou l'état hygrométrique, la lumière ou l'obscurité, la vacuité de l'estomac ou le simple passage du bol alimentaire au contact de la muqueuse œsophagienne et gastrique? Il suffit d'un rayon de soleil, d'une excitation vive sur la

[1] Sensations imaginaires, disent beaucoup de médecins. Dans l'état actuel de nos connaissances en psycho-physiologie, je ne crois pas qu'il soit possible d'admettre des sensations imaginaires, ou si l'on veut des sensations qui ne soient pas imaginaires, puisque seul notre cerveau nous révèle le monde. Mais nos cellules cérébrales n'entrent pas en fonction sans y être sollicitées. Ce que nous appelons la sensation de bien-être, de joie, ce n'est jamais le résultat de rien : c'est toujours la conscience d'un certain degré d'excitation, de tonus musculaire, d'activité dans le fonctionnement de nos organes, degré dont notre cerveau prend connaissance par l'intermédiaire des nerfs centripètes venus des muscles, des aponévroses, des tendons, des articulations, des organes splanchniques, etc. Il y a toujours une cause à cet effet.

rétine, comme M. Féré l'a déjà constaté, pour modifier très sensiblement l'atonie d'un nerveux.

Faut-il donc admettre que les toxines et les leucomaïnes abolissent d'un instant à l'autre et neutralisent leur malignité, alors qu'il est si simple, si logique et si physiologique d'envisager toutes ces oscillations comme de simples variations dans l'intensité du tonus, phénomène purement mécanique, réflexe perpétuellement influencé par tout ce qui nous vient du dehors ou de nos milieux intérieurs?

La théorie chimique du sommeil, complément nécessaire de la théorie chimique de la fatigue, a le même inconvénient de ne pas se plier à la réalité des faits observés en clinique. Cette théorie, que nous avons longuement analysée plus haut, se résume à ceci. Pendant les heures de veille et d'action notre organisme se fatigue et fabrique des poisons; ces poisons passent dans le sang, et ce sont eux qui déterminent, par intoxication de la cellule cérébrale, la cessation d'activité qu'on nomme le sommeil. Ce sommeil favorise l'élimination des produits toxiques accumulés pendant la veille : quand cette élimination est suffisante, il y a réveil.

Or, voici ce que nous observons quotidiennement chez nos neurasthéniques.

Plus ils dorment, plus ils ont envie de dormir : prescrivez-leur une heure de sommeil dans la journée, et, pareils aux enfants, ils n'en auront qu'une meilleure nuit. Bien loin de les délivrer de ce qui fait dormir, le sommeil les rend plus dormeurs. Nous autres, mécanistes, nous expliquons ce fait en invoquant l'aptitude toute particulière des névropathes à prendre des habitudes, et depuis la mémorable expérience de M. François Franck, que nous avons citée, nous concevons sans peine ce besoin de recommencer qui est une des propriétés de la cellule nerveuse. Mais qui donc osera soutenir que des leucomaïnes sont susceptibles de contracter des habitudes? L'habitude de beaucoup dormir ou celle de s'éveiller toujours à la même heure, à quelque moment que l'on se soit couché, sont bien évidemment des phénomènes de pure mécanique cérébrale, que la théorie toxique de la fatigue et du sommeil ne permet pas d'interpréter. Et de même, quand un bruit insolite, quand un heurt violent viennent nous éveiller — souvent le plus léger effleurement suffit, — faut-il admettre que ces stimuli externes n'ont agi qu'en enrayant pour un moment le pouvoir somnifère des poisons de notre organisme?

Presque tous les neurasthéniques sont infiniment plus las le matin que le soir. C'est la un fait habituel, banal, dont tous les médecins de nerveux ont dû être frappés : nos malades ont leur maximum de vitalité et d'entrain vers 10 heures ou 11 heures du soir, et leur épuisement nerveux n'est jamais si manifeste qu'à l'heure du lever. En serait-il de même si le réveil était bien le signal de l'élimination suffisante des poisons de fatigue ?

La neurasthénie, — que nous sommes conduits à envisager comme la fatigue même organisée, cristallisée, chez un sujet prédisposé, nous présente tout justement l'association ordinaire de deux symptômes qui devraient être contradictoires et s'exclure l'un l'autre, au gré de la théorie toxique : l'insomnie rebelle, et l'épuisement nerveux habituel.

C'est en poursuivant cette étude clinique de la fatigue et de l'insomnie, au moins autant qu'en instituant des expériences de laboratoire, que nous parviendrons à nous faire une idée ferme de la nature du sommeil, et aussi de la nature intime de la maladie de Beard. Les théories toxiques actuellement en grande faveur et fort séduisantes au premier abord, sont plutôt l'œuvre des physiologistes que celle des médecins; aussi se heurtent-elles à de fortes objections tirées de l'observation même de l'homme épuisé ou excité, somnolent ou insomniaque. Une fois de plus apparaît l'importance décisive de la méthode clinique, dont Charcot se plaisait à constater la supériorité, et qu'il considérait comme la plus capable de nous bien renseigner sur les fonctions et sur les défaillances du cerveau de l'homme.

Ainsi donc, la revue synthétique des grands symptômes neurasthéniques nous les montre comme des phénomènes ne dépendant point de l'idée, mais possédant une réalité objective; ce sont des troubles fonctionnels qui se constatent et se mesurent, et qui se répercutent secondairement dans l'esprit pour constituer l'état mental neurasthénique, qui a son existence propre et qu'il faut mettre en parallèle avec l'état mental hystérique.

Certes, l'épuisement nerveux s'accompagne très constamment de troubles de la nutrition, mais il semble vraiment qu'ici tous les phénomènes biochimiques ne surviennent pas primitivement, et qu'ils soient bien plutôt sous la dépendance de phénomènes dynamiques, dont le jeu nous apparaîtra plus clairement encore, quand nous aurons envisagé la façon dont guérissent les névropathes asthéniques.

C. — *Arguments tirés des résultats thérapeutiques.*

Les notions que nous fournit la thérapeutique rationnelle de l'épuisement nerveux sont d'un intérêt tout particulier.

Cet ordre de recherches — un peu trop dédaigné jusqu'ici — peut atteindre à la précision vraiment scientifique, et valoir les meilleures expériences de laboratoire, à condition que soient prises les précautions suffisantes contre les causes d'erreurs qu'il est possible de prévoir, et notamment contre la suggestion, encore que je ne croie guère, ainsi que je l'ai déjà dit bien des fois, à la suggestibilité des vrais neurasthéniques.

Dans la série d'observations et d'expérimentations cliniques que je vais résumer, j'ai négligé systématiquement l'emploi des moyens thérapeutiques empruntés à la chimie : leur action m'apparait beaucoup trop complexe, beaucoup trop obscure, encore qu'ils aient été depuis bien plus longtemps étudiés. Je donne d'ailleurs, peu de drogues à mes neurasthéniques, si ce n'est, pour leurs troubles digestifs un peu de bicarbonate de soude et de pancréatine, et quelques laxatifs pour lutter contre la ténacité de leur constipation. On peut bien dire, cependant, sans crainte d'être démenti, que ce sont, ordinairement, les préparations toniques et le régime qui leur font du bien et qui les guérissent. La kola n'est pas inoffensive, non plus que la caféine ; mais qui pourrait nier l'effet heureux — au moins momentané — de ces préparations stimulantes, et de leurs congénères, glycéro-phosphates, vanadates, cacodylates, lécithine, etc.

Tout ce qui avigoure les neurasthéniques à hypotension artérielle, soit en excitant directement la cellule cérébrale, soit en lui procurant une circulation plus vive, améliore du même coup leur état mental. Seules, les préparations alcooliques font exception : le rehaut d'énergie et de belle humeur qu'elles apportent est extrêmement court, et tout de suite remplacé par une phase de dépression pire, ou d'excitation fort pénible.

Quant aux neurasthéniques à hypertension, aux artério-scléreux ou aux intoxiqués, il suffit, pour les voir s'améliorer au physique et au moral, de favoriser l'élimination des déchets stagnants de leur nutrition ; c'est en leur donnant des laxatifs répétés, des diurétiques actifs, surtout en les mettant au régime lacto-végétarien, en desserrant chez eux le frein vasculaire périphérique, que l'on obtient la disparition de la sensation de fatigue, des angoisses, des insomnies, et que l'on a raison de leur formation mentale, à la fin pessimiste et farouche, meurtrie et irritée.

Quant aux déprimés véritables, chez qui les organes se laissent distendre par défaut de tonus, chez qui la pression sanguine est basse, la réduction de l'oxyhémoglobine ralentie, la force dynamométrique diminuée, la sensibilité obtuse, l'intelligence paresseuse, la mémoire épuisée, la volonté molle, l'âme mélancolique — j'ai surtout essayé sur eux les procédés de traitement purement mécaniques si fréquemment usités de nos jours, et avec un succès si manifeste, toutes les fois qu'on les emploie avec méthode, et qu'on évite l'excès de zèle qui conduit si facilement au surmenage thérapeutique.

Les plus connus de ces moyens sont la douche, les bains à températures diverses, l'étincelle de la machine statique, la friction sèche au gant de crin, le massage, la vibration, les stimulations méthodiques des organes des sens.

A cette liste, je joins la cure d'air et les injections hypodermiques de liquides non toxiques. Voici pourquoi :

Expérience faite et maintes fois refaite, je suis fermement convaincu que — quel que soit le corps gazeux inoffensif et stimulant que l'on porte au contact de la surface pulmonaire, quel que soit le corps étranger liquide, aseptique et non toxique introduit dans le torrent circulatoire — on produit invariablement les mêmes effets thérapeutiques.

Faites respirer à un malade déprimé de l'air vif, de l'air ozénifié, du formol, les vapeurs nitreuses émanées de la pile, ou des vapeurs d'acide fluorhydrique, par exemple, et vous obtiendrez invariablement un rehaut de vitalité, une coloration plus vive du teint, une sensation de bien-être et de force, une recrudescence de l'appétit, une hausse sensible de la pression artérielle, une élévation notable de la quantité d'urée émise en vingt-quatre heures. Peu importe le gaz irritant, pourvu qu'il y ait irritation (irritation d'intensité moyenne : si elle est excessive, il y a surmenage, accablement au lieu d'apport de force). C'est ainsi que l'ozone émané de la pile, et forcément mélangé de vapeurs nitreuses, finit souvent par être plutôt nuisible aux malades qui le respirent.

Si, d'autre part, vous injectez sous la peau d'un homme affaibli, ou dans ses veines — ce qui, physiologiquement, revient au même — du sang, du sérum naturel ou du sérum artificiel, du suc orchitique à la façon de M. Brown-Séquard, du suc nerveux à la manière de Constantin Paul, de l'huile gaïacolée, de l'eau glycérinée ou tel autre liquide dénué de toxicité, vous obtiendrez les résultats classiques de la transfusion du sang : accroissement de la résistance vitale, hypertonicité générale, exactement, d'ailleurs les mêmes phénomènes que suscite la stimulation de la surface pulmonaire.

Quelques-uns d'entre ces liquides, ceux qui sont les plus denses, agissent plus vivement que d'autres: mais, vérification faite, leur constitution chimique n'est pour rien dans cette différence, rien de spécifique n'apparait dans le résultat obtenu. Une injection d'eau salée est à une injection de liquide testiculaire ce qu'une friction au gant de laine est à une friction au gant de crin[1], — un peu moins forte seulement.

Puisque l'on a des résultats thérapeutiques constants en injectant les liquides les plus dissemblables ou en faisant inhaler les gaz les plus divers, c'est, bien évidemment, qu'il ne saurait s'agir d'une action chimique, spécifique, mais d'une action toute mécanique, d'une simple irritation portant sur les terminaisons nerveuses sensitives, ici de la surface respiratoire, et là de la surface circulatoire.

Avec un gant de crin frictionnez la peau d'un épuisé du système nerveux, ou simplement d'un homme fatigué; fouettez-le d'un jet de douche; par le massage, triturez les houppes nerveuses sensitives des articulations, des tendons, des aponévroses, et des muscles, irritez la surface intestinale avec de l'alcool ou de légers purgatifs salins, et toujours — si vous ne dépassez pas la résistance indi-

---

[1] C'est la loi générale de l'hypodermie de Chéron, à laquelle le médecin de Saint-Lazare a consacré naguère un important volume de faits intéressants et de doctrines neuves (Société d'édit. scientif., 1893).

viduelle du malade — vous aboutirez précisément à la série d'effets thérapeutiques que nous venons d'énumérer à propos des stimulations sur la surface pulmonaire et la surface vasculaire.

Les modifications que l'emploi de ces agents dynamiques apporte dans l'organisme débilité peuvent se résumer et se classer ainsi :

Modifications sur les appareils musculaires. — Hypertonicité générale des muscles de la vie de relation, s'accompagnant de sensation de vigueur et de légèreté du corps; respiration plus ample; cordes vocales mieux tendues, voix plus forte. Hypertonicité des muscles de la vie végétative : diminution ou disparition des ptoses, resserrement du crémaster flaccide, des parois stomacales et intestinales distendues; resserrement des fibres circulaires de la tunique moyenne de l'arbre artériel, et hausse de la pression sanguine; recoloration du visage pâli, etc., etc.

Modifications sur les appareils glandulaires. — Hypertonicité et hypersécrétion des glandes de l'estomac (digestion plus facile, les malades retrouvent l'appétit, un véritable appétit boulimique parfois); hypersécrétion des glandes salivaires, lacrymales, cutanées (la bouche, le nez, la peau perdent de leur sécheresse habituelle); hypersécrétion orchitique (disparition de l'asthénie génitale), etc.

Modifications de la nutrition. — Il est habituel de constater chez les neurasthéniques, les déprimés et les mélancoliques tous les signes caractéristiques de la nutrition retardante. Nous avons vu ce que révèle l'analyse d'urine : excès urique et diminution de l'urée, inversion de la formule des phosphates terreux et des phosphates alcalins, abaissement du coefficient d'utilisation azotée, etc., etc. Il suffit ordinairement de quelques séances de massage, d'électricité statique, de quelques douches froides, de quelques injections de sérum artificiel concentré pour que l'analyse d'urine se modifie dans des proportions souvent considérables : le coefficient des oxydations s'élève, et le taux de l'urée atteint des proportions parfois extrêmes, comme nous l'avons constaté dans le chapitre consacré à l'urine des neurasthéniques. Il est certain que les stimulations mécaniques portant sur les nerfs sensitifs agissent à la fois sur l'activité cérébrale et sur l'activité bulbaire, sur la vie de relation et sur la vie de nutrition ; elles relèvent la température alors qu'elle est au-dessous de la normale, accroissent la sensibilité endormie des téguments[1], accélèrent l'activité de la réduction du sang rouge en sang noir, permettent la cicatrisation plus prompte de plaies atones, luttent avec avantage contre l'obésité.

Modifications de l'état mental. — La tendance à l'humilité, à la crainte, à la tristesse, l'impuissance à

(1) Voir aux graphiques des chapitres II, III et IV, les modifications du seuil de la sensibilité et de l'activité de la réduction de l'oxyhémoglobine.

travailler longtemps, la parésie, toujours prompte à venir, de l'attention et de la volonté, cette atonie intellectuelle, cette psychasthénie inséparable de l'épuisement nerveux à ses degrés divers, ne sont rien autre chose — si nous en croyons W. James, Lange, Ribot, G. Dumas — que le reflet mental, que la conscience imprécise de l'asthénie corporelle, de l'hypotonus musculaire, du ralentissement de la vitalité et de la nutrition. Notre corps nous est lourd, nous avons peine à nous porter nous-mêmes, nous ne nous sentons vivre que misérablement, nous comprenons obscurément combien nous voilà faibles pour la lutte perpétuelle : c'est ainsi que nous devenons paresseux, craintifs et mélancoliques. Par l'un quelconque des moyens mécaniques ci-dessus énumérés — mes recherches ont surtout porté sur les transfusions de sérum et sur la franklinisation — on peut modifier pour quelques heures, dans l'espace de quelques instants, l'état mental d'un neurasthénique ; à condition que son cerveau n'ait pas contracté d'habitudes trop anciennes avec l'affaissement mental, on peut transformer expérimentalement un malade triste, humble et craintif, en un homme vaillant, actif, joyeux de vivre, voire même orgueilleux et colère, en proie aux mots et aux gestes paroxystiques, si on lui donne plus de force qu'il n'en saurait utiliser. La douche, le massage, le gant de crin, les bains trop chauds peuvent énerver, griser même comme le vin et le café — car on connaît des cas d'ivresse caféique. J'ai publié à plusieurs reprises, et notamment dans les *Bulletins de la Société de Thérapeutique*, des observations de griserie expérimentale par des moyens purement mécaniques. Je ne saurais les reproduire ici avec tous les détails qu'elles comportent : je ne puis que résumer très brièvement mes recherches en disant : que l'état moral et mental d'un neurasthénique est inséparable de son état physique ; que l'hypotonicité musculaire, l'hyposécrétion glandulaire et le ralentissement de la vitalité ont pour reflet mental la mélancolie, la peur, l'humilité et la paresse ; qu'il suffit d'une stimulation purement mécanique du système nerveux pour changer — momentanément mais très promptement — l'hypotonus en hypertonus, la faiblesse en force musculaire et morale, voire même en excès de force, en énervement, en larmes ou en colère.

D'une simple stimulation mécanique sur un organisme d'autant plus prompt à réagir qu'il est débilité, résultent donc : d'une part, une série de phénomènes presque immédiats, phénomènes purement mécaniques, modification de l'état du tonus avec ses conséquences physiques et intellectuelles ; d'autre part, une série de phénomènes secondaires survenant plus tardivement, phénomènes d'ordre chimique, accélération de la nutrition, combustion plus parfaite des aliments ingérés, élimination plus complète des déchets organiques.

Faites à un sujet neurasthénique prompt aux réactions, une transfusion hypodermique d'eau salée proportionnée à son degré de résistance individuelle, ce qui n'est pas

toujours chose facile : un quart d'heure, une demi-heure
après, vous constaterez chez lui l'accroissement des
forces, la hausse de la pression sanguine, le relèvement
de l'état mental : le maximum de cet effet thérapeutique

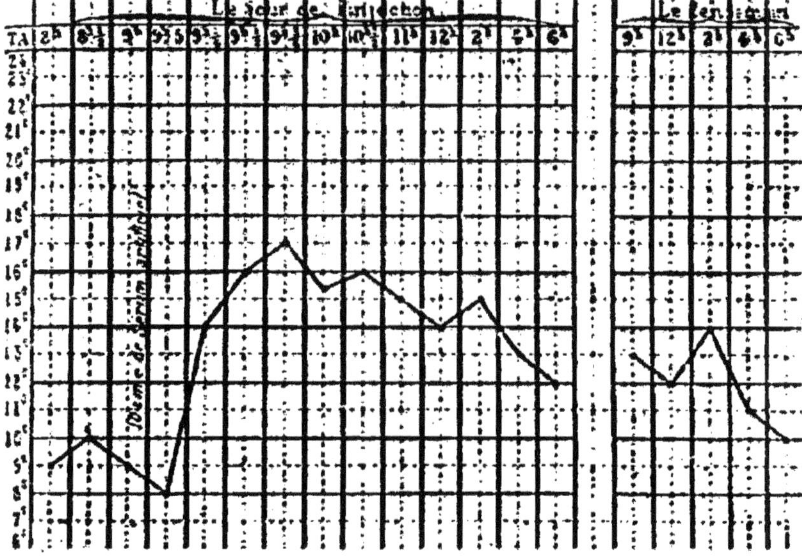

Fig. 31.

sera atteint une heure environ après l'injection ; puis il
ira s'atténuant avec des oscillations (baisse avant les
repas, ascension après), pour ne disparaître et mourir
tout à fait que vingt heures, trente heures après. Parfois — plus rarement — une seule injection maintient
un malade en état de tonus normal pendant quatre ou
cinq jours consécutifs.

Voici, du reste, un diagramme qui montre clairement
les oscillations de la pression artérielle et sa courbe
d'ensemble pendant les heures qui suivent l'injection.

Le graphique ci-contre résume l'observation d'une jeune femme anémique et neurasthénique, ouvrière à la journée, en service chez moi, en sorte qu'il m'a été possible de suivre sur elle les modifications de la tension artérielle heure par heure, quart d'heure par quart d'heure. La tension habituelle était excessivement basse, 9 à 10 centimètres de Hg. L'injection pratiquée à 9 heures a déterminé tout d'abord (ce phénomène n'est pas constant) une assez forte baisse de la pression sanguine, avec un léger sentiment d'accablement, de surmenage ; cette baisse, marquée sur le graphique à 9 heures 5 minutes, n'a pas duré plus de 7 à 8 minutes. A 9 heures et demie l'ascension était manifeste : elle atteignait son maximum trois quarts d'heure après l'injection. Le lendemain soir à 6 heures, la tension retombait pour la première fois à son niveau habituel.

La psychasthénie, la sensation d'épuisement, la timidité, la tristesse de cette jeune fille semblent s'être modifiées à peu près parallèlement aux oscillations de la pression sanguine : elle a mieux dormi cette nuit-là qu'elle ne dormait habituellement.

La douche, les bains salés, le massage, l'étincelle statique donnent des résultats de tous points comparables. Ce ne sont là, pourtant, que des moyens purement mécaniques. Nous nous sommes déjà demandé bien des fois, au cours de cet ouvrage, si de tels résultats thérapeutiques résultaient bien d'une action réelle et non d'un effet imaginaire, où l'impressionnabilité de nos malades à défaut de suggestion vraie, pourrait jouer le premier rôle.

Les modifications constantes de la pression artérielle et de la quantité d'urée sont déjà de bons arguments ; mais J. Chéron, soucieux d'accumuler les preuves, a trouvé la meilleure réponse à ce genre d'objections. Il s'est avisé de faire la numération des globules rouges avant et après l'injection saline, et de comparer ces données à celles que fournit l'examen de la pression sanguine. Chez une femme manifestement anémique et neurasthénique, il mesure la pression artérielle à la radiale : elle est de 12 centimètres de mercure ; il compte les globules rouges : il y en a 2 852 000. Il fait une injection hypodermique de 5 à 10 cm. de sérum artificiel ; dix minutes après, il mesure de nouveau la pression artérielle et il refait la numération globulaire : la pression est de 17 centimètres ; les globules rouges sont au nombre de 4 216 000.

Cette expérience, J. Chéron l'avait exposée avec détails dans sa communication au Congrès de médecine interne de Bordeaux en 1895. Je l'ai répétée pour ma part à bien des reprises différentes, elle m'a constamment donné le même résultat, à savoir, de l'hyperglobulie instantanée toutes les fois que le sujet en observation était un neurasthénique, anémique à hypotension.

Ce fait, auquel j'ai eu, d'abord quelque peine à croire, tant il m'apparaissait peu vraisemblable, est cependant, au point de vue de la pathogénie de la neurasthénie,

d'une importance capitale. Aussi, bien que j'en aie déjà
dit quelques mots au cours des précédents chapitres;
n'hésitai-je pas à en reparler ici avec quelques détails.

J. Chéron l'a interprété de la façon suivante :

L'hypoglobulie des névropathes déprimés n'est qu'apparente : c'est, en réalité, de l'hydrémie. Le système
artériel étant en hypotension et la tunique musculaire
des vaisseaux en relâchement, l'arbre circulatoire entier
se distend et, pour remplir sa cavité trop large, emprunte
de l'eau aux tissus voisins : le sang se trouve donc
dilué. Sous l'influence de la stimulation nerveuse que
provoque la présence du sérum — ou de n'importe quel
corps étranger liquide non toxique — dans le torrent
circulatoire, le système nerveux central envoie plus de
tonus aux muscles de la tunique moyenne ; l'arbre circulatoire tout entier se resserre, chasse l'eau en excès
dans les tissus périvasculaires, tandis que les globules
rouges restent dans le vaisseau. Il se produit ainsi, non
pas une hyperglobulie réelle, mais une véritable concentration du sang.

Ce phénomène de l'hyperglobulie apparente subite, a
été constaté d'ailleurs par Winternitz (de Vienne), après
la douche froide, par M. John Mitchell de (New-York)
après le massage général, par M. le professeur Brouardel après l'ingestion de purgatifs salins; les observations
que ces savants ont publiées donnent encore plus d'importance à l'expérience de J. Chéron, laquelle date déjà
de quatorze ans. Je ne crois pas que la réalité scientifique

du fait puisse être mise en doute, ni qu'il soit possible de lui proposer une interprétation plus logique, plus décisive que celle qu'a trouvée le regretté médecin de Saint-Lazare[1].

Pourra-t-on dire encore, après cela, que les transfusions hypodermiques n'agissent que par suggestion?

Ainsi donc, cette maladie du tonus qu'est la neurasthénie peut disparaître pour quelques heures presque intantanément, sous l'influence d'une stimulation réflexe ayant pour point de départ la simple irritation mécanique, méthodiquement pratiquée, d'un des réseaux sensitifs de l'économie (nerfs de la peau, de la muqueuse digestive, des aponévroses, des articulations, des muscles, de la surface pulmonaire, de la tunique endothéliale des vaisseaux, etc.).

Qu'est-ce donc que le phénomène du tonus physiologique?

Une expérience célèbre, mais jusqu'à ce jour inutilisée, de Brondgeest, nous apprend que le tonus d'un muscle cesse d'être aussitôt, que l'on coupe la racine sensitive du nerf mixte qui relie ce muscle à la moelle épinière, — ce qui démontre que le tonus est un phénomène réflexe.

Mais si le tonus est un réflexe permanent, chronique,

---

[1] Une thèse récente, faite sous l'inspiration de M. Georges Dumas, dans le laboratoire de pathologie expérimentale à la Faculté de Médecine de Paris, étaye encore d'arguments nouveaux et décisifs la conception de Chéron. Je veux parler de l'étude très remarquable de M. le D' André Mayer sur *La Soif*, P. Alcan 1901.

c'est qu'il est continuellement entretenu par des excitations centripètes venues du monde extérieur, par les
vibrations lumineuses et auditives qui nous assaillent de
toutes parts, par nos innombrables sensations tactiles,
conscientes ou pas, par les phénomènes thermiques,
hygrométriques, électriques de l'atmosphère ambiante,
phénomènes qui passent inaperçus pour l'homme équilibré, mais que les névropathes, dont le cerveau est une
sorte d'appareil multiplicateur, ressentent avec une
grande intensité. Ces excitations perpétuelles portent sur
nos périphéries sensitives, sur les terminaisons nerveuses
des organes des sens, de la peau, de la muqueuse digestive, de la surface pulmonaire et bronchique, des aponévroses, des articulations, des tendons et des muscles.
Leur action sur nous n'est qu'un des modes de la transformation des forces; en pénétrant en nous, leurs vibrations se changent en vibration nerveuse; et ce sont ces
vibrations mêmes qui constituent notre tonus, notre
vigueur individuelle. Eh bien, nos agents thérapeutiques
non chimiques procèdent par un mécanisme absolument
semblable : nous ne faisons que reprendre une voie tracée par la nature. En stimulant méthodiquement l'une
quelconque des terminaisons nerveuses sensitives par
l'étincelle de la machine statique, par la friction au gant
de crin, par la douche, par le massage, nous puisons aux
sources naturelles de la force humaine, à la sensibilité,
mère de la motricité. J'ai vu, comme je l'ai conté plus
haut, un violent état électrique de l'air, au moment où

allait éclater une tempête de neige, agir comme aurait pu le faire une très forte injection de sérum, déterminer une hausse excessive de la tension artérielle et une hyperglobulie très marquée, en même temps que se manifestaient des symptômes d'extrême irritabilité mentale.

Si maintenant nous remontons à l'étude des causes de l'épuisement nerveux, nous constatons que, dans un grand nombre de cas, c'est encore par la voie sensitive que viennent à nous, que s'installent chez nous la fatigue, le surmenage.

Une fois pour toutes, considérons la sensibilité comme une force qui entre en nous, et la motricité comme une force qui nous quitte pour retourner au monde extérieur. Aboutissant de l'une de ces forces, et point de départ de l'autre, le cerveau se fatigue par excès de l'une ou de l'autre.

Que nous nous épuisions à dépenser notre énergie en actes violents, voilà qui n'a rien d'étonnant : un homme qui marche longtemps, celui-ci qui rame pendant plusieurs heures de suite, tel autre qui prononce avec force gestes un long discours, ou qui écrit toute une journée sans répit, sont des gens qui se fatiguent par usure de leur force motrice. Mais comment expliquer l'épuisement nerveux survenant chez un homme qui ne dépense pas ses forces, qui ne marche guère, qui n'écrit que très rarement, qui parle peu, qui n'accomplit jamais de labeur manuel? Nous constatons pourtant, et le plus ordinairement, même que nos malades sont devenus des névropathes à l'occasion d'un excès de sensation : c'est par leurs nerfs sensoriels ou sensitifs que sont passés ces chocs nerveux, ce surmenage de lecture et d'érudition, ou ces émotions violentes qui ont causé le mal. Ce ne sont là pourtant que des excès de force. L'excès de force peut nous procurer la fatigue, ce sentiment de malaise, de pesanteur, d'impuissance que nous nommons ainsi. Au moins autant que les excès de dépense d'énergie cérébrale, nous voyons l'abus d'excitations surmenantes engendrer la neurasthénie, ébranler la cellule cérébrale, détendre les muscles, ralentir les sécrétions, abaisser le taux des combustions.

On peut devenir neurasthénique par abus de l'acte génital, mais on devient plus fréquemment encore névropathe ou mélancolique à l'occasion d'un amour platonique, où le désir perpétuellement éveillé n'aboutit jamais à l'accomplissement, à la dépense physiologique de la force nerveuse incessamment accumulée en nous par la vue de l'objet aimé.

Comment interpréter ce fait paradoxal en apparence ? Par une loi très générale que mes recherches ont confirmée, mais qui date des expériences de M. Féré : toutes les excitations excessives sont déprimantes. Et c'est ainsi que le problème de l'épuisement nerveux nous apparaît, une fois de plus, comme un problème de mécanique cérébrale.

Mais cette loi n'est pas uniquement intéressante en ce

qu'elle nous permet de comprendre tout un ordre de causes d'épuisement nerveux ; elle comporte encore un enseignement pratique : elle nous enseigne à redouter pour nos malades le surmenage thérapeutique. J'ai publié (voy. *Bulletin de la Soc. de thérapeutique*, janvier 1894) une observation qui date des débuts de ma pratique médicale. Il s'agit d'un homme de cinquante-neuf ans, atteint de maladie de Parkinson, que Charcot m'avait confié, avec mission de lui faire tous les deux jours une injection de 5 cmc. de sérum, en vue de combattre l'épuisement nerveux, qui était extrême chez lui. L'amélioration fut incontestable.

Au bout de quelques jours, je voulus par excès de zèle, doubler la dose et pratiquer une injection tous les matins : mieux que toutes les descriptions, la courbe ci-après raconte ce qu'il en advint.

Après la force c'était l'accablement, le surmenage par excès de traitement tonique.

Voilà sans doute qui explique bien des insuccès dans l'emploi du sérum et des moyens thérapeutiques similaires, insuccès que se complaisent à enregistrer ceux qui ne veulent voir, dans les guérisons obtenues sans l'emploi de drogues toniques, que les effets de la suggestion. « Entre nos mains, nous disent-ils, vos procédés de traitement tantôt agissent et tantôt ne font rien, selon les seuls caprices du hasard. » Cela n'est point pour nous surprendre s'ils en usent avec excès, à l'aveuglette, sans méthode, persuadés d'avance qu'une

médication pareille ne saurait obéir à des lois scientifiques.

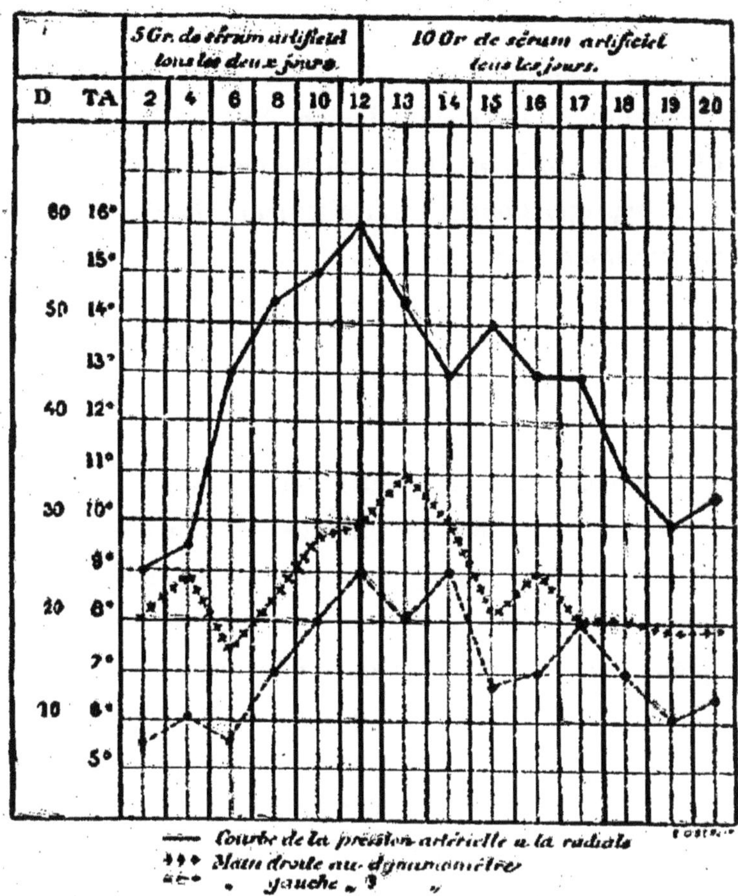

Fig. 32.

A l'encontre de cette opinion nous sommes en mesure
d'affirmer maintenant que le moyen le plus logique, le
plus physiologique, le plus inoffensif et le plus sûr de
donner de la force à un homme affaibli, réside dans la
simple excitation mécanique de l'une ou l'autre de ses

surfaces sensitives. Encore faudra-t-il que cette excitation soit pratiquée de façon méthodique et appropriée au degré de résistance individuelle du sujet. L'étude de la pression artérielle, de l'état des forces, de l'activité de la réduction de l'oxyhémoglobine, du seuil de la sensibilité, est un excellent guide pour le médecin praticien, soucieux de proportionner son traitement à la résistance actuelle de son malade.

CONCLUSIONS

Les documents que viennent de nous fournir l'étude des causes, l'analyse des symptômes et l'interprétation des résultats du traitement, nous conduisent en somme à une doctrine pathogénique très ferme, très arrêtée, s'adaptant à la très grande majorité des faits.

Comparons-la aux théories qui lui sont antérieures, et nous verrons qu'elle les contient toutes, pour ce motif que chacune des autres n'était que partiellement vraie.

Jusqu'à ce jour, l'épuisement nerveux a été successivement attribué par M. Bouchard à l'auto-intoxication; par M. Hayem à un vice de nutrition d'origine dyspeptique; par M. Lœven à des actions réflexes d'origine gastro-intestinale; par M. Fr. Glénard à l'entéroptose; par M. G. Dumas (thèse sur *la Mélancolie*) à des troubles vasomoteurs; par M. Féré à un excès de vibrations surmenant la cellule cérébrale; par Beard à un défaut d'équilibre entre l'usure et la réparation de la cellule cérébrale ; par Erb à un trouble intime de la nutrition des éléments nerveux ; par Régis, à de l'artériosclérose au début ; par la majorité des gens du monde et par quelques neurologistes à des troubles de l'imagination, à une maladie de l'esprit (la sensation de fatigue du neurasthénique serait imaginaire et dépendrait d'une idée fixe).

Notre conception de l'épuisement nerveux — je propose qu'on la baptise « théorie mécanique » — ne nie pas la réalité des troubles vaso-moteurs, ni le retentissement possible sur le fonctionnement du cerveau ; elle les considère seulement comme secondaires à un trouble primitif des centres nerveux en général, y compris ceux qui président à la vaso-motricité. Elle tient très grand compte de la notion d'intoxication, puisqu'elle considère toute une catégorie de neurasthéniques — ceux chez qui l'on observe de l'hypertension constante — comme de véritables empoisonnés par l'alcool, par l'acide urique, par les déchets que le rein et la peau éliminent mal ; même chez les déprimés par simple surmenage ou par convalescence, elle admet l'influence nocive des toxines et des produits anormaux de fermentation ; mais la dilatation de l'estomac, — de même que l'entéroptose, — ne nous apparaît plus que comme un épisode partiel de l'hypotonus général, de la ptose totale, elle-même placée sous la dépendance étroite de l'état des centres cérébro-spinaux. Nous sommes convaincus qu'il y a, dans les cas anciens d'épuisement nerveux, un état de dénutrition de la cellule cérébrale, comme, d'ailleurs, de tout le reste de l'organisme ; mais nous croyons savoir que les variations dans l'intensité de la nutrition sont subordonnées aux variations d'activité du système nerveux central.

Mécanique comme la nôtre, la théorie de M. Féré est à proprement parler l'embryon de la nôtre, et l'on ne peut lui reprocher que d'être un peu incomplète et sommaire. Le surmenage par sensation excessive, M. Féré l'a vu et bien décrit depuis longtemps. C'est du reste à sa manière de voir que Charcot donnait la préférence.

Quant à cette doctrine qui voudrait faire de la neurasthénie une maladie à point de départ mental, je crois l'avoir réfutée assez fréquemment au cours de cet ouvrage, pour qu'il me semble utile d'y revenir ici. Elle n'aboutirait qu'à la plus fâcheuse confusion entre les deux névroses sœurs. Les symptômes physiques de l'hystérie sont sous la dépendance d'une idée fixe et guérissent par la suggestion ; l'état mental neurasthénique est, au contraire, le reflet dans l'esprit du peu de vitalité des organes, de l'hypotonus musculaire et de l'hyposécrétion glandulaire, et il guérit par la médication tonique — voilà, je crois, la vérité.

Tel que nous le concevons, le mécanisme de la fatigue organisée, de l'épuisement nerveux, de la neurasthénie, peut se décomposer en quatre épisodes qui se succèdent comme suit :

1er TEMPS. *Intervention de la cause.* — Intoxication par l'alcool, par les poisons alimentaires, par uricémie, par albuminurie, etc., etc. ; ou bien, dépense immodérée d'activité motrice ou surmenage par excès de sensation.

La dépense excessive d'activité motrice peut consister en excès de travail accompli verbalement, graphiquement, manuellement, par la marche.

Quant au surmenage par sensation trop véhémente et trop fréquemment répétée, c'est celui qui accompagne l'abus de lectures ou de travail d'érudition, l'annonce (visuelle ou auditive) d'une mauvaise nouvelle, etc. Tantôt il s'agit d'une sensation par elle-même bien légère, comme la lecture d'une dépêche, mais importante par la violence des souvenirs, des regrets, des douleurs que la nouvelle éveille tout à coup ; tantôt il s'agit d'une irritation trop intense sur l'une quelconque de nos terminaisons sensitives. Ici l'origine de la neurasthénie est bien nettement mécanique. Lorsqu'il s'agit de poisons ou de déchets mal éliminés et portés par le sang au contact de la cellule cérébrale, nous sommes mal armés pour dire s'ils agissent par simple action de présence, par irritation mécanique sur les centres nerveux, ou bien s'ils font, avec les cellules de l'écorce grise, des échanges chimiques constituant une véritable intoxication. Peu importe d'ailleurs, puisque simple fatigue et empoisonnement véritable déterminent pareillement cet empêchement fonctionnel d'où résultent la sensation d'accablement et la mélancolie.

2ᵉ **TEMPS.** *Relâchement des cellules nerveuses.* —
Sous l'influence de l'une ou l'autre des causes précitées,
les cellules de l'écorce grise — si l'hérédité névropathique ou arthritique les prédispose à réagir ainsi — se
détendent, perdent de leur puissance. Elles se placent
dans un état d'hypovitalité, de demi-fonctionnement,
état intermédiaire entre l'activité et le sommeil.

Pour rendre plus précise, et pour ainsi dire plus
palpable notre conception de l'épuisement nerveux,
aidons-nous de cette belle et féconde conception moderne
de l'anatomie du neurone et de ses fonctions, qui nous
a déjà été d'un grand secours, alors que nous cher-
chions à nous faire une idée de l'insomnie neurasthénique.

Depuis les travaux si remarquables de Viedersheim
(d'Iéna), de Tanzi, de Rabl-Ruckhard (de Berlin), de
Lépine (de Lyon), et surtout de M. Mathias Duval,
depuis les publications de Pupin, de R. Deyber, de
Demoor, de Stefanowska, de Manouélian, d'Azoulay, etc.,
etc., nous savons de connaissance scientifique [1], que
deux neurones n'ont entre eux que des relations de contiguïté, et que le contact n'est pas constant. Il s'inter-
rompt pendant le sommeil ; il tend à être moins intime
quand il y a fatigue et surmenage. Dans le sommeil,
la cellule nerveuse rétracte ses prolongements, comme

____

(1) On trouvera toutes ces notions nouvelles sur l'histologie des
centres nerveux, dans le beau *Traité d'anatomie du système nerveux
de l'homme* de M. van Gehuchten, professeur à l'Université de Louvain.

fait l'amibe de ses pseudopodes ; l'influx nerveux ne passant plus, la tonicité s'abolit, les muscles se tiennent en résolution. Eh bien, dans l'épuisement nerveux, j'estime qu'il se passe quelque chose d'intermédiaire entre l'état de veille et l'état de sommeil. Sous l'influence du surmenage ou de l'intoxication — agissant sur un système nerveux héréditairement fragile — il se produit une rétraction analogue, mais incomplète, des ramifications des neurones. Ce n'est pas le sommeil complet, c'est de l'atténuation fonctionnelle, de la demi-vitalité. Et voilà que les muscles, mal fournis de tonus nerveux, se placent en état de tonicité mineure, en hypotonus, en même temps que les glandes appauvrissent leurs sécrétions, et que la nutrition commence à se ralentir. Car — c'est un point capital sur lequel je veux insister — le shock, l'ébranlement nerveux, cause déterminante, porte sur tout l'ensemble des centres encéphaliques. Pour Lange, pour G. Dumas, il ne frapperait que le centre vasomoteur, après quoi des troubles de la circulation cérébrale se chargeraient de provoquer tous les symptômes de la maladie. C'est ici que notre doctrine pathogénique se sépare de la théorie vasomotrice. Pour nous, une cause quelconque de surmenage ne s'adresse pas à tel ou tel territoire de l'écorce en particulier ; elle l'épuise dans sa totalité.

Pour ma part, j'ai toujours vu les phénomènes dont on a coutume d'attribuer uniquement la direction au bulbe, diminués dans leur intensité, au même titre que les phénomènes dont le siège est aux territoires rolandiques : l'hypotonicité survient en même temps pour les muscles lisses et pour les striés, pour les tuniques moyennes des artères et pour les parois stomacales, pour les muscles de la marche et pour ceux de la respiration. La mollesse du cœur, la pauvreté de la circulation, contemporaine des autres déchéances de l'organisme, ne saurait donc être leur mère, mais simplement leur sœur jumelle.

3ᵉ TEMPS. *Ptoses. Hypotonus musculaire et glandulaire.* — C'est alors qu'apparaît tout le tableau symptomatique, et nous pouvons bien dire aussi, toute l'anatomie pathologique de la neurasthénie. Pour éviter d'inutiles redites je renvoie le lecteur au petit résumé synoptique ci-après, me contentant de faire remarquer ici que la neurasthénie est une maladie de faiblesse, essentiellement constituée par de l'affaissement musculaire, de la pauvreté des sécrétions, du ralentissement de la nutrition. Il convient d'ajouter encore que, chez presque tous les épuisés du système nerveux, la sensibilité générale est partout et uniformément diminuée : ils n'ont pas de zones d'anesthésie comme les hystériques, mais c'est à peine s'ils perçoivent, au début de leur traitement, les étincelles les plus drues de la machine électrique statique.

Sur ce fond de déchéance globale, se détachent par moments, mais toujours sous l'influence d'une stimulation extérieure (repas copieux, état électrique de l'atmosphère, contrariétés, etc.), des phénomènes d'excitations (colère, besoin immodéré de mouvement, hyper-sécrétions glandulaires, douleurs névralgiformes), qui montrent une fois de plus que, si les cerveaux congestifs sont les plus excités, les cerveaux asthéniques sont les plus excitables, les plus mobiles, les plus impulsifs.

QUATRIÈME TEMPS. *Modifications de l'état mental.* — Quand tout un organisme demeure pendant un certain temps à l'état de vitalité mineure, ses muscles amollis, son tissu élastique détendu, ses organes splanchniques ptosés, ses glandes appauvries, son cœur mou, ses artères détendues et son sang dilué, quand notre corps nous paraît lourd, par suite de la rupture du rapport normal entre le poids brut de ce corps et l'énergie du système nerveux qui le maintient debout, nous voyons apparaître comme complément nécessaire du tableau symptomatique, les modifications du caractère : nous devenons timides, hésitants, peureux, humbles, paresseux, mélancoliques. Bien éloignés de croire que cet état d'esprit est l'origine de l'épuisement nerveux, nous sommes fermement convaincus qu'il n'en est que la résultante.

Que se passe-t-il en effet ? Tous les nerfs sensitifs venus des muscles, des tendons, des articulations, des aponévroses, des parois viscérales, des vaisseaux, des glandes, viennent apporter uniformément au cerveau la sensation d'amoindrissement, de déchéance, d'impouvoir, et les idées correspondantes s'installent, s'organisent, prennent des habitudes. Si bien qu'au bout d'un

ORGANES ATTEINTS			SYMPTÔMES SOMATIQUES	ÉTAT MENTAL CONSÉCUTIF
Hypotonie des muscles.	*à fibres striées.*	Du visage	Traits tombants, air d'hébétude, de tristesse.	Atténuation de la mémoire, de l'intelligence, de la volonté.
		De la respiration	Diminution de la capacité respiratoire (spiromètre).	
		Du larynx	Voix voilée.	
		Des membres supérieurs . .	Maladresse ; inaptitude à porter des fardeaux.	
		Des membres inférieurs . . .	Fatigue, titubation, instabilité, besoin de s'asseoir et de se coucher.	
		Des parois abdominales . .	Prédisposition aux hernies.	
		De l'accommodation	Asthénopie accommodative.	
	à fibres lisses.	Dilatation ou ptoses . . .		Déchéance globale de la personnalité.
		De l'estomac	Dyspepsie atonique ; lenteur de la digestion.	
		De l'intestin	Constipation, corde colique.	
		De l'utérus	Abaissement de la matrice.	Humilité.
		Des parois vaginales, rectales et vésicales . .	Rectocèle, cystocèle.	
		Du crémaster	Flaccidité permanente des bourses.	Timidité.
		Du cœur	Hypotension artérielle par mollesse de l'impulsion.	Indécision.
		Des artères	Hypotension, pâleur des téguments, teint terreux, hydrémie et hypoglobulie apparente.	
		Du système veineux	Varices, varicocèles, hémorroïdes.	Crainte.
Hyposécrétion glandulaire.		Gastriques	Hypochlorhydrie ; acidité de fermentation.	Paresse.
		Pancréatique	Insuffisance de la digestion duodénale.	
		Hépatiques	Insuffisance de la sécrétion biliaire et de la destruction des toxines.	Mélancolie.
		Salivaires	Sécheresse de la bouche.	
		Cutanées	Sécheresse de la peau.	Perte de la joie de vivre.
		Testiculaires	Asthénie génitale, déminéralisation du liquide orchitique, anesthésie spéciale.	
ÉTAT DE LA NUTRITION			Diminution de l'activité de la réduction du sang rouge en sang noir. Abaissement parfois très appréciable de la température. Excès d'acide urique et diminution de l'urée. Abaissement du coefficient des oxydations.	

certain temps, par le mécanisme, si bien mis en lumière par Paulhan et G. Dumas, l'esprit ne peut plus concevoir que des choses de même sens : il interprète tout en harmonie avec ce cran spécial de misère, de tristesse, de peur, où le voilà fixé. Dans la mélancolie proprement dite cet état d'esprit est d'intensité suffisante pour atteindre au délire. Il en approche dans certaines formes graves de la neurasthénie.

Tout cela peut se condenser dans le petit tableau synoptique où je mets en regard les lésions quasi anatomiques de l'épuisement nerveux, ses principaux symptômes somatiques et leurs conséquences mentales.

Pour nous résumer et pour conclure, disons que la neurasthénie, et tout l'ensemble des symptômes dépendant de l'épuisement nerveux, sont primitivement des maladies du tonus et secondairement des maladies de la nutrition, occasionnées, soit par une intoxication, soit par une dépense excessive d'énergie ou un abus d'irritation sensitive. Empoisonné ou épuisé, le cerveau se plaçant dans un état de demi-activité vitale, ne commande aux organes qu'un fonctionnement alangui ; cette baisse fonctionnelle des muscles, des glandes et des appareils de la nutrition, se reflète à son tour dans la conscience, et cette répercussion dans l'esprit est, proprement, ce qui constitue l'état mental neurasthénique.

CHAPITRE XII

TRAITEMENT

Après ce qui précède, il peut paraître que les grandes
lignes d'un traitement rationnel de la neurasthénie soient
suffisamment indiquées et justifiées.

Je crois pourtant utile d'entrer un peu dans le détail,
de développer et de préciser les données qui se déduisent naturellement de notre conception pathogénique, et
de dire surtout quels sont, dans la pratique journalière,
les moyens hygiéniques ou thérapeutiques qui réussissent en face de telles formes, ou de tels symptômes pré-
dominants.

Parmi tant de méthodes, parmi tant de médicaments préconisés jusqu'à ce jour, nous nous efforcerons de faire un choix sérieusement motivé. Il en est de très secourables; il en est d'inutiles; il en est de nuisibles. Nous tâcherons d'en faire le départ, fort d'une expérience qui date d'une dizaine d'années, pendant lesquelles il nous a été donné de voir, au jour le jour, parfois pendant deux ou trois mois, des malades observés pour la plupart, avec toute la précision dont dispose la clinique moderne.

Et tout d'abord un premier point.

Pour faire un bon médecin de neurasthéniques, il faut je crois bien, réunir un certain nombre de conditions, qu'il n'est pas tout à fait oiseux d'énumérer.

C'est une bonne chose d'avoir été neurasthénique, à condition bien entendu, d'avoir cessé de l'être. Un médecin qui n'a pas connu par lui-même tous les tourments de la névrose dépressive, qui n'est pas descendu au fond de ce trou noir d'où l'on ne voit plus l'espérance, ne comprend pas aisément ses malades et ne sympathise pas pleinement avec eux.

Etonné, vite las de la monotonie de leurs plaintes, naturellement porté à la solution la plus simple qui est de les envisager comme des malades de Molière et de s'en débarrasser le plus tôt possible, il a tendance à les traiter avec plus d'ironie ou d'impatience que de profonde pitié; et les conseils qui sortent de sa bouche peuvent se résumer à peu près à ceci : « ne croyez pas à votre mal; il vous suffirait de vouloir pour pouvoir vaincre votre fatigue et pour dissiper vos idées noires, il ne faut pas vous laisser aller de la sorte!... » ou bien encore : « évitez les émotions, faites un petit voyage, prenez quelques douches et n'y pensez plus ; » d'autres ajoutent à ces conseils une ordonnance comprenant quelque vin médicamenteux, une préparation de glycérophosphates, de la strychnine, de la caféine, du fer, tous les toniques. Cependant le malade tarde à s'améliorer, perd courage, change de médecin, pour se heurter ailleurs à des prescriptions de même sorte, à moins qu'il ne devienne la proie d'un de ces exploiteurs, braconniers de la médecine, chez qui l'on vient en désespoir de cause, après avoir tout essayé. Un médecin qui a passé par la neurasthénie sait mieux comprendre ses malades, il connaît leurs symptômes avant même qu'on les lui dise, ne doute point de leur réalité, s'arme de patience et parle d'un cœur fraternel; vivant exemple de guérison, il ne manque d'autorité ni pour préciser une ligne de conduite, ni pour promettre un mieux prochain.

Autre condition nécessaire, il faut qu'il ait du temps, qu'il garde longtemps ses malades, écoute longuement leurs plaintes; qu'il s'intéresse à leur psychologie, qu'il s'apitoie sur leurs misères, qu'il apprenne à ne pas s'énerver à leur contact, que rien ne trouble sa patience et son encourageante bonhomie.

Je crois fort bon de se spécialiser à l'étude de la neurologie ou des maladies de la nutrition, mais peut-être est-il moins sage de se cantonner dans la pratique d'une seule méthode de traitement : un doucheur, un électricien n'auront-ils pas presque invinciblement tendance à conseiller toujours et partout l'agent dont ils ont grand usage et qu'ils manient habilement. Faisons-nous donc spécialiste d'une maladie ou d'un groupe de maladies et non point d'un remède, afin d'être plus sûrs d'apporter une parfaite impartialité dans le choix du moyen qui convient à chaque sujet.

Dernière condition requise : il importe que le médecin de névropathes s'attache à faire un diagnostic attentif. Rien ne paraît au premier abord plus facile que de reconnaître la maladie de Beard chez un sujet qui vient à vous en disant de lui-même « je suis neurasthénique », et en énumérant toute la série des stigmates. C'est un neurasthénique, n'est-ce rien d'autre chose? n'est-ce pas du même coup, un hystérique qui ne guérira pas tout à fait si l'on ne traite qu'une de ses névroses? n'est-ce pas un tuberculeux au début, chez qui la médication tonique n'amènera qu'une recrudescence de la fièvre? n'est-ce pas un futur paralytique général, un alcoolique, un brightique, un diabétique qui s'ignore. Je me fais une loi de ne jamais commencer un traitement avant d'avoir affermi mon diagnostic par élimination, et sans m'être armé d'une analyse d'urines aussi complète que possible.

Nous avons vu, que si l'on étudie la pression sanguine chez les neurasthéniques, on est vite conduit à les diviser en deux classes. Les uns, présentent de l'hypotension artérielle, et sont de véritables déprimés du système nerveux, qui guérissent de leur état mental à mesure que se redresse la courbe de leur tension artérielle, et celle de leurs forces. Les autres, tout au contraire, sont des hypertendus et des intoxiqués dont la courbe de guérison est une courbe de descente (Voy. les fig. 22 et suiv. p. 67 et suiv.). C'est là encore un diagnostic qu'il importe de faire. J'ai vu récemment un malade, âgé de près de cinquante ans, qui se plaignait de lassitude invincible, d'insomnies rebelles, de douleurs à la nuque, de troubles visuels, de digestions pénibles et d'idées noires. Sur les conseils d'un autre neurasthénique il alla se placer en province dans une maison de santé où, pendant cinq semaines, il fut soumis à une cure d'immobilisation et de suralimentation à la façon de Weir-Mitchell; son état ne fit qu'empirer; or, après examen soigneux et analyse des urines, il fut reconnu que c'était un artério-scléreux précisément intoxiqué par excès d'alimentation carnée et de vins généreux. Il a guéri par le régime lacto-végétarien, l'exercice physique progressivement accru, et quelques stimulations mécaniques du système nerveux.

Par contre, on voit à tous moments de grands déprimés, tout à fait à bout d'énergie, empirer promptement parce qu'on a voulu les soumettre — sous prétexte de leur démontrer l'inanité de leur sensation de fatigue — à des exercices physiques ou à un travail intellectuel mal dosé.

C'est ici le lieu de préciser les indications générales

que comporte chacune de ces deux grandes divisions fondées sur la clinique et la pathogénie.

A. — *Neurasthénie à hypertension.*

Ce sont, nous l'avons dit et bien souvent redit, des intoxiqués de qui le système nerveux central est, ou bien empoisonné à la lettre par l'abus de l'alcool, ou plus simplement encrassé par les déchets de la nutrition insuffisamment éliminés.

L'indication fondamentale est ici le lavage du sang, l'élimination de l'acide urique en excès, le nettoyage du rein qui, filtrant une urine extrêmement chargée, menace de s'altérer anatomiquement ; le soulagement du cœur habituellement contraint à lutter contre une vaso-constriction périphérique à peu près constante, et l'apaisement de l'estomac, le plus souvent hyperpeptique. Pour la remplir, nous avons à notre disposition toute une série de moyens importants, au premier rang desquels le régime lacté, qui, lorsque les malades consentent à s'y soumettre, ne serait-ce que pendant deux ou trois jours, procure à cette catégorie de névro-pathes un soulagement à peu près immédiat et à peu près infaillible. A vrai dire, je ne pense pas qu'il faille le continuer longtemps à l'état intégral. Il faut le remplacer bientôt par le régime lacto-végétarien, que l'on pourra sans trop tarder corser d'un plat de viande grillée ou rôtie, très cuite, au repas du matin. Le mieux est — nous l'avons déjà dit dans le chapitre consacré aux troubles gastro-intestinaux — de prescrire des repas secs, de supprimer tous breuvages au cours de la digestion stomacale, et de donner le lait d'heure en heure, dans les moments où l'estomac est vide. Il est souvent utile de le couper d'un tiers d'eau bicarbonatée et d'ajouter à chaque verre une cuillerée à café d'eau de chaux médicinale.

A ce régime fondamental il est ordinairement bon d'ajouter soit du massage, tel que M. Cautru nous enseigne à le pratiquer en vue d'abaisser la pression sanguine trop haute; soit des douches chaudes, soit encore des bains statiques sans étincelles un peu longuement prolongés, et dont l'action hypotensive me paraît fort bien démontrée; soit encore des bains carbonigènes, à la manière de Bourbon-Lancy, de Nauheim ou de la source César de Royat. Aux personnes qui supportent mal le lavage du sang par la voie stomacale, les grandes injections hypodermiques de solution saline à 7 p. 1000, rendront de grands services; il m'est arrivé d'avoir recours, non sans succès, aux bains de vapeur, à la pilocarpine, aux différents moyens d'élimination par la peau. Un de mes neurasthéniques à hypertension, arthritique, gros mangeur, effleuré à cinquante et un ans par l'artério-sclérose, a guéri de sa neurasthénie en modifiant son régime, et en se donnant une forte suée tous les jours, sur la planche de la salle d'armes. C'est là une catégorie de neurasthéniques à qui l'exercice physique fait du bien, à condition qu'il soit prescrit d'une façon méthodique et progressive. Ces malades ont en effet les jambes lourdes, raides et lasses, d'une lassitude qui ressemble à une douleur, et ils ont toutes les peines du monde, les premiers temps, à s'entraîner à la marche, à la gymnastique, et à l'excellent exercice que la bicyclette est pour eux. Il importe de commencer par de petites doses, régulièrement et constamment accrues. Personne, mieux que M. Fernand Lagrange, n'a précisé les règles de cette médication par l'exercice. L'élimination des toxines d'une part, l'entraînement de l'autre, amènent fréquemment une transformation du malade.

Quelquefois, il arrive que le névropathe à hypertension, débarrassé par le régime des poisons qui lui procuraient l'illusion de l'épuisement nerveux, devient un névropathe à hypotension et qu'il faille alors le traiter en conséquence. Souvent les choses se passent de telle sorte que la première partie de la cure doit être consacrée à l'élimination des déchets encombrant l'organisme, à la neutralisation, au nettoyage du système nerveux central, la seconde partie consistant à relever l'énergie tombée au minimum, grâce au régime. Nos graphiques 16 et 26 pages 55 et 74 rendent bien compte de cette évolution des forces sous l'influence du traitement rationnel.

B. — *Neurasthénie à hypotension.*

Ici, l'indication est essentiellement d'avigourer les forces, de restaurer l'énergie vitale amoindrie, d'accélérer la nutrition, de redonner aux muscles le tonus, aux glandes le pouvoir sécrétoire, de rehausser la pression sanguine, d'activer la réduction de l'oxyhémoglobine, de relever le coefficient des oxydations, de rétrécir le seuil de la sensibilité, de ramener à la normale la motricité des parois gastriques et le chimisme stomacal, de combattre l'asthénie génitale ou la ptose utéro-gastrique, etc., etc. Or, tout cela peut se faire au moyen d'un petit nombre d'agents thérapeutiques, purement dynamiques comme le mal lui-même, et ne faisant point, par conséquent, dans les centres nerveux, cette obscure chimie qu'il faut toujours chercher à épargner aux nerveux.

Ici encore, le régime alimentaire est de première utilité. Habituellement hypopeptique, le vrai neurasthénique déprimé à hypotension, ne trouve dans l'alcool, dans les vins de table, dans les élixirs médicamenteux, dans les liqueurs, qu'un excitant qui l'énerve et le surmène, qui l'irrite ou qui lui communique des somnolences quelquefois invincibles. Pas plus que le neurasthénique à hypertension, le névropathe franchement asthénique ne doit boire de vin. D'ailleurs, comme son suc gastrique est pauvre, il est bon de lui recommander de ne le point diluer dans de grandes quantités de liquide aux repas. Ici encore, le mieux est donc de conseiller le régime sec, en faisant boire de l'eau, facile à digérer, à 9 heures, 10 heures, 11 heures du matin, 4 heures, 5 heures et 6 heures de l'après-midi. Par le fait seul que sa capacité vitale est amoindrie sur tous les points, pour la combustion des aliments comme pour tout le reste, il est sage de ne pas trop charger son estomac de substances pouvant produire de l'acide urique en excès. Il faut pourtant lui donner de la viande, assez abondamment au repas de midi, un peu moins au repas du soir, des œufs, des poissons de digestion facile, du maigre de jambon, et les légumes qui ne fermentent pas trop dans l'estomac et l'intestin, savoir : les artichauts à la sauce blanche, les haricots verts très tendres, les pommes de terre au beurre ou en purées, les purées soigneusement tamisées de petits pois, de lentilles et de pois secs, des purées de salades cuites, des crèmes cuites, des fruits cuits. Habituellement dénués d'appétit, ces malades sont susceptibles d'être entraînés à se nourrir avec une abondance croissante, si on les maintient strictement au régime. On arrive d'ailleurs au moyen des injections salines ou de quelques autres apéritifs purement mécaniques, à leur donner un appétit tout à fait boulimique, qu'il est souvent utile de réfréner, tant il va loin. Chaque repas doit demeurer très modérément copieux, ces malades ayant, comme nous l'avons vu, une sécrétion gastrique en feu de paille, tout de suite assouvie ; ils doivent faire chaque jour quatre petits repas.

Alors que, tout à l'heure, nous étions amenés à conseiller l'exercice physique progressif, nous sommes logiquement conduits à mettre nos asthéniques au repos. Dans la pratique, ils s'en trouvent fort bien, à condition que ce repos ne soit pas absolu ; il est imprudent de donner à ses malades l'habitude de l'inactivité complète à laquelle ils inclinent déjà trop aisément. Il faut donc savoir mélanger de longues heures de repos dans la position couchée au grand air, avec de courtes promenades qui commenceront par ne pas dépasser un quart d'heure matin et soir, et qui chaque jour s'accroîtront de deux ou trois minutes. Chez ces grands déprimés, une heure de sommeil dans le milieu du jour ne pourra que les entraîner à mieux dormir la nuit.

Reste à faire choix d'une médication tonique. Après ce que nous avons dit au cours du chapitre précédent, il est bien évident que nous donnerons la préférence aux stimulations méthodiques fréquemment réitérées, progressives, du système nerveux central par l'intermédiaire des nerfs de sensibilité. L'expérience de Brondgeest nous a appris que le tonus est un réflexe, et qu'il est entretenu en nous par les excitations incessantes que nous transmettent les vibrations du monde extérieur. Puisque le propre de nos malades est précisément de manquer de tonus, nous savons maintenant pouvoir leur en redonner en mettant en vibration modérée l'une de leurs grandes périphéries sensitives : la surface cutanée par les bains de lumière, les douches chaudes ou froides, les bains salés ou sulfureux ; les surfaces musculaires, articulaires, tendineuses et aponévrotiques, par le massage profond ; la surface pulmonaire par des inhalations d'oxygène, d'ozone, de vapeurs doucement irritantes, d'air comprimé ; la surface digestive par telle substance alimentaire, médicamenteuse, dont l'action est toute mécanique [1] ; la surface circulatoire au moyen des injections de substances non toxiques et notamment de solutions salines.

De tout cet ensemble de moyens les deux plus puissants sont, à coup sûr, d'une part l'injection saline, de l'autre la cure d'air et d'altitude. Comme beaucoup de nos malades sont empêchés de quitter la ville et de laisser leurs occupations à d'autres moments qu'à celui des vacances, il faut bien s'en tenir aux moyens applicables sur place.

Rien ne permet de comprendre le lien qui unit entre eux tous les symptômes, en apparence si divers de la maladie de Beard, comme de les voir survenir à peu de distance les uns des autres à la suite d'un surmenage, puis de les voir s'évanouir ainsi que s'envole un essaim, consécutivement à un bon traitement tonique, lequel s'attache uniquement à relever d'ensemble la

---

[1] C'est ainsi qu'agit le repas quand il procure aux neurasthéniques déprimés un immédiat rehaut de forces, bien longtemps avant que commence l'utilisation chimique des aliments par les tissus.

tonicité générale. Nous savons tous qu'il suffit quelquefois d'envoyer un neurasthénique à 800 mètres d'altitude
pour lui faire recouvrer en peu de jours l'aptitude à tout
digérer, le sommeil calme, le sentiment de force et de
légèreté du corps, comme aussi le plaisir à vivre. Le massage bien pratiqué, la douche, l'électrisation, les bains
stimulants, et, plus encore, l'injection saline méthodiquement employée, donnent souvent des résultats tout
à fait comparables à ceux-là, et combien de fois n'ai-je
pas vu un malade qui, pendant deux ou trois ans de
suite était resté indifférent aux bienfaits de l'altitude,
profiter de la cure d'air d'une façon tout à fait éclatante,
si elle a été précédée d'une cure préparatoire par un
des moyens mécaniques que nous venons d'énumérer.
Déjà, à propos de la médication bromurée chez les épileptiques [1] j'ai démontré que l'injection hypodermique
de sérum augmente dans des proportions tout à fait
remarquables la parfaite assimilation du bromure, sa
complète élimination et son utilisation par les centres
nerveux. De même chez le neurasthénique, une série de
petites transfusions de sérum concentré procure à l'organisme une « réceptivité » beaucoup plus marquée pour
l'oxygène des hauts plateaux.

Ces indications générales données, reprenons un à un
les grands symptômes neurasthéniques au point de vue
du traitement.

___

(1) *L'Epilepsie et son traitement*, p. 87 et suiv.

I. — *L'amyosthénie.*

En faisant la pathogénie générale de la maladie de Beard, nous avons été conduits à envisager l'asthénie musculaire comme un symptôme vrai, ayant sa réalité objective, consistant essentiellement en une diminution du tonus par insuffisance d'influx nerveux; nous avons appris, peu après, que le tonus, est un réflexe perpétuellement entretenu en nous par les stimuli incessants venus du monde ambiant, et nous en avons conclu que, pour redonner du tonus et lutter victorieusement contre le sentiment de fatigue, il suffit de faire appel à l'une quelconque des terminaisons sensitives de l'organisme; à la lueur de cette interprétation, de cette conception des sources de la force humaine, le mode d'action de tous les procédés de traitement mécanique actuellement connus, s'est éclairé d'un jour nouveau : jusqu'à présent on n'a guère envisagé qu'au point de vue des modifications apportées à la circulation, l'action du massage et celle de la douche; et que de fois n'ai-je pas ouï dire que tout cela n'était que de la suggestion. Nous savons maintenant, de connaissance scientifique, que toute vibration venant s'appliquer à l'une quelconque de nos périphéries sensitives ou sensorielles apporte avec elle de la force que les voies centripètes transmettent à la moelle épinière et au cerveau, où elle se réfléchit dans les organes du mouvement; et nous savons en outre que, sur un terrain peu résistant, il importe de n'infliger tout d'abord que des vibrations très modérées, sous peine d'obtenir, non plus un rehaut de la force, mais bien du surmenage.

Donc, il est tout à fait inutile, il n'est pas physiologique, de recourir aux drogues pour redonner la force. Peu ou pas de médicaments. Efforçons-nous de puiser constamment aux sources naturelles de l'énergie chez les êtres vivants, à l'excitation sensitive; accumulons mécaniquement, et de façon sagement progressive, la vigueur dans les centres nerveux du déprimé, et ne tardons pas à lui apprendre à en faire usage.

Tout récemment un médecin me ramenait un jeune malade que j'avais déjà vu en consultation avec lui, et pour qui j'avais conseillé l'emploi des injections salines; au bout de cinq semaines de traitement, le jeune Jules T... me revenait, non pas du tout guéri de sa névrose, mais cependant changé dans sa manière d'être : ce n'était plus un triste, un inerte, un atone, un indifférent, mais un énervé, tantôt colère et tantôt larmoyant; son appétit avait augmenté de beaucoup, mais son teint demeurait terreux et ses traits, détendus naguère, étaient tout crispés maintenant. C'était toujours un névropathe, mais bien différent de lui-même. Ses colères, qui se traduisaient par des tirades de mots méchants, par des trépignements, par des gestes de menace, représentaient un nombre considérable de contractions musculaires : ses larmes trahissaient, de même que son appétit redevenu vorace, une grande puissance dans l'énergie des sécrétions glandulaires; contractilité et sécrétion qui dormaient naguère, s'étaient donc réveillées sous l'influence du traitement. Seulement, comme on n'avait pas pris soin d'entraîner le malade à user de cette énergie qu'on lui communiquait, comme on le laissait vivre dans l'immobilité et dans l'oisiveté, sans s'occuper de le réaccoutumer à l'exercice musculaire progressif et au travail intellectuel gradué, il arrivait que cette force inutilisée se faisait jour au dehors tant bien que mal et comme elle pouvait — absolument comme fuit par les soupapes, avec un vacarme inutile, la vapeur d'une locomotive qu'on ne met pas en mouvement.

Certes, le repos est utile aux neurasthéniques. Il convient d'y avoir recours systématiquement, dans certaines formes d'asthénie très profonde, de neurasthénie féminine très grave. Il rend aussi de très réels services chez les nerveux qui maigrissent trop vite, et, bien entendu, dans les cas de neurasthénie masquant un début de tuberculose. J'ai déjà dit à plusieurs reprises, qu'il m'arrive souvent de conseiller à mes malades une heure de repos dans le décubitus, vers le milieu du jour; où bien encore, je leur prescris de s'étendre quatre ou cinq minutes quand ils éprouvent le sentiment de vide cranien, d'anémie cérébrale, quand ils n'y voient plus clair pour lire, quand leur lucidité d'esprit se voile par fatigue.

Mais dans cette phase de la cure où nous stimulons

énergiquement un déprimé, rappelons-nous qu'il est
d'autant plus excitable qu'il est plus faible ; craignons
d'accumuler dans ses centres nerveux une énergie par
trop supérieure à sa résistance, et prenons soin de l'entraîner aussitôt que possible à faire usage utile d'une
vigueur nouvelle qui, sans cela, s'exhalera sous forme de
vaines fureurs, ou de larmes injustifiées. Autant il est
absurde de vouloir faire travailler de force, aveuglément,
un organisme humain qui ne parvient à vivre qu'avec
une infinie langueur, autant, il est imprudent de ne pas
réaccoutumer à la besogne journalière, musculaire et
intellectuelle, un système nerveux qui commence à recouvrer un peu d'ardeur vitale. Ce sont là choses qui ne
s'apprennent qu'à la longue, à force de voir des malades
et de chercher à les comprendre. C'est là la raison d'être
de tant d'insuccès thérapeutiques, alors que le procédé
de traitement, était, de lui-même, excellent. Et c'est ici
qu'apparaît l'utilité pratique de ces graphiques de la
pression sanguine et de l'état des forces, que je m'as-
treins à recueillir à propos de tous mes nerveux ; je leur
dois, à coup sûr, le grand nombre de bons résultats que
j'obtiens, parce qu'ils m'avertissent que je surmène mon
malade, que je reste en deçà de la dose qu'il lui faudrait,
ou que je la dépasse au point de l'énerver.

Donc, repos, excitation méthodique du système nerveux, entraînement à l'utilisation progressive des forces,
voilà les grandes lignes du traitement de l'amyosthénie
neurasthénique. N'oublions pas que, chez les intoxiqués,

la sensation de fatigue douloureuse cesse très ordinairement, dès que le lavage du sang et des tissus a fait son œuvre libératrice; ici, c'est moins d'une asthénie proprement dite qu'il s'agit, que d'une sorte de contracture douloureuse; pourtant il est parfois utile, après une première phase de décrassage de l'organisme, de recourir à la médication tonique pour redonner du ton aux muscles amollis et à l'appareil circulatoire trop détendu.

II. — *Les troubles circulatoires. Les phobies.*

Si l'on se place au point de vue que nous avons adopté, les muscles à fibres lisses de l'appareil circulatoire n'apparaissent pas atteints autrement que ne le sont ceux de la vie de relation. Ici et là, c'est le tonus qui est malade, et l'on y remédie comme nous avons vu. Je ne crois pas qu'il soit utile de revenir sur l'ensemble des moyens qui permettent de relever méthodiquement et d'une façon continue une pression artérielle basse, ni de recommencer l'énumération de ceux qui, en faisant sécréter abondamment les glandes, en augmentant la diurèse, en desserrant le frein périphérique, remédient à l'hypertension.

Mais il nous faut encore dire un mot des palpitations et des angoisses, qui sont aussi des phénomènes d'ordre circulatoire.

Les palpitations sont habituellement dues, soit à une

gêne fonctionnelle occasionnée par la distension de l'estomac, soit encore à ce fait que le cœur, subitement hyperexcité par quelques stimulus nerveux, se contracte sur une colonne sanguine mal tendue, tout l'arbre artériel demeurant relâché; il se passe alors quelque chose de comparable à ce que l'on voit survenir quand une hélice s'affole à battre hors de l'eau.

Quant aux angoisses, j'ai déjà dit, à propos de l'appareil circulatoire et à propos de l'état mental, de quelle interprétation elles me semblent justiciables. Pratiquement, pour guérir la fausse angine de poitrine neurasthénique ou telle autre phobie, il suffit, dans l'immense majorité des cas : de supprimer momentanément toute cause importante de fatigue; d'assurer le bon fonctionnement de l'estomac, en ne lui permettant que des aliments de digestion facile, en prescrivant des repas sans boire, en abreuvant largement l'organisme aux heures où l'estomac est vide; d'assurer la liberté du ventre et la diurèse, de maintenir ouverte la circulation périphérique. La douche statique sur le cœur, le massage de l'estomac, les bains carbonigènes, les injections salines prudemment employées, en vue de retendre l'arbre artériel à un degré moyen et d'une façon permanente, rendent aussi de signalés services. L'isolement ne me paraît nécessaire que dans les cas tout à fait extrêmes et anciens.

Au second plan, comme moyens auxiliaires, le médecin de névropathes dispose encore des préparations à la valériane, valérianate d'ammoniaque et valérianate d'amyle notamment.

M. Brissaud a protesté, avec infiniment de sagesse, contre l'abus des bromures qui, proprement, vont à l'encontre d'un traitement rationnel de l'épuisement nerveux, et qu'on ne saurait employer utilement que d'une façon tout à fait épisodique et passagère, dans les cas d'énervement aigu du cœur. Au demeurant, on ne saurait assez le répéter, c'est le régime alimentaire qui est le véritable remède aux phobies. A moins qu'ils ne soient de grands dégénérés à impulsions quasi irrésistibles, à peu près tous mes névropathes voient s'améliorer, en très peu de jours, ce symptôme si particulièrement pénible ; la condition nécessaire est que le régime soit suivi avec une rigueur minutieuse, que les repas se fassent à intervalles très réguliers, et que les malades sachent, tant que la guérison n'est pas complète, éviter les fatigues, les veillées tardives, les conversations prolongées, la musique énervante, les longues stations debout, etc. ; pour les fumeurs, la suppression du tabac fait partie intégrante du traitement ; il leur faut même s'abstenir de séjourner dans une chambre ou dans un compartiment de chemin de fer où l'on fume.

III. — *Les troubles du sommeil.*

Dans notre chapitre consacré à l'agrypnie neurasthénique, nous avons trop insisté sur la question du

traitement pour qu'il nous y faille revenir bien longuement à cette place.

Rappelons seulement que nous avons été amenés à
proscrire énergiquement l'emploi des médicaments hypnotiques, fussent-ils réputés inoffensifs, et à tracer les
lignes d'un traitement purement hygiénique. Il réussit
toutes les fois que les malades s'y soumettent aveuglément.

Dans le *Traité de thérapeutique appliquée* de Robin,
M. Brissaud estime que « nous disposons d'un certain
nombre de médicaments qui procurent aux neurasthéniques un sommeil parfaitement calme, sans savoir
l'inconvénient de l'accoutumance » et il précise avec infiniment d'ingéniosité les indications spéciales au sulfonal,
au trional et au tétronal, selon que les malades ont coutume de s'éveiller au milieu de la nuit, de s'endormir
tardivement ou de se réveiller trop tôt. D'autre part,
beaucoup de neurologistes et des plus éminents, consi-
dèrent qu'il y a sérieux avantage à contraindre d'abord
le cerveau au sommeil au moyen du sulfonal ou de
ses similaires, du chloral, du chloralose, de l'uréthane
ou de l'extrait de chanvre indien, quitte à abandonner
peu à peu ces agents chimiques, quand le sujet commence
à mieux aller. Or, j'ai vu bien des fois des névropathes
prendre et garder l'habitude de ne plus s'endormir sans
drogues, et je suis de l'avis de M. le professeur Pouchet,
quand il affirme ne pas croire à l'innocuité des hypnotiques et des anesthésiques ; en vérité il n'y a pas d'agents

chimiques qui puissent provoquer le sommeil autrement que par intoxication, et cela nous suffit pour les répudier.

Encore une fois, accoutumons-nous à craindre le recours trop facile à ces expédients qui empoisonnent le cerveau pour le faire dormir, et tâchons de mieux faire, en le replaçant à ce point où il dort de lui-même et naturellement.

Chez les neurasthéniques à hypertension artérielle, nous avons vu comment le lavage permanent du sang par le régime lacto-végétarien et comment les diurétiques, les laxatifs, les agents sudorifiques, tout ce qui fait éliminer, redonnent un sommeil paisible et régulier qui reste acquis jusqu'à ce que le malade soit infidèle à son régime. Si, au contraire, l'agrypnie s'accompagne d'une très forte baisse de la pression sanguine, comme il arrive chez les vrais épuisés du système nerveux, chez les convalescents après une longue inanition, c'est la médication tonique du système nerveux central qui fait dormir; prescrivons alors le massage, les douches stimulantes, la friction sèche, l'injection saline : la pression sanguine ne tardera pas à s'élever, et le neurasthénique dormira aussi bien que si vous l'aviez envoyé à 800 mètres d'altitude. A ce point de vue là, le bain statique sans étincelles est un des moyens mécaniques des plus fidèles dont nous disposions; il n'est pas rare de voir des malades, particulièrement sensibles à son effet, tomber de sommeil quelques minutes après la séance, au point de rentrer chez eux tout exprès pour dormir une demi-heure ou une heure, et cela sans que la suggestion puisse être invoquée, puisque souvent l'effet ainsi produit est exactement le contraire de celui qu'on en attendait.

Rappelons-nous encore que, pareils aux enfants, les neurasthéniques dorment d'autant mieux pendant la nuit qu'ils ont fait dans le jour une petite sieste. Il m'arrive souvent de conseiller à mes nerveux une demi-heure de repos dans l'ombre avant le repas de midi. A ceux qui se réveillent vers 2 heures du matin, c'est-à-dire au moment où s'achève la digestion du dîner, je prescris de prendre quelques aliments ou quelques breuvages chauds maintenus par une veilleuse à la température qui convient, et beaucoup se rendorment presque aussitôt après. Il est plus sage encore de conseiller un repas du soir extrêmement léger, chargeant peu l'estomac, en sorte que la fin de la digestion passe inaperçue. C'est, en effet, une règle très générale, que l'alimentation riche en azote et en alcool est très apéritive; les nerveux qui mangent beaucoup de viande ont toujours faim, et le plus sûr moyen d'apaiser leur fringale, de rompre cet entraînement est de les mettre, au moins le soir, à un régime presque végétarien.

Du même coup ils seront libérés de leurs rêves pénibles.

IV. — *Les troubles digestifs.*

Bien que tout m'éloigne de croire à la doctrine pathogénique qui fait de là neurasthénie une maladie primitive
de l'estomac à retentissement secondaire sur les centres
nerveux, je crois pourtant à l'extrême importance des
désordres gastro-intestinaux, et à la nécessité du régime
alimentaire comme partie intégrante de la cure. L'abaissement du tonus nerveux engendre, tout d'abord, l'atonie
des parois et la pauvreté de la sécrétion des glandes;
mais à leur tour la distension et la dilatation, les produits
de fermentations secondaires, l'atonie de l'intestin, la
putréfaction des matières qui s'attardent à y séjourner
du fait de la constipation, ont un indiscutable retentissement sur le sommeil, sur l'état de la circulation, sur
l'état de la nutrition et aussi sur l'état mental. Il en est
de même de l'alcool, qui fait mal au nerveux, non seulement quand il le prend à hautes doses ou sous forme
de liqueur très forte, mais aussi quand il se contente d
l'absorber sous ses formes les plus diluées, bière, cidre,
eau rougie. Si mes malades s'améliorent vite et guérissent souvent, c'est, je n'en doute pas, parce que j'exige
d'eux, dès le premier jour, et comme condition *sine qua
non*, leur collaboration fidèle au traitement par l'asservis-
sement absolu au plus menu détail de mon régime alimentaire. Mais, m'objectera-t-on toutes ces minuties

n'agissent que sur l'imagination du névropathe. Je n'accepte absolument pas cette explication, vraiment commode, mais mais par trop superficielle. Et la preuve qu'il n'en est rien, c'est que le régime — parfaitement efficace chez les neurasthéniques vrais — ne donne aucun résultat favorable chez les sujets vraiment suggestibles, chez les hystériques. Plus d'une fois, alors que j'hésitais, j'ai été incliné au diagnostic hystérie, précisément par l'inefficacité du régime; je recourais alors franchement à la suggestion, et mon malade guérissait de ces troubles dyspeptiques.

J'ai précédemment[1] détaillé le régime alimentaire qui me paraît convenir à la grande majorité des dyspepsies neurasthéniques, c'est-à-dire à celles que caractérise un fond de torpeur fonctionnelle, avec poussées fréquentes d'hyperpepsie en feu de paille. Chez ceux qui le suivent à la lettre, on voit habituellement disparaître en très peu de jours l'hyperchlorhydrie et la sténose spasmodique du pylore; le malade cesse de régurgiter, et ses souffrances s'atténuent pour disparaître promptement. Parfois son appétit est un peu diminué; mais le traitement qu'il subit en vue de la réintégration du tonus dans ses centres nerveux, ne tarde pas à agir à la fois sur la tonicité des fibres musculaires et sur l'activité fonctionnelle des glandes de l'estomac, et l'appétit revient si bien — notamment lorsque l'on fait usage de l'injec-

_____

(1) Voir p. 162 et suiv.

tion saline — que parfois il devient utile de le tempérer.

Notre régime a encore cet avantage de rendre à la digestion tous les services que peut rendre le régime sec, tout en permettant le lavage du sang, grâce aux six ou sept verres de liquides, absorbés dans les moments où l'estomac est vide. Cette façon de procéder supprime tout danger de lithiase rénale, hépatique et intestinale; elle n'est pas non plus sans utilité au point de vue de la colite muco-membraneuse; en outre elle lutte avantageusement contre la tendance excessive qu'ont nos malades à maigrir, dès que l'on cherche à accélérer leurs combustions. Mais ce régime n'a toutes ces vertus que si le malade renonce à peu près complètement à la thérapeutique médicamenteuse; c'est surtout chez les neurasthéniques que l'on observe fréquemment la dyspepsie par abus des drogues.

Je déconseille habituellement, même les drogues eupeptiques. Seuls les laxatifs me paraissent rendre de sérieux services. Le meilleur de tous est encore la capsule d'huile de ricin prise au réveil un peu avant le repas du matin; mais peut-être est-il plus commode d'absorber, au repas du soir ou au moment de se coucher, quelques pilules d'aloès, quelques grains de santé, quelques cachets de rhubarbe ou de cascara, toutes choses qui agiront, à condition de changer de laxatifs tous les huit ou dix jours, car l'intestin, a vite fait de se blaser sur telle ou telle variété d'excitants de ses contractions. M. Albert Robin prescrit souvent des pilules laxatives composées qui procurent à peu près infailliblement d'abondantes garde-robes sans donner de coliques, en voici la formule :

Aloès socotrin . . . . 2 gr.
Turbith végétal . . . .
Résine de jalap . . . . *à 1 gr.
Résine de scammonée . . . .
Extr. de jusquiame. . . . .
Extr. de belladone . . . . *à 15 centigr.
Savon amygdalin . . . . q. s.

en cinquante pilules.

Quant aux lavages de l'intestin, ils rendent, à qui sait les prendre, des services plus appréciables encore. Voilà longtemps qu'on s'est avisé de donner aux constipés des lavements salés. Par analogie avec l'injection hypodermique de sérum qui relève la pression sanguine en contraignant l'arbre artériel à se resserrer, j'ai conseillé l'usage méthodique des injections rectales d'une solution saline peu concentrée, et froide de préférence. Elles ont pour effet : 1° de débarrasser l'intestin, par lavages, des matières qui y séjournent; 2° de raviver la contractilité endormie de l'intestin, et peu à peu de lui faire reprendre l'habitude d'une tonicité plus haute ; 3° de permettre l'absorption et le passage dans le sang d'une certaine quantité d'eau salée, dont l'effet tonique et diurétique n'est pas à dédaigner.

V. — *Les troubles de l'excrétion urinaire.*

L'analyse d'urines chez les neurasthéniques, quelles que soient les contradictions que donnent tel ou tel procédé de recherches, nous fournit cependant un certain nombre d'indications précieuses au point de vue du traitement. Ses caractères principaux sont ordinairement la concentration et l'excessive densité qui en résulte, la surabondance des chlorures, l'excès urique par rapport à l'urée, l'excès des phosphates liés aux terres par rapport aux phosphates alcalins, la présence de l'indican, la baisse du coefficient des oxydations. Or, sauf pour le coefficient d'oxydations azotées et pour la quantité d'urée, l'usage du lait remédie à cet ensemble de perturbations.

L'indication est donc, non point tant d'employer les antiseptiques intestinaux, qui ne m'ont pas donné de résultats très enviables, mais tout d'abord de supprimer de l'alimentation les mets aisément putrescibles, les crudités, de donner la viande très cuite, les légumes en purées passées au tamis, d'éviter les conserves alimentaires, etc., etc.; ensuite, de faire le lavage permanent du sang, en faisant boire son malade comme nous avons dit, à 8, 9 et 10 heures du matin, 4, 5 et 6 heures de l'après-midi, et de préférence du lait; enfin en accélérant les combustions organiques au moyen de stimulations mécaniques du système nerveux central.

VI. — *L'asthénie génitale.*

Il est classique d'envisager l'asthénie génitale de l'homme comme une sorte de phobie paralysante consistant essentiellement dans la peur de l'impuissance, et guérissant par la persuasion. Je crois avoir montré qu'il s'agit habituellement de véritable épuisement nerveux de l'organe de la reproduction, avec troubles de la tonicité des enveloppes musculaires du testicule, atténuation de la sensibilité spéciale, paresse dans les phénomènes de circulation active qui constituent l'érection, et modification à la fois quantitative et qualitative de la sécrétion glandulaire. Il me paraît indiscutable que le testicule sécrète peu et mal chez les neurasthéniques et que, dans la grande majorité des cas, l'extrème timidité des névropathes vis-à-vis de l'acte génital, leur crainte de ne pas pouvoir et d'être tournés en ridicule, ne survient que secondairement à un état réel de misère fonctionnelle. Dans bon nombre de cas — un peu plus de la moitié — il suffit de stimuler le système nerveux central et, par lui, la tonicité musculaire, la fonction glandulaire, l'activité circulatoire, pour que le malade bénéficie localement de ce rehaut de vitalité générale, et pour que son impuissance disparaisse sans que la psychothérapie ait à intervenir. Les petites injections de solution saline très concentrée sont, de beaucoup, ce qui m'a le mieux réussi en pareille occurrence.

Mais il arrive que, après avoir débuté de la sorte, le symptôme asthénie génitale, primitivement somatique, évolue secondairement d'une manière plus psychique. Nous connaissons déjà le mécanisme de ces sortes d'idées fixes secondaires nées d'une réalité objective, et lui survivant. C'est alors que le médecin doit user, non pas de suggestion vraie, mais de persuasion; il fera bien de l'appuyer de quelques moyens thérapeutiques dont l'effet ne porte pas uniquement sur l'imagination, tels que les bains de siège frais, les lavement d'eau salée froide, la suspension en séances très courtes, ou la galvanisation, le pôle positif maintenu sur les lombes, le pôle négatif, appliqué sur le scrotum, sur la verge, sur le périnée.

La guérison se fera surtout attendre chez ces névropathes très dégénérés qui, ayant contracté dès l'enfance l'habitude de l'onanisme, y sont demeurés asservis jusque dans un âge avancé; ceux-là ne sont point des malades qui, par suite d'une crise de neurasthénie, ont perdu le pouvoir de la copulation normale, mais bien des dévoyés sexuels, auxquels il est extrêmement difficile de faire perdre un long entraînement, et qu'on a toutes les peines du monde à habituer à une fonction qu'ils ne connaissent pour ainsi dire pas.

Quant à la neurasthénie féminine, elle est, je crois, justiciable d'un traitement local, destiné à supprimer de ce

côté toute épine énervante, et, plus encore, du traitement
général visant la dépression nerveuse. Nous avons appris
en effet que l'abaissement de la matrice, que la métroptose, pour employer le mot consacré par Chéron, n'est
bien souvent qu'un épisode de la viscéroptose d'ensemble,
résultat de l'affaissement du tonus dans tout l'organisme.

Repos dans la position horizontale, avec deux demi-
heure de promenade tous les jours, pour que la malade ne
perdent pas complètement l'habitude de la marche;
bains salés courts, progressivement concentrés; injections chaudes, pansements glycérinés décongestionnants,
cautérisation des ectropions ulcérés du col de la matrice,
curettage à hauteur, massage gynécologique et massage
général, régime alimentaire, tel est l'ensemble de moyens
qui permet de venir à bout de la neurasthénie génitale
féminine, ordinairement si tenace quand elle est traitée,
comme il arrive trop souvent, par un gynécologiste qui
ne se soucie pas de l'état général, ou par un neurologiste
qui croit le mal imaginaire, et ne daigne pas faire un traitement local.

VII. — *Les phénomènes douloureux.*

J'ai déjà dit, au cours de cet ouvrage, combien je trouvais malaisés la pathogénie et le traitement de ces symptômes douloureux qu'on a nommés topoalgies ou bien
encore algies centrales. Bon nombre d'entre elles me sont
apparues inintelligibles et indéracinables. Ni la sugges-

tion, ni le traitement général, ni les révulsifs ni les calmants locaux n'en viennent à bout, et souvent les malades vont jusqu'à la fin de leur vie sans parvenir à s'en débarrasser.

On s'accorde assez généralement pour considérer ces douleurs comme un symptôme propre aux neurasthéniques. Peut-être verrons-nous un jour cette catégorie de signes décrite comme névrose à part. Dès maintenant nous pouvons dire que ces grandes algies centrales détonnent singulièrement parmi tant de symptômes, qui tous s'expliquent aisément par la conception pathogénique précédemment exposée, et qui cèdent au traitement rationnel qui en découle.

Mais il y a d'autres douleurs neurasthéniques — vraiment neurasthéniques celles-là — la céphalée en casque, la douleur à la nuque et la rachialgie, qui sont bien de notre domaine, et que nous savons soulager.

La plaque cervicale et la plaque sacrée nous apparaissent comme des douleurs musculaires ou pour mieux dire tendineuses, car elles siègent exactement au niveau des insertions de muscles particulièrement en butte à la fatigue. Au cou, c'est le trapèze, qui porte presque à lui seul le poids de la tête, de la tête qui, chez le neurasthénique et le mélancolique, tend constamment à fléchir en avant; à la partie inférieure de la colonne vertébrale, c'est le grand fessier qui s'insère à la crête du sacrum et du coccyx. « Alors qu'il prend son point fixe sur le fémur préalablement immobilisé, » dit Testut, « il redresse le bassin sur les fémurs, et joue un rôle des plus importants dans la station bipède. Aussi est-ce chez l'homme que ce muscle atteint son plus haut degré de développement. » Or, c'est un chose bien connue que nos muscles, moteurs dans leur partie charnue, sont plus sensibles à leurs extrémités tendineuses; ils souffrent surtout dans leurs tendons. C'est pour cela que les neurasthéniques, accusent des douleurs au niveau de la ligne courbe occipitale supérieure, au niveau de la protubérance occipitale externe, au sommet de l'apophyse épineuse de la septième cervicale, et quelquefois plus bas jusque vers la dixième ou onzième dorsale. C'est pour cela encore que, la plupart du temps, la douleur à la nuque et la douleur sacrée cessent parfois complètement quand le malade appuie sa tête sur un oreiller ou quand il se couche. Ce sont des douleurs de fatigue et de tiraillement. Aucun traitement médicamenteux ne leur convient. Ni l'antipyrine, ni la phénacétine, ni l'acétanilide, ni l'exalgine, ni le pyramidon, ni, à plus forte raison, les grands calmants de la douleur, ne me paraissent indiqués ici. Le grand remède à ces souffrances, c'est le massage, ou mieux encore, le bain statique avec localisation de l'effluve sur le point affecté. Les reconstituants de la tonicité nerveuse raréfient la fréquence des moments douloureux, qui reviennent plus volontiers avec l'approche de la neige, de l'orage ou de la pluie. Ici encore les agents physiques valent mieux que les drogues.

VIII. — *L'état mental.*

Pour ce qui est du traitement de l'état mental, je ne puis que rappeler ce que nous en avons dit longuement à la fin du chapitre x, à savoir que le régime alimentaire y doit jouer un rôle de premier ordre. Chez les neurasthéniques à hypertension, l'effet est presque immédiat. Dès qu'ils ont supprimé l'alcool, les boissons fermentées, les aliments indigestes, dès qu'ils ne mangent plus que de la viande bien cuite et en petite quantité, dès que leur périphérie artérielle s'est ouverte, dès que leur rein s'est mis à fonctionner largement sous l'influence du lait, — il semble que l'on assiste au décrassement de leurs centres nerveux ; on dirait que l'on voit reluire, après la rouille, leur mémoire, leur lucidité intellectuelle, leur faculté d'attention, leur énergie morale. Chez les nerveux à hypotension, c'est au régime, certes, mais plus encore au traitement tonique, que l'on doit de voir les malades cesser d'être tristes, timides, peureux et inactifs, reprendre goût à la vie, recouvrer le pouvoir de se décider, perdre de leur extrême irritabilité.

Reflet d'un état somatique, et survenant en dernier lieu, l'état mental neurasthénique est aussi le dernier symptôme à s'effacer. Nous avons vu que, quelquefois, lorsqu'il a eu le temps de se constituer une individualité propre, et pour ainsi dire indépendante des réalités objectives qui l'ont engendré, il devient alors nécessaire, non seulement de reconstituer la tonicité nerveuse, mais encore de faire de la psychothérapie directe, pour donner la chasse aux idées fixes secondaires, et pour convaincre le malade, qui se vautre dans sa misère, ne veut plus guérir, et prend en grippe le médecin qui cherche à l'arracher à ses habitudes psychiques. C'est alors qu'il est bon de régler la vie du névropathe, de le contraindre à travailler, de le forcer à prendre conscience de l'énergie qui a déjà réintégré son système nerveux, et dont il ne se sert que pour gémir ou se mettre en fureur.

Parmi les reconstituants qui influencent le plus vivement l'état mental des déprimés, l'injection hypodermique et la cure d'altitude me paraissent tenir le premier rang.

Passons maintenant en revue les principaux moyens de traitement préconisés pour les neurasthéniques. Il y en a eu beaucoup trop pour que nous tentions d'être complets. Éliminons d'abord la série des agents chimiques qui, chez des nerveux aussi susceptibles de contracter des habitudes, ne doivent intervenir que d'une façon tout à fait transitoire à titre d'expédients, et faute de mieux. Nous n'en voulons, ni pour réparer les forces, ni pour modifier la pression sanguine, ni pour faire dormir, ni pour faire digérer, ni pour accélérer la nutrition, ni pour avigourer l'appareil génital, ni pour redonner l'euphorie. Nous pensons qu'un médecin vraiment soucieux de bien faire, et d'échapper à cette thérapeutique automatique réflexe, 'dont parle si éloquemment M. le professeur Landouzy', doit ne pas se satisfaire de ces moyens faciles et bornés, bons surtout à vite se débarrasser du client ennuyeux; et que son but doit être constamment de replacer un organisme intoxiqué ou déprimé, à ce cran de vitalité où il ne sent pas la fatigue, où il dort de lui-même, où il digère naturellement, où il retrouve sans la chercher l'intégrité de sa fonction génitale, où sa nutrition est refaite, où ses facultés intellectuelles sont recouvrées.

Notre arsenal thérapeutique emprunté à la chimie se limite à fort peu de choses. Le bicarbonate de soude et les laxatifs en font habituellement les frais; plus rarement nous demandons secours, à propos de quelque incident épisodique, à l'antipyrine, à la quinine, au valérianate de caféine, au valérianate d'ammoniaque. Quand le malade ne peut pas faire une cure suivie sous la direction immédiate et pour ainsi dire dans la main du médecin traitant, les médicaments qui remplacent le mieux les stimulations mécaniques du système nerveux, sont encore : l'acide phosphorique (en limonade phosphorique), les glycérophosphates, les cacodylates, et la lécithine ; encore faut-il en faire soigneusement surveiller l'emploi par un médecin compétant.

---

(1) *Les Sérothérapies*, Introduction, p. VII et suiv.

Nous allons insister un peu plus longuement sur les agents physiques.

Je voudrais voir un thérapeute ayant à sa disposition un grand service d'hôpital et des laboratoires bien conduits, entreprendre une bonne fois l'étude scientifique de ces agents et de la façon dont ils influencent l'organisme humain. Les bains à températures diverses, les bains salés, chargés d'acide carbonique ou d'iode à l'état naissant, les douches chaudes, froides ou tempérées, la cure d'altitude, la cure d'air, la cure de soleil, le bain de lumière électrique, le bain statique, les courants sinusoïdaux, le massage superficiel ou profond, les frictions sèches, la flagellation et le pincement de la peau, les inhalations d'air comprimé ou de gaz irritant, les injections hypodermiques de solution de sels neutres ou de substances non toxiques, ont des caractères communs, des manières d'agir tout à fait comparables, et nous donnent des résultats marqués au même sceau. Ils obéissent tous à certaines lois générales. Stimulants à petites doses, ils procurent la sensation d'accablement et de fatigue, si on les emploie tout de suite avec intensité. L'organisme s'y acclimate, et il vient un moment où l'on en peut supporter de plus hautes doses qu'au début. Mais tandis que, pour un même effet à obtenir, il faut donner d'une drogue chimique (de la morphine par exemple), des quantités croissantes, nos tissus ne se blasent pas sur ces stimulants mécaniques. Ils ne deviennent pas une nécessité de la vie ; on les quitte du jour au lendemain sans en souffrir, parce que grâce à eux, l'organisme a contracté, non pas le besoin d'y recourir, mais l'habitude acquise d'un certain cran d'activité vitale qui, justement, permet de s'en passer. Ils sont donc à ce point de vue, particulièrement précieux.

Mes recherches avec Chéron sur le mode d'action des injections de sérum concentré, m'ont conduit à ébaucher, dans la limite des moyens dont je dispose, cette étude du mode d'action des agents physiques et mécaniques sur le système nerveux. Mes neurasthéniques avec l'amplitude de leurs réactions, m'offraient un terrain favorable, l'homme parfaitement équilibré ne répondant que faiblement aux stimuli du monde extérieur. Injectez quelques centimètres cubes d'eau salée sous la peau d'un chien bien portant, et c'est à peine si vous modifierez l'état de sa pression sanguine; mais si vous le prenez débilité par une maladie, par des pertes de sang ou par la privation de nourriture, la même dose du même agent fera hausser considérablement le sphygmomanomètre.

Chez les neurasthéniques en traitement, si l'on prend la peine de se mettre à l'abri de toute suggestion possible et d'enregistrer tous les signes objectifs permettant d'établir la réalité de l'effet obtenu, on constatera que toutes ces stimulations — quelles qu'elles soient et quelle que soit la périphérie sensitive par où elles pénètrent en nous — provoquent invariablement — si on les donne à doses modérées — le rétrécissement du seuil de la sensibilité, l'accélération de la réduction du sang rouge en sang noir, la hausse de la tension sanguine par hyper-sthénie cardiaque et resserrement de l'arbre artériel, la concentration du sang et l'hyperglobulie apparente, une diurèse plus active, une combustion plus parfaite des ingesta, un rehaut de tonicité dans les muscles et de sécrétion dans les glandes, et finalement la conscience de cet état de puissance vitale, avec l'euphorie qui en découle.

Or, si nous avons, dans le chapitre précédent, compris avec justesse le mécanisme de l'épuisement du système nerveux, nous trouvons là tout ce qu'il faut pour y porter remède, point par point.

Si l'on nous demandait de faire un choix entre ces différents agents nous serions fort empêchés de répondre. A quelques nuances près, ils sont tous excellents ; chacun d'eux vaut ce que vaut le médecin qui l'applique ; tous peuvent provoquer un surcroît de fatigue, s'ils sont maniés sans méthode, par un homme sans culture, malhabile, ou faisant excès de zèle. Les graphiques, dont j'ai donné une trentaine d'exemplaires au cours de cet ouvrage, sont, nous l'avons vu, de la plus grande utilité, parce que les inflexions de la courbe dictent au jour le jour la dose qui convient à l'état du malade.

Mon lecteur me pardonnera de ne point passer en revue tous ces agent physiques dont tant de spécialistes ont exposé avec détails[1] et le mode d'emploi et les

___

[1] Voir notamment pour ce qui concerne l'hydrothérapie, l'ouvrage

effets thérapeutiques. On me permettra de m'en tenir à ceux dont j'ai acquis une expérience quotidienne et déjà vieille, à savoir l'injection saline et le bain statique. Il y faut joindre la cure d'air et le traitement hydro-minéral.

I. — *Injections salines.*

L'injection hypodermique de sérum artificiel agit d'une façon tout à fait différente et répond à des indications diverses, selon qu'on fait usage de petites doses de sérum concentré à la manière de Chéron, ou de doses plus abondantes de la solution physiologique de chlorure de sodium à 7,5 p. 1000.

Chez les névropathes intoxiqués à hypertension artérielle, c'est le lavage du sang qui rendra le plus de services. J'ai coutume de leur injecter, tous les jours ou tous les deux jours, de 50 à 100 grammes de solution à 7 p. 1000. Son action diurétique complète fort heureusement celle du régime lacto-végétarien, et il s'ensuit très promptement une baisse notable de la pression sanguine et une détente de l'état mental. Chez certains névropathes qui maigrissent très vite, le même procédé m'a souvent donné de très bons résultats.

Mais pour les autres, pour les francs déprimés, ce sont

de MM. Béni-Barde et Materne, et pour le massage les publications de Cantru, de Georges Berne, de Dagron, etc.

les petites doses de sérum concentré qu'il faut faire travailler au relèvement de la pression sanguine, au rétablissement du tonus musculaire, à l'accélération de la nutrition.

J'estime qu'il faut réserver pour des cas assez rares la solution suivante primitivement formulée par Chéron :

Sulfate de soude.	8 gr.
Phosphate de soude	4 —
Chlorure de sodium	2 —
Acide phénique neigeux	1 —
Eau stérilisée.	100 —

Comme elle provoque une accélération souvent extrêmement intense des combustions organiques, elle en vient parfois à déterminer une sorte de petit diabète azoturique, avec soif intense, boulimie et amaigrissement ; cela d'ailleurs sans conséquences graves. Mais j'estime qu'il vaut mieux réserver ce sérum concentré pour les cas où il s'agit de réveiller une torpeur vitale depuis très longtemps endormie, ou de faire maigrir un névropathe obèse.

Pour les cas ordinaires, j'emploie la solution atténuée dont la formule, d'ailleurs variable au gré de chacun, est la suivante :

Sulfate de soude.	
Chlorure de sodium	ââ 1 gr.
Phosphate de soude	
Acide phénique neigeux.	0,50 centigr.
Eau stérilisée	100 gr.

J'ai coutume d'en injecter d'abord une dose extrêmement minime, un centimètre cube ou deux seulement,
pour ce motif que la plupart des épuisés du système
nerveux, loin d'être secourus par une dose plus forte,
n'en retireraient qu'un redoublement de leur sensation
de fatigue. Bien des physiologistes et bien des médecins
n'ayant pas eu occasion de s'attarder à ce genre d'observations se refuseront certainement à croire que 4 ou
5 grammes d'une solution comme celle-là puissent
avoir — en dehors de l'auto-suggestion — une influence
quelconque sur l'organisme humain. Moi-même, j'ai
longtemps douté qu'une action réelle fût possible. Ma
conviction est d'autant plus ferme à l'heure actuelle
qu'elle a été plus longtemps hésitante. Je crois à l'action véritable de quelques gouttes d'eau salée injectées
sous la peau, parce que j'en ai mille fois mesuré et
enregistré les conséquences. J'ai déjà dit à plusieurs
reprises en quoi consistent les modifications apportées
à l'activité du système nerveux par l'injection saline;
il n'est pas inutile d'ajouter, en vue de combattre l'éter-
nelle interprétation par la suggestion, qu'il suffit de
3 grammes de sérum atténué pour donner de la fièvre
à un tuberculeux, ou pour provoquer, chez un paralytique général, une forte poussée d'excitation mentale;
j'ai vu quatre fois dans ma vie des nouveau-nés
débiles, des nourrissons en athrepsie, et qui refusaient
obstinément le sein, recouvrer sans délai un appétit
vorace et de l'entrain à vivre, pour un gramme de sérum

de Chéron introduit sous leur peau. Pense-t-on que la suggestion y soit pour quelque chose?...

De 2 grammes, la dose doit s'élever progressivement à 5, 8 et 10 grammes qui constituent les moyennes courantes. Il faut savoir différer la piqûre, le jour où la pression artérielle s'élève, comme nous l'avons vu dans nos graphiques, sous l'influence d'un orage. Il faut, par contre, forcer la dose quand le sujet se trouve particulièrement abattu. Beaucoup de femmes, avant les règles, en sont plutôt un peu incommodées, tandis qu'après, elles y trouvent un puissant réconfort à leur épuisement.

Les injections de solutions salines concentrées sont particulièrement indiquées en vue de combattre les symptômes suivants : l'amyosthénie vraie, l'hypotension artérielle, la dyspepsie hypochlorhydrique avec atonie des parois, l'excès d'acide urique et l'insuffisance d'urée, la baisse du coefficient des oxydations, l'asthénie génitale avec hyposécrétion orchitique, la tendance de l'esprit à la torpeur, à la crainte et à la tristesse.

Rien n'est moins douloureux qu'une injection de sérum atténué bien faite dans la région rétro-trochantérienne ou, un peu plus haut, dans le gras de la hanche. Il importe de tendre avec deux doigts de la main gauche la peau que l'on veut perforer, d'appuyer légèrement la pointe de l'aiguille sur l'épiderme, et de la pousser en avant d'une main franche et sans prendre d'élan à distance. Il va de soi que l'aiguille, en platine iridié, doit être rougie à blanc dans une flamme d'alcool, et que la seringue doit être constamment stérile. Le liquide, préalablement chauffé[1] à la température du corps humain devra être poussé très lentement et d'une pression très égale. Un massage très doux de la bosse sous-cutanée, formée par sa présence, aidera à sa diffusion et à l'absorption par les veines du liquide salin. Telles sont les principales recommandations qu'il me paraît utile de faire aux praticiens qui voudraient essayer la méthode.

Je ne saurais trop leur conseiller de commencer par des quantités infimes, sous peine de voir leurs neurasthéniques surmenés par le traitement ainsi que nous le montre notre graphique 32 (voy. p. 330).

II. — *Electricité statique.*

Si l'indication de la piqûre est surtout l'état d'asthénie, l'indication du bain statique est avant tout l'énervement, l'agitation, les sensations d'impatience dans les jambes, les plaques douloureuses à la nuque et au sacrum, l'insomnie.

Sans doute, on peut, sur le tabouret statique, exciter et tonifier un organisme déprimé en criblant la peau d'étincelles ; mais le simple bain, avec ou sans locali-

---

[1] Il suffit pour cela de passer à quatre ou cinq reprises dans la flamme d'une lampe, sans fumée, la seringue chargée de liquide.

sation de l'effluve, est évidemment sédatif. Il provoque, chez les sujets à hypertension, chez les artério-scléreux notamment, une baisse parfois considérable de la tension artérielle : la périphérie s'ouvre et le cœur s'amollit.

J'ai vu bien des fois des insomniaques « préscléreux », comme les nomme M. Huchard, monter sur le tabouret de ma machine électrique avec une pression sanguine de 21 ou 22 centim. de Hg, et en redescendre avec une pression de 12 ou 13, en proie à un besoin presque invincible de dormir. C'est un de nos plus sûrs moyens de lutter sans médicaments contre l'insomnie des névropathes.

Le bain statique doit durer de cinq à dix minutes. Si l'on veut obtenir une simple détente, il me suffit de laisser le malade sur le tabouret, sans faire intervenir l'étincelle ou l'effluve. S'agit-il d'apaiser la douleur à la nuque, localisez l'effluve pendant quelques minutes sur le point douloureux, et le soulagement surviendra fréquemment, passager quelquefois, mais plus souvent acquis pour quelques heures. Si les séances ne sont pas trop espacées, l'amélioration du jour s'ajoute à celle de la veille, et la douleur finit par disparaître tout à fait.

Les séances d'une demi-heure, comme j'en ai vu donner dans quelques maisons de santé, me semblent passer la mesure et n'être pas sans inconvénients.

III. — *La cure d'air et d'altitude.*

J'ai déjà dit et je tiens à redire que la cure d'air et d'altitude m'apparaît comme un des moyens les plus rationnels, les plus puissants et les plus fidèles de vaincre la maladie de Beard. Nous savons déjà par les recherches de Viault, de Egger, quelles modifications considérables elle apporte à la pression sanguine et au nombre des globules, qui, de 5 500 000 passent à 7 000 000 en quelques jours, voire même en quelques heures, pour une altitude de 1 800 mètres.

Elle n'a qu'un inconvénient, c'est de n'être possible que pour certaines gens, dans de certaines conditions de fortune et d'oisiveté, et à certains moments de l'année.

M. Ziemssen (approuvé par M. Ballet) conseille deux séjours à la montagne, le premier vers le milieu du printemps, à 5 ou 800 mètres, le second durant l'été, à 15 ou 1 800 mètres. Le traitement que j'ai coutume d'employer — injections salines et électricité — supplée avantageusement à l'une d'elles. Quand le malade n'est pas complètement guéri par la cure qu'il a pu suivre à Paris sans quitter ses occupations, il est de règle de le voir profiter beaucoup plus pleinement du séjour d'été sur les hauts plateaux. J'ai démontré [1]

(1) *L'Épilepsie et son traitement*, 1900, p. 87 et suiv.

que l'injection saline accroît la réceptivité de nos tissus aux médicaments et notamment, chez les épileptiques, aux bromures ; il est certain aussi qu'elle augmente la capacité de nos tissus pour l'oxygène, en sorte qu'un séjour dans la montagne est, après une cure de sérum, infiniment plus efficace qu'il ne l'avait été les années précédentes.

Comme tous les autres agents physiques, l'altitude, pour qui en use avec excès et sans discernement, peut produire l'accablement, l'épuisement, le surmenage. Beaucoup de nos malades, conduits d'emblée à 1 800 mètres, y demeurent pendant quelques jours les jambes brisées, la tête vide, avec d'incessants besoins de dormir ou bien encore, selon les cas, avec de l'insomnie et un degré d'excitation cérébrale, parfois assez marqué. On ne saurait donc assez conseiller aux neurasthéniques, de procéder par étapes et de s'acclimater peu à peu à l'atmosphère des sommets. On trouve en Suisse, et même en France, des stations étagées dans la montagne, et permettant, sans grands déplacements, l'élévation progressive. C'est là surtout qu'il convient d'envoyer nos névropathes déprimés.

IV. — *Les stations thermales.*

Je ne sais point de sources d'eaux minérales qui conviennent particulièrement aux neurasthéniques. Notons pourtant que Vals, que Pougues, que Vichy peuvent leur rendre de grands services au point de vue de leurs troubles dyspeptiques ; ils s'en trouvent d'autant mieux que ces stations importantes, Vichy surtout, ont quelques médecins du plus rare mérite.

Châtel-Guyon, Plombières, Carlsbad seront utiles à nos malades pour la constipation et l'entérite muco-membraneuse. Les intoxiqués à hypertension par vaso-constriction périphérique active, se trouveront bien des bains chargés d'acide carbonique comme ceux de Nauheim, de Royat (source César) et de Bourbon-Lancy. Les sources salines (Salins-du-Jura, La Mouillère-de-Besançon, Salies-deBéarn, Biarritz, conviennent à tous les déprimés, et spécialement aux femmes atteintes de neurasthénie utérogastrique.

Ragatz, Franzensbad, Bagnières-de-Bigorre sont de très bonnes stations au double point de vue de l'altitude modérée et des ressources hydrominérales. Contrexéville, Vittel, Évian, Thonon peuvent rendre service en aidant au lavage du sang et au décrassage des centres nerveux dont nous avons constaté l'utilité pour toute une catégorie de nos malades. Il convient d'y faire un séjour de trois semaines, et de gagner ensuite la montagne pour compléter le traitement.

V. — *La psychothérapie.*

. Tous les monographes de la neurasthénie ne manquent point de consacrer, dans leur chapitre traitement une place importante à la cure psychothérapique. S'il faut entendre par ce mot l'emploi méthodique de la suggestion mentale, je pense, on sait déjà pourquoi, qu'il n'y a point à proprement parler de psychothérapie directe qui soit capable de supprimer les grands symptômes neurasthéniques.

Quand un état morbide naît tout entier de l'idée, comme c'est le cas pour l'hystérie, il n'y a point d'autre traitement rationnel, et en fait efficace, que le délogement de l'idée par l'idée. Mais je pense qu'il est désormais établi par tous les arguments accumulés au cours de cet ouvrage, que le neurasthénique vrai n'est pas passible de la suggestion ; que, chez lui, l'état intellectuel ne survient que secondairement à l'état affectif, à l'état d'émotion[1], lequel dépend essentiellement de tout l'ensemble des signes somatiques dont nous avons constaté, mesuré, la réalité objective.

Mais dans les cas de neurasthénie très ancienne et puissamment enracinée, nous avons constaté que — tout en étant un résultat de l'empêchement fonctionnel des organes, et une conséquence des troubles de la nutrition, — l'état mental finit par se constituer, à la longue, une personnalité quasi indépendante, si bien qu'il reste encore quelque chose à faire après qu'on a replacé l'organisme au cran de l'activité normale. Ce sont alors de véritables idées fixes secondaires, qu'il est parfois très

---

(1) Voir *État mental neurasthénique*, ch. IV, p. 240 et suiv.

long de pourchasser jusqu'à destruction totale. Ancré depuis longtemps dans la tristesse, dans l'inactivité et dans la peur, qui, devenues habituelles, constituent à la lettre une seconde nature, l'esprit, interprétant toutes les choses, fut-ce les plus heureuses, dans le sens pessimisme, est absolument comparable à quelque forteresse dont il faut savoir faire patiemment le siège, pour la prendre d'assaut en un jour opportun. Ici, la psychothérapie a son rôle bien défini.

Et, d'autre part, il est certain que, pour n'être pas suggestible au sens précis du mot, le neurasthénique est pourtant impressionnable, il a besoin d'être compris de son médecin, de pouvoir lui parler et lui faire ses confidences sans susciter chez lui l'impatience ou l'ironie. Avide de sympathie plus encore que d'encouragement, il recherche un cœur fraternel pour épancher son cœur débordant de tristesse; il faut, qu'en arrivant dans le cabinet du docteur, son âme toujours inquiète éprouve le sentiment de sécurité retrouvée, de bon tuteur, d'appui solide.

C'est encore là une façon de traitement moral que je tiens pour fort importante. Tout médecin qui n'inspire pas confiance aux neurasthéniques, ne revoit guère ses malades et par conséquent ne leur fait aucun bien.

Dans le *Traité de thérapeutique appliquée* de Robin, M. Brissaud dit à ce propos des choses excellentes; celles-ci par exemple : « le médecin devra donc éviter tout ce qui pourrait diminuer le petit reste de cette confiance que le malade veut bien lui accorder conditionnellement. Il est sûr d'atteindre son but en ne disant que la vérité. Si le neurasthénique découvre qu'il a été trompé, il n'admet même pas la bonne intention pour excuse ou circonstance atténuante. Il constate simplement qu'on le trompe, par exemple en lui annonçant que sa maladie guérira dans tel délai, alors que ce délai est depuis longtemps expiré, et que la maladie dure encore. Et il en conclura que c'est lui qui a raison en se déclarant incurable; que d'ailleurs, il le sait bien, ce médecin n'y entend rien, ne connaît pas le premier mot de sa maladie, comme tous ceux qu'il a déjà consultés et, il ira sur le champ en consulter un autre. Tout sera à recommencer. »

J'ai déjà dit que le médecin de neurasthéniques doit, dès la première visite, par la tournure même de son interrogatoire, montrer à son malade qu'il connaît aussi bien que lui tous les tourments dont il est accablé. Ancien neurasthénique et neurasthénique guéri, il devient aussitôt comme un vivant exemple, comme une constante leçon d'espérance. Certes le névropathe ne pourra pas en profiter tout de suite, son cerveau étant accroché à ce cran où justement l'espoir n'est pas possible ; et cependant, cela sera pour lui un réconfort que de prendre pour guide un homme qui a souffert comme lui autrefois, qui est descendu dans les mêmes ténèbres, qui en parle avec l'éloquence de ceux qui sont passés par là, et qui maintenant fait son métier avec activité, d'un esprit clairvoyant, évidemment réconcilié avec la vie.

Nous reviendrons tout à l'heure sur la façon dont le médecin doit faire accueil à son malade, sur ce qu'il doit lui dire, et sur la façon dont il doit régler tout de suite leur collaboration étroite au traitement.

D'ordinaire, le patient se prête volontiers aux minuties du régime et du règlement de vie qu'on lui impose. Il est plutôt intéressé que contrarié par la discipline qui fixera par avance l'emploi des différentes heures de sa journée, et qui mettra de l'ordre dans le douloureux chaos de son esprit.

Il y a chances, s'il n'est pas atteint depuis très long-temps, pour qu'il consente volontiers et vite à constater et même à avouer qu'il va mieux [1], sous l'influence du traitement éliminateur ou du traitement tonique auquel on le soumet. Il n'y a de difficultés véritables que lorsqu'il a contracté de très anciennes habitudes avec la dépression mentale, avec la mélancolie, avec l'inactivité intellectuelle, avec la peur des maladies ou telle autre phobie. C'est alors qu'il faut faire de la psychothérapie véritable, tâcher tous les jours à dissoudre cette synthèse

---

[1] Quand sa maladie est ancienne et très enracinée, le neurasthénique en arrive à ne plus vouloir guérir. Si cruelle qu'elle puisse être, sa misère lui devient chère, tant il est vrai que nous nous attachons à tout ce dont nous avons pris coutume. Parfois, il en arrive à prendre en grippe quiconque cherche à l'arracher à ses idées désespérées, et cela d'autant plus que l'on affirme plus catégoriquement qu'il va mieux. Rien n'exaspère un malheureux neurasthénique comme de lui redire trop souvent qu'il va bien, alors qu'il n'a encore aucune conscience de cette amélioration. Aussi, même s'il la constate, le médecin doit-il souvent se garder de la proclamer; mieux vaut attendre que la conviction se fasse tout doucement et d'elle-même dans l'esprit du névropathe, chez qui l'esprit de contradiction est particulièrement développé.

mentale pathologique qui s'endurcit en vieillissant, et se fait constamment un peu plus résistante ; c'est alors qu'il faut opposer avec force des images nouvelles aux images anciennes, et, plus encore des habitudes utiles aux habitudes inutiles ou nuisibles.

D'ailleurs il est bien rare que l'état normal ne se modifie pas d'une façon sensible sous l'influence de la médication accélératrice de la nutrition. Seulement il arrive que le changement passe inaperçu ; voici pourquoi : tout d'abord, au début de la cure, votre malade était atone, triste, inactif, prompt aux larmes. Vous stimulez énergiquement son système nerveux, et voilà que, cinq semaines après, il vous paraît tout aussi névropathe qu'auparavant. Il est, à présent, plus farouche et plus sombre que triste à proprement parler ; il pleure moins, et se met plus souvent en colère, et lui-même n'accuse pas de véritable amélioration. On ne pourra pourtant le tenir pour guéri que quand il s'avouera lui-même hors d'affaire.

Si vous vous efforcez de mieux comprendre ce qui s'est passé dans un cas comme celui-là, vous constaterez que votre traitement n'est pas demeuré impuissant, mais que vos stimulations toniques portant sur un cerveau de déséquilibré, l'ont transporté de l'état de faiblesse irritable où il vivait précédemment, à un état d'irritabilité constante qui en diffère à bien des points de vue. Ce névropathe au regard sombre, aux paroles amères, aux colères faciles, et qui n'a pas l'air d'aller mieux, a pourtant pour lui quelque chose qu'il ne possédait pas cinq semaines auparavant, de la force nerveuse. Il s'en sert mal et elle sort de lui tumultueusement, d'une façon désordonnée ; mais si vous vous avisez de canaliser cette énergie qui se gaspille, et de l'utiliser, si vous contraignez le malade à des exercices physiques réguliers ou à un travail intellectuel progressif, à heures réglées, — travail qui devra être un travail d'accomplissement plutôt que de lecture — vous verrez très vite tomber l'énervement farouche, les colères et le pessimisme irrité. Donner de la force à un nerveux sans l'entraîner à s'en servir, c'est faire d'aussi mauvaise besogne que celle qui consisterait de changer un estomac anachlorhydrique en hyperchlorhydrique, sans donner d'aliments en pâture à ce suc gastrique trop riche ; au demeurant, le patient aurait toujours mal à l'estomac ; il n'en faudrait cependant point conclure que le traitement n'a pas agi.

La caractéristique, peut-être la plus importante de l'état mental neurasthénique, est l'extraordinaire tendance de nos malades à continuer ce qu'ils ont commencé, à contracter des habitudes. Or, il dépend du médecin que ces habitudes, jusque-là fâcheuses ou vaines, deviennent bonnes et utilisables. C'est en cela que devra consister l'essentiel de la cure psychothérapique. Dans un ouvrage précédent [1], j'ai longuement exposé les résultats de mes observations sur la façon

---

(1) *Introduction à la Médecine de l'Esprit*, ch. vi, p. 237 et suiv.

dont il est possible, chez les nerveux, de substituer le bon automatisme, l'habitude féconde, aux manies déplorables où se gaspille l'existence de tant d'hommes intéressants. Un grand esprit ne diffère d'un névropathe impuissant, disais-je, que par la beauté de son idée fixe ou par l'excellence de ses habitudes. C'est une conception que je crois juste encore à l'heure actuelle, et qui, bien souvent, m'a conduit à des résultats thérapeutiques tels que je n'aurais pas osé les espérer.

Il nous reste encore à résoudre un certain nombre de questions qui ne sont pas sans importance, celles-ci notamment :

Un neurasthénique doit-il être traité dans le milieu où il vit d'ordinaire ou dans une maison de santé ?

Faut-il le maintenir au repos ou le contraindre à l'exercice ?

Convient-il de mettre en jachère les facultés de son esprit ou de les appliquer au travail régulier ?

Que faut-il enfin préférer du régime ou de la suralimentation, de l'immobilisation ou des voyages ?

Essayons d'y répondre aussi nettement que possible.

Je crois qu'il est souvent possible de soigner les neurasthéniques dans leur milieu habituel et de leur épargner l'ennui de s'enfermer, pendant plusieurs semaines, dans une maison d'hydrothérapie, si riante soit-elle.

L'isolement, que je tiens pour à peu près indispensable au traitement de l'hystérie, est plus rarement nécessaire aux neurasthéniques. Au point de vue social et mondain, il n'est pas sans inconvénients, les mauvaises langues ayant vite fait de raconter qu'un homme a été interné, parce qu'il vient de passer huit semaines de claustration volontaire dans un établissement dont le séjour est interdit aux véritables aliénés. J'y ai recours, pourtant, dans quelques cas tout à fait graves ; quand l'entourage du malade, au lieu d'aider au traitement, ne contribue qu'à exaspérer davantage l'état du malheureux. J'ai vu, comme cela, des neurasthénies à deux, de mère à enfant quelquefois, conjugales le plus souvent, qui nécessitent impérieusement la séparation des deux exaltés. Isolez encore, si vous le pouvez, ces neurasthéniques parleurs, qui ne cessent de gémir tout haut, de conter infatigablement à leurs proches l'intensité de leurs misères, la gravité de leur état, l'irréparable perte de leur mémoire, de leur attention, de leur volonté. Chez eux, devant leurs parents ou leurs femmes, ils ne se gênent pas pour redire, du matin au soir, les mêmes mots de désespoir, aggravés des épithètes les plus hyperboliques. Or, il arrive que, tout en voulant convaincre leurs proches qui doutent de la réalité de leurs souffrances, ces malheureux finissent par accroître la conscience qu'ils ont de leur mal. Les paroles désolées qui sortent de leur bouche, et auxquelles, les premiers temps, ils ne croyaient eux-mêmes qu'à demi, rentrent en eux par leurs oreilles, apportent au cerveau une affirmation constante, qui augmente la certitude et fortifie d'autant la synthèse mentale morbide. C'est ainsi qu'un menteur, après qu'il s'est lui-même entendu raconter quelque aventure imaginaire, finit par y croire lui-même, et par ne plus savoir où est la vérité.

Ces neurasthéniques parleurs sont très longtemps rebelles à la cure et ne guérissent qu'à grand'peine, parce qu'ils finissent par mettre une sorte de point d'honneur à démontrer qu'ils sont affreusement malades, et à avoir raison de leurs contradicteurs. Il est bon de les isoler. A leur arrivée dans une maison de santé, où personne ne les connaît, ils ont d'abord quelques heures, — généralement brèves — de très grande tristesse. Puis ils s'intéressent au milieu inconnu ; les visages nouveaux qu'ils rencontrent leur en imposent, la crainte du ridicule les retient, en même temps que se fait jour cette coquetterie foncière, ce désir de plaire et d'intéresser, qui est au fond de tant de névropathes. Et les voilà qui, loin de gémir sans relâche, cherchent à conquérir des sympathies et à briller. Rentrés chez eux, au bout de quelques semaines, ils n'auront plus de honte à s'avouer guéris ; et l'on voit s'apaiser très vite des symptômes qui n'eussent fait que s'aggraver dans la vie de famille.

Mais réservons l'isolement pour ces cas de neurasthénie profonde, de mélancolie dépressive ou anxieuse, ou d'hystéro-neurasthénie. La neurasthénie simple, dans un milieu moyen, peut se traiter à domicile.

En vue de guérir la maladie de Beard, on sait qu'une certaine école préconise le repos complet, voire même l'immobilisation à peu près absolue, au lit, pendant des semaines entières. Jointe à la suralimentation et au massage, cette façon de faire constitue ce que l'on appelle la méthode de Weir-Mitchell. A l'encontre de celle-là, la méthode de M. Fernand Lagrange consiste à entraîner peu à peu, mais constamment, les névropathes à des exercices physiques chaque jour un peu plus importants.

Ces deux tendances adverses ont chacune leur raison d'être. Mais il importe, on le conçoit, de ne pas les employer aveuglément et de préciser — ce que l'on a trop négligé de faire jusqu'à ce jour — leurs indications respectives.

S'il s'agit d'un cas de neurasthénie tuberculeuse ou présumée telle, le doute n'est évidemment pas possible : l'immobilisation s'impose, sous peine de fièvre, d'amaigrissement et d'évolution plus rapide du mal. S'agit-il simplement d'un neurasthénique franchement épuisé, avec pression sanguine basse, nutrition très ralentie, état mental très déprimé, j'estime que le repos (au grand air si possible), avec suralimentation progressive et stimulation du système nerveux et de la nutrition par les injections salines, constitue le traitement de choix. C'est en parlant de ceux-là que Brissaud dit excellemment : « Vouloir imposer à un neurasthénique des exercices physiques auxquels il se refuse, c'est méconnaître la nature même de sa maladie, c'est le lancer sur un obstacle insurmontable, c'est lui prescrire un remède nuisible. L'effort, dont il se jouerait dans l'état de santé normal, va le harasser et doubler, tripler, décupler peut-être sa fatigue. Il n'y a donc pas de plus mauvais conseil à lui donner que celui d'*oublier son mal* par l'entraînement physique. L'épuisement neurasthénique ne s'oublie pas ainsi sur commande : le résultat ne se ferait pas attendre. Le malade aurait une fois de plus la démonstration de son incapacité et sa neurasthénie morale s'en accroîtrait d'autant. » Remarque profondément juste et qui s'applique pleinement à nos déprimés à hypotension.

Elle n'est plus tout à fait aussi vraie si nous sommes en face d'un neurasthénique à hypertension, d'un artérioscléreux, d'un uricémique, d'un intoxiqué alimentaire, d'un de ces demi-alcooliques sans le savoir comme il s'en rencontre si fréquemment. L'immobilisation et la suralimentation carnée deviennent ici infiniment plus nuisibles qu'utiles. Or, notez qu'au premier abord la différence n'est pas toujours aisée à faire, déprimés et intoxiqués accusant, à quelques nuances près, la même gêne fonctionnelle, la même pesanteur douloureuse des jambes, le même besoin de demeurer immobiles, assis ou étendus. Seul le graphique, recueilli pendant plusieurs jours, permettra le diagnostic. C'est par le régime lacto-végétarien, c'est par les diurétiques et les sudorifiques, c'est par tout ce qui fait éliminer, et notamment

par l'exercice musculaire, gymnastique, marche, bicyclette, escrime, que le neurasthénique à hypertension
artérielle recouvre la liberté de ses mouvements, le sentiment de légèreté de son corps, en même temps que la
limpidité de ses idées, que l'intégrité de sa mémoire et
que l'égalité de son humeur. Pour cette catégorie de
névropathes, M. Fernand Lagrange est assurément dans
le vrai.

Quant au travail intellectuel, il ne faut pas non plus
l'ordonner sans discernement. J'estime qu'il doit faire
partie intégrante du traitement des hystériques, parce
qu'il constitue une distraction excellente à leurs idées
fixes, parce qu'il meuble le vide cérébral, et contraint à
se rompre, au moins pour un moment, le rétrécissement
du champ de la conscience.

Mais il n'en va plus tout à fait de même chez le neurasthénique vrai. Si l'on cherche, à la période d'état de
la maladie, à contraindre son attention à se fixer sur
une tâche, alors qu'il lui est impossible d'écrire la lettre
la plus banale à un fournisseur, il n'en résulte rien qu'un
surcroît de fatigue et un accroissement du sentiment si
pénible de déchéance, d'impouvoir. Pendant toute la
première partie du traitement, le cerveau du neurasthénique doit rester en jachère : il doit, dans le recueille-
ment, dans la paix que contribue à lui donner le régime
alimentaire, accumuler pour l'avenir des réserves de
force, à présent épuisées, et qu'il ne doit pas dépenser
à mesure qu'il les recouvre.

Mais lorsque vous verrez vos malades donner des
signes d'énervement et d'excitation légère dus au traitement, quand l'état de leurs forces, de leur pression
sanguine, quand l'activité de leurs échanges auront
regagné et même quelque peu dépassé la normale,
réglez leur existence de façon à faire figurer dans
« l'ordre du jour » comme dit M. Brissaud, une demi-
heure de travail pour la matinée, une demi-heure pour
l'après-midi, et lentement, sagement, augmentez-en la
dose. Prévenez le sujet de ce qui l'attend, à savoir, dans
les premiers temps, une sensation pénible de vide dans
la tête, à laquelle il remédiera en se couchant quelques
instants sur une chaise longue, pour revenir ensuite à
la table de travail. C'est ici que l'on peut aisément toucher du doigt cette tendance de nos nerveux à contracter des habitudes. Tout d'abord ils ont grand'peine à
donner l'effort nécessaire, et chaque fois la mise en
train est difficile, pour légère que soit la tâche; mais si
vous avez soin de régler le travail pour tous les jours
à la même heure, il arrivera que le cerveau se tiendra
prêt et s'illuminera de lui-même, si j'ose dire, pour
faire sa besogne, absolument comme, tous les midis,
notre estomac secrète abondamment du suc gastrique
et réclame la nourriture. C'est ainsi que j'ai vu bien des
neurasthéniques paresseux, enlisés dans l'inactivité, en
train de passer pour « ratés », devenir de bons travail-
leurs sous la double influence du traitement tonique et
de l'entraînement.

La suralimentation, le gavage, les repas très subs-
tantiels encore renforcés par de la viande crue, le
régime alimentaire des phtisiques en un mot, doit-il
faire partie de l'hygiène du neurasthénique? assurément non, si nous avons affaire à un nerveux à hypertension en voie d'artério-sclérose. Chez celui-là on ne
gagnerait rien qu'une recrudescence des phénomènes
d'intoxication, et par la suite, qu'une aggravation de
l'état physique et mental. S'agit-il d'un neurasthénique
à hypotension, franchement épuisé, il faut lui donner à
manger, stimuler son appétit à l'aide des injections
salines, et l'entrainer à faire quatre repas par jour,
dont l'un, celui de midi, devra être très confortable. Je
pense, avec M. Mathieu, qu'il y a une catégorie de neurasthéniques que l'on ne nourrit pas assez. Pourtant
gardons-nous d'oublier que ces malades ont tendance à
mal éliminer ; il serait donc fort imprudent de les
gorger inconsidérément de vin, de viandes peu cuites,
d'aliments gras, de crudités et de légumes indigestes.
Nourrissons-les, mais en les maintenant à un régime qui
réduise au minimum les fermentations anormales et les
intoxications qui en découlent. L'habitude de prescrire
des repas secs et de faire boire abondamment ces dyspeptiques aux heures où leur estomac est vide, a ceci
d'excellent qu'elle laisse au suc gastrique toute son
énergie pour mordre sur les aliments, et qu'elle établit
un lavage quotidien du sang par l'abondance des
breuvages. On trouvera tout le détail de ce ré-

gime alimentaire au chapitre v, pages 161 et suivantes.

Certains neurologistes ne manquent point de conseiller à tout neurasthénique aisé qui vient les consulter,
de faire un beau voyage en compagnie d'un jeune interne,
chargé de surveiller le traitement en cours de route.
Comme le fait remarquer très justement M. Brissaud
« ce conseil ne convient pas à tous les cas, abstraction
faite de ceux où des raisons matérielles s'y opposent,
les neurasthéniques dyspeptiques à digestions lentes et
douloureuses, ne s'accommodent guère des changements
et des irrégularités du régime alimentaire. » J'ajoute
que, pour de grands fatigués, les longues étapes en
chemin de fer, les changements fréquents de lits, les
visites des monuments et surtout des musées, constituent
un surmenage de tous les jours, et l'un des plus intenses
qui se puissent imaginer. Il y a bien la distraction tant
vantée ; mais la distraction est surtout salutaire aux
hystériques en proie à l'idée fixe, tandis que l'accumu-
lation précipitée d'images nouvelles ne fait qu'étourdir
et accabler davantage le cerveau d'un neurasthénique vrai. Dans ces cas-là, on est vraiment en droit de
dire que le voyage profite surtout à l'interne en lui faisant voir du pays. Je crois pourtant que, dans un cas
de neurasthénie ancienne, vers la fin du traitement,
alors qu'il s'agit de détruire les idées fixes secondaires,
à un moment où le malade a recouvré son énergie vitale

et l'intégrité de sa nutrition, je crois que le voyage fait en compagnie d'un jeune homme intelligent, peut couronner la cure d'une façon très heureuse.

Avant d'en terminer avec le dernier chapitre de cet ouvrage, je voudrais donner, à ceux de mes jeunes confrères qui se consacreront à soigner des nerveux, quelques conseils, dont mon expérience déjà vieille de cette sorte de malades m'a démontré l'utilité.

Lorsqu'un neurasthénique viendra chez vous pour la première fois, ne l'accueillez point par des paroles ironiques ni par des haussements d'épaules. Laissez-le, sans sourire, déployer les « petits papiers » où il a eu grand raison de noter la longue liste de ses misères, car sa mémoire est si débile qu'il n'aurait su vous dire que choses vagues et décousues, sans cette précaution.

Écoutez-le patiemment. Si votre salon plein de monde vous presse d'en finir, dites bien au nouveau venu que le temps vous manque aujourd'hui pour l'examiner consciencieusement, comme vous entendez le faire, et fixez-lui pour le lendemain, un rendez-vous à un moment où vous serez sûrement de loisir. Tout en accueillant votre malade avec la bonne grâce qui convient et sur le ton qui vous vaudra sa sympathie, ne pensez pas tout bas que vous avez affaire au pire des fâcheux. Rien n'est intéressant comme la causerie des neurasthéniques, rien n'est instructif comme leurs bavardages réputés monotones et insupportables, si l'on prend la peine d'écouter ce qu'ils disent et de les bien interroger. Songez que ce sont les hystériques, les mélancoliques et les neurasthéniques, qui ont fourni à quelques observateurs patients les éléments de presque toute la psychologie objective moderne. Quiconque les juge ennuyeux n'a qu'à se mêler d'autre chose.

D'ailleurs, ne vous contentez pas d'écouter vos nerveux; ne vous considérez pas comme suffisamment renseigné parce qu'ils auront accusé des troubles dyspeptiques, la sensation de fatigue, une plaque douloureuse à la nuque et des idées noires. Examinez-les aussi soigneusement que vous feriez d'un tabétique ou d'un paralytique général. Faites un diagnostic qui comporte la série de questions suivantes : Est-ce bien un neurasthénique et non un hystérique ou un dégénéré, comme l'entend M. Magnan ? La névrose est-elle seule ou associée à une autre ? Ne masque-t-elle pas la période initiale d'une tuberculose ou d'une paralysie générale ? S'agit-il d'une neurasthénie franche à hypotension artérielle, ou d'une intoxication du système nerveux chez un artério-scléreux, un petit brightique, un goutteux, un diabétique ou un demi alcoolique ? A l'aide du phonendoscope de Bianchi, auscultez bien le cœur, afin d'être certain que les accès d'angoisse ne dépendent en rien d'une lésion organique; mesurez les dimensions de l'estomac, celles du foie; recherchez s'il y a des ptoses viscérales ; mesurez enfin la pression artérielle, l'état des forces et, si vous êtes outillé pour cela, l'activité des échanges. Demandez en outre au malade une analyse de ses urines, analyse quantitative et par kilogramme de poids, faite chez un chimiste de qui vous soyez sûr, et qui ait coutume de vous renseigner sur tous les nombreux points qui peuvent vous instruire.

C'est seulement après cette analyse que vous saurez, en connaissance de cause, dicter au patient un régime approprié à son état, et tout un règlement de vie. Demandez-lui alors l'engagement de se soumettre avec une régularité parfaite, d'une manière tout à fait méthodique, aux moindres minuties de la cure dont vous vous réservez de modifier tel point qui ne lui conviendrait pas.

J'ai pris coutume de dire à mes malades : « Aucun organe n'est atteint, et vous n'avez absolument que des troubles fonctionnels : ce dont vous souffrez doit guérir. Nous ne changerons point le tempérament avec lequel vous êtes né, mais nous arriverons à supprimer tout ce qui est état de crise dans votre maladie. Vous concevez bien, n'est-ce pas? que ce n'est pas avec une ordonnance que nous allons y parvenir. Vous allez me trouver tout à fait attentif à mener jusqu'à bonne fin l'œuvre que nous entreprenons; je serai toujours là pour vous porter secours. Mais si je dois travailler seul à votre guérison, et m'intéresser plus que vous à cette lutte pour en finir avec vos misères, j'y renonce avant de commencer; il faut que nous soyons au moins deux, vous et moi, sans compter votre entourage, pour en venir à bout. »

Il est rare qu'un névropathe ne soit pas convaincu par cette façon de le prendre, et que, touché par l'évidente sincérité de l'homme qui lui parle, il ne s'abandonne pas à lui en pleine confiance.

Certes des incidents fâcheux, de grandes et de petites rechutes, viendront, plus d'une fois, mettre à l'épreuve la constance des deux collaborateurs ; mais s'il s'agit d'un vrai neurasthénique, si le diagnostic de la cause a été bien posé, si l'entente s'est établie entre le malade et le médecin, il y a toutes chances pour que le traitement que nous avons précédemment décrit, redonne le sentiment de force, et quelque joie de vivre, au malheureux qui les avait perdus.

TABLE DES MATIÈRES

CHAPITRE PREMIER

LA SENSATION DE FATIGUE

CHAPITRE II

L'APPAREIL CIRCULATOIRE CHEZ LES NEURASTHÉNIQUES

CHAPITRE VII

L'ASTHÉNIE GÉNITALE

CHAPITRE VIII

L'ÉTAT MENTAL NEURASTHÉNIQUE

CHAPITRE IX

L'ÉTAT MENTAL (*Suite*)

CHAPITRE X

L'ÉTAT MENTAL (*Fin*)

CHAPITRE XI

PATHOGÉNIE GÉNÉRALE

CHAPITRE XII

TRAITEMENT

FÉLIX ALCAN, Éditeur

ANCIENNE LIBRAIRIE GERMER BAILLIÈRE ET Cⁱᵉ

MÉDECINE — SCIENCES

CATALOGUE

DES

Livres de Fonds

TABLE DES MATIÈRES

On peut se procurer tous les ouvrages qui se trouvent dans ce Catalogue par l'intermédiaire des libraires de France et de l'Étranger.

On peut également les recevoir franco par la poste, sans augmentation des prix désignés, en joignant à la demande des timbres-poste français ou un mandat sur Paris.

108, BOULEVARD SAINT-GERMAIN, 108

Au coin de la rue Hautefeuille

PARIS, 6ᵉ

JUIN 1901

COLLECTION MÉDICAL

Volumes in-12, cartonnés à l'anglaise, à 4 francs et à 3 francs.

Derniers Volumes publiés de la

BIBLIOTHÈQUE SCIENTIFIQUE INTERNATIONALE

Volumes in-8, cartonnés à l'anglaise, à 6 francs.

BIBLIOTHÈQUE SCIENTIFIQUE
INTERNATIONALE
Publiée sous la direction de M. Émile ALGLAVE

La *Bibliothèque scientifique internationale* est une œuvre dirigée par les auteurs mêmes, en vue des intérêts de la science, pour la populariser sous toutes ses formes, et faire connaître immédiatement dans le monde entier les idées originales, les directions nouvelles, les découvertes importantes qui se font chaque jour dans tous les pays. Chaque savant expose les idées qu'il a introduites dans la science et condense pour ainsi dire ses doctrines les plus originales.

La *Bibliothèque scientifique internationale* ne comprend pas seulement des ouvrages consacrés aux sciences physiques et naturelles; elle aborde aussi les sciences morales, comme la philosophie, l'histoire, la politique et l'économie sociale, la haute législation, etc.; mais les livres traitant des sujets de ce genre se rattachent encore aux sciences naturelles, en leur empruntant les méthodes d'observation et d'expérience qui les ont rendues si fécondes depuis deux siècles.

Cette collection paraît à la fois en français et en anglais: à Paris, chez Félix Alcan; à Londres, chez C. Kegan, Paul et Cie; à New-York, chez Appleton.

Les titres marqués d'un astérisque* sont adoptés par le *Ministère de l'Instruction publique de France* pour les bibliothèques des lycées et des collèges.

LISTE DES OUVRAGES PAR ORDRE D'APPARITION
93 VOLUMES IN-8, CARTONNÉS A L'ANGLAISE. CHAQUE VOLUME : 6 FRANCS.

1. J. TYNDALL. * **Les Glaciers et les Transformations de l'eau,** avec figures. 1 vol. in-8. 6e édition. 6 fr.
2. BAGEHOT. * **Lois scientifiques du développement des nations** dans leurs rapports avec les principes de la sélection naturelle et de l'hérédité. 1 vol. in-8. 6e édition. 6 fr.
3. MAREY. * **La Machine animale,** locomotion terrestre et aérienne, avec de nombreuses fig. 1 vol. in-8. 6e édit. augmentée. 6 fr.
4. BAIN. * **L'Esprit et le Corps.** 1 vol. in-8. 6e édition. 6 fr.
5. PETTIGREW. * **La Locomotion chez les animaux,** marche, natation. 1 vol. in-8, avec figures. 2e édit. 6 fr.
6. HERBERT SPENCER. * **La Science sociale.** 1 v. in-8, 12e édit. 6 fr.
7. SCHMIDT (O.). * **La Descendance de l'homme et le Darwinisme,** 1 vol. in-8, avec fig. 6e édition. 6 fr.
8. MAUDSLEY. * **Le Crime et la Folie.** 1 vol. in-8, 6e édit. 6 fr.
9. VAN BENEDEN. * **Les Commensaux et les Parasites dans le** règne animal. 1 vol. in-8, avec figures. 3e édit. 6 fr.
10. BALFOUR STEWART. * **La Conservation de l'énergie,** suivi d'une Étude sur la *nature de la force,* par M. P. de SAINT-ROBERT, avec figures. 1 vol. in-8. 5e édition. 6 fr.
11. DRAPER. **Les Conflits de la science et de la religion.** 1 vol. in-8. 9e édition. 6 fr.
12. L. DUMONT. * **Théorie scientifique de la sensibilité.** 1 vol. in-8. 4e édition. 6 fr.
13. SCHUTZENBERGER. * **Les Fermentations.** 1 vol. in-8, avec fig. 6e édit. 6 fr.
14. WHITNEY. * **La Vie du langage.** 1 vol. in-8. 4e édit. 6 fr.
15. COOKE et BERKELEY. * **Les Champignons.** 1 vol. in-8, avec figures. 4e édition. 6 fr.
16. BERNSTEIN. * **Les Sens.** 1 vol. in-8, avec 91 fig. 5e édit. 6 fr.
17. BERTHELOT. * **La Synthèse chimique.** 1 vol. in-8, 8e édit. 6 fr

18. NIEWENGLOWSKI (H.). *La photographie et la photochimie. 1 vol. in-8, avec gravures et une planche hors texte.   6 fr.

19. LUYS. *Le Cerveau et ses fonctions, avec figures. 1 vol. in-8. 7e édition.   6 fr.

20. STANLEY JEVONS. *La Monnaie et le Mécanisme de l'échange. 1 vol. in-8. 5e édition.   6 fr.

21. FUCHS. *Les Volcans et les Tremblements de terre. 1 vol. in-8, avec figures et une carte en couleur. 5e édition.   6 fr.

22. GÉNÉRAL BRIALMONT. *Les Camps retranchés et leur rôle dans la défense des États, avec fig. dans le texte et 2 planches hors texte. 3e édit. Épuisé.

23. DE QUATREFAGES. *L'Espèce humaine. 1 v. in-8. 12e édit.   6 fr.

24. BLASERNA et HELMHOLTZ. *Le Son et la Musique. 1 vol. in-8, avec figures. 5e édition.   6 fr.

25. ROSENTHAL. *Les Nerfs et les Muscles. 1 vol. in-8, avec 75 figures. 3e édition. Épuisé.

26. BRÜCKE et HELMHOLTZ. *Principes scientifiques des beaux-arts. 1 vol. in-8, avec 39 figures. 4e édition.   6 fr.

27. WURTZ. *La Théorie atomique. 1 vol. in-8. 8e édition.   6 fr.

28-29. SECCHI (le père). *Les Étoiles. 2 vol. in-8, avec 63 figures dans le texte et 17 pl. en noir et en couleur hors texte. 3e édit.   12 fr.

30. JOLY. *L'Homme avant les métaux. 1 v. in-8, avec fig. 4e éd.   Épuisé.

31. A. BAIN. *La Science de l'éducation. 1 vol. in-8. 9e édit.   6 fr.

32-33. THURSTON (R.). *Histoire de la machine à vapeur, précédée d'une introduction par M. HIRSCH. 2 vol. in-8, avec 140 figures dans le texte et 16 planches hors texte. 3e édition.   12 fr.

34. HARTMANN (R.). *Les Peuples de l'Afrique. 1 vol. in-8, avec figures. 2e éditior. Épuisé.

35. HERBERT SPENCER. *Les Bases de la morale évolutionniste. 1 vol. in-8. 5e édition.   6 fr.

36. HUXLEY. *L'Écrevisse, introduction à l'étude de la zoologie. 1 vol. in-8, avec figures. 2e édition.   6 fr.

37. DE ROBERTY. *De la Sociologie. 1 vol. in-8. 3e édition.   6 fr.

38. ROOD. *Théorie scientifique des couleurs. 1 vol. in-8, avec figures et une planche en couleur hors texte. 2e édition.   6 fr.

39. DE SAPORTA et MARION. *L'Évolution du règne végétal (les Cryptogames). 1 vol. in-8, avec figures.   6 fr.

40-41. CHARLTON BASTIAN. *Le Cerveau, organe de la pensée chez l'homme et chez les animaux. 2 vol. in-8, avec figures. 2e éd.   12 fr.

42. JAMES SULLY. *Les Illusions des sens et de l'esprit. 1 vol. in-8, avec figures. 2e édit.   6 fr.

43. YOUNG. *Le Soleil. 1 vol. in-8, avec figures.   6 fr.

44. DE CANDOLLE. *L'Origine des plantes cultivées. 4e édition. 1 vol. in-8.   6 fr.

45-46. SIR JOHN LUBBOCK. *Fourmis, abeilles et guêpes. Études expérimentales sur l'organisation et les mœurs des sociétés d'insectes hyménoptères. 2 vol. in-8, avec 65 figures dans le texte et 13 planches hors texte, dont 5 coloriées.   12 fr.

47. PERRIER (Edm.). La Philosophie zoologique avant Darwin. 1 vol. in-8. 3e édition.   6 fr.

48. STALLO. *La Matière et la Physique moderne. 1 vol. in-8. 3e éd., précédé d'une introduction par Ch. FRIEDEL.   6 fr.

49. MANTEGAZZA. La Physionomie et l'Expression des sentiments. 1 vol. in-8. 3e édit., avec huit planches hors texte.   6 fr.

50. DE MEYER. *Les Organes de la parole et leur emploi pour la formation des sons du langage. 1 vol. in-8, avec 51 figures, précédé d'une Introd. par M. O. CLAVEAU.   6 fr.

51. DE LANESSAN. *Introduction à l'Étude de la botanique (le Sapin). 1 vol. in-8. 2e édit., avec 143 figures dans le texte.   6 fr.

52-53. DE SAPORTA et MARION. *L'Évolution du règne végétal (les Phanérogames). 2 vol. in-8, avec 136 figures. 12 fr.

54. TROUESSART. *Les Microbes, les Ferments et les Moisissures. 1 vol. in-8. 2ᵉ édit., avec 107 figures dans le texte. 6 fr.

55. HARTMANN (R.). *Les Singes anthropoïdes, et leur organisation comparée à celle de l'homme. 1 vol. in-8, avec figures. 6 fr.

56. SCHMIDT (O.). *Les Mammifères dans leurs rapports avec leurs ancêtres géologiques. 1 vol. in-8, avec 51 figures. 6 fr.

57. BINET et FÉRÉ. Le Magnétisme animal. 1 vol. in-8. 4ᵉ édit. 6 fr.

58-59. ROMANES. *L'Intelligence des animaux. 2 v. in-8. 3ᵉ édit. 12 fr.

60. F. LAGRANGE. Physiologie des exercices du corps. 1 vol. in-8. 7ᵉ édition. 6 fr.

61. DREYFUS. *Évolution des mondes et des sociétés. 1 vol. in-8. 3ᵉ édit. 6 fr.

62. DAUBRÉE. *Les Régions invisibles du globe et des espaces célestes. 1 vol. in-8, avec 85 fig. dans le texte. 2ᵉ édit. 6 fr.

63-64. SIR JOHN LUBBOCK. *L'Homme préhistorique. 2 vol. in-8, avec 228 figures dans le texte. 4ᵉ édit. 12 fr.

65. RICHET (Ch.). La Chaleur animale. 1 vol. in-8, avec figures. 6 fr.

66. FALSAN (A.). *La Période glaciaire principalement en France et en Suisse. 1 vol. in-8, avec 105 figures et 2 cartes. Épuisé.

67. BEAUNIS (H.). Les Sensations internes. 1 vol. in-8. 6 fr.

68. CARTAILHAC (E.). La France préhistorique, d'après les sépultures et les monuments. 1 vol. in-8, avec 162 figures. 2ᵉ édit. 6 fr.

69. BERTHELOT. *La Révolution chimique, Lavoisier. 1 vol. in-8. 6 fr.

70. SIR JOHN LUBBOCK. *Les Sens et l'Instinct chez les animaux, principalement chez les insectes. 1 vol. in-8, avec 150 figures. 6 fr.

71. STARCKE. *La Famille primitive. 1 vol. in-8. 6 fr.

72. ARLOING. *Les Virus. 1 vol. in-8, avec figures. 6 fr.

73. TOPINARD. *L'Homme dans la Nature. 1 vol. in-8, avec fig. 6 fr.

74. BINET (Alf.). *Les Altérations de la personnalité. 1 vol. in-8, avec figures. 6 fr.

75. DE QUATREFAGES (A.). *Darwin et ses précurseurs français. 1 vol. in-8. 2ᵉ édition refondue. 6 fr.

76. LEFÈVRE (A.). *Les Races et les langues. 1 vol. in-8. 6 fr.

77-78. DE QUATREFAGES. *Les Émules de Darwin. 2 vol. in-8, avec préfaces de MM. E. PERRIER et HAMY. 12 fr.

79. BRUNACHE (P.). *Le Centre de l'Afrique. Autour du Tchad. 1 vol. in-8, avec figures. 6 fr.

80. ANGOT (A.). *Les Aurores polaires. 1 vol. in-8, avec figures. 6 fr.

81. JACCARD. Le pétrole, le bitume et l'asphalte au point de vue géologique. 1 vol. in-8, avec figures. 6 fr.

82. MEUNIER (Stan.). La Géologie comparée. 1 vol. in-8, avec fig. 6 fr.

83. LE DANTEC. Théorie nouvelle de la vie. 1 vol. in-8, avec fig. 6 fr.

84. DE LANESSAN. Principes de colonisation. 1 vol. in-8. 6 fr.

85. DEMOOR, MASSART et VANDERVELDE. L'évolution régressive en biologie et en sociologie. 1 vol. in-8, avec gravures. 6 fr.

86. MORTILLET (G. de). Formation de la Nation française. 1 vol. in-8, avec 150 gravures et 18 cartes. 6 fr.

87. ROCHÉ (G.). La Culture des Mers (piscifacture, pisciculture, ostréiculture). 1 vol. in-8, avec 81 gravures. 6 fr.

88. COSTANTIN (J.). Les Végétaux et les Milieux cosmiques (adaptation, évolution). 1 vol. in-8, avec 171 gravures. 6 fr.

89. LE DANTEC. L'évolution individuelle et l'hérédité. 1 vol. in-8. 6 fr.

90. GUIGNET et GARNIER. La Céramique ancienne et moderne. 1 vol. avec grav. 6 fr.

91. GELLÉ (E.-M.). L'audition et ses organes. 1 v. in-8, avec grav. 6 fr.

92. MEUNIER (St.) La Géologie expérimentale. 1 v. in-8, avec grav. 6 fr.

93. COSTANTIN (J.). La Nature tropicale. 1 vol. in-8, avec grav. 6 fr.

RÉCENTES PUBLICATIONS
MÉDICALES ET SCIENTIFIQUES

Pathologie et thérapeutique médicales.

ARTHAUD (G.). Études sur la tuberculose. 1 vol. in-8, 1898. 4 fr.

AVIRAGNET. De la tuberculose chez les enfants. 1 vol. in-8, 1892. 4 fr.

BOUCHUT et DESPRÉS. Dictionnaire de médecine et de thérapeutique médicale et chirurgicale, comprenant le résumé de la médecine et de la chirurgie, les indications thérapeutiques de chaque maladie, la médecine opératoire, les accouchements, l'oculistique, l'odontotechnie, les maladies d'oreille, l'électrisation, la matière médicale, les eaux minérales et un formulaire spécial pour chaque maladie. 6ᵉ édit. 1895, très augmentée, 1 vol. in-4, avec 1001 figures dans le texte et 3 cartes : broché. 25 fr. — Relié. 30 fr.

CHARCOT (J.-M.). Leçons sur les conditions pathogéniques de l'albuminurie, recueillies par E. Brissaud. 1881. 1 vol. in-8. 3 fr.

CHARCOT (J.-M.). Œuvres complètes (Voy. p. 18).

CORNIL et BABES. Les bactéries, et leur rôle dans l'histologie pathologique des maladies infectieuses. 2 vol. gr. in-8, contenant la description des méthodes de bactériologie. 3ᵉ édit. 1890, avec 385 figures en noir et en couleurs dans le texte et 12 planches hors texte. 40 fr.

DAVID. Les microbes de la bouche. 1 vol. in-8, avec 113 gravures en noir et couleurs, lettre-préface de M. Pasteur. 10 fr.

DUCKWORTH (Sir Dyce). La goutte, hygiène et traitement, traduit de l'anglais par M. le Dʳ Rodet, et précédé d'une préface de M. le Dʳ Lecorché. 1 vol. gr. in-8, avec grav. dans le texte. 1894. 10 fr.

FINGER (Ernest). La syphilis et les maladies vénériennes, traduit de l'allemand, avec notes, par les docteurs Doyon et Spillmann. 1 vol. in-8, avec 5 planches en chromolithographie hors texte. 1895. 12 fr.

FINGER (E.). La blennorrhagie et ses complications, traduit de l'allemand sur la 3ᵉ édition par le Dʳ Hogge. 1 vol. in-8, avec gravures et 7 pl. lith. hors texte, 1895. 12 fr.

GILBERT (V.). Pourquoi et comment on devient phtisique. 1 vol. in-12. 1896. 5 fr.

GLATZ (P.). Dyspepsie nerveuse et neurasthénie. 1 vol. in-12. 1897. 4 fr.

HÉRARD, CORNIL et HANOT. De la phtisie pulmonaire, étude anatomo-pathologique et clinique. 1 vol. in-8, avec 65 fig. en noir et en 7 couleurs et 2 planches. 2ᵉ édit. 20 fr.

ICARD (S.). La femme pendant la période menstruelle, étude de psychologie morbide et de médecine légale. 1 vol. in-8. 6 fr.

LABADIE-LAGRAVE et LEGUEU. Traité médico-chirurgical de gynécologie. 1 vol. gr. in-8, avec 270 gr. dans le texte. 1898, cartonné à l'angl. 25 fr.

LABORDE (J.-V.). Les tractions rythmées de la langue (traitement physiologique de la mort). 2ᵉ éd. 1897. 1 vol. in-12, avec gravures. 5 fr.

LAGRANGE (Fernand). **La médication par l'exercice.** 1894. 1 beau vol. gr. in-8, avec 68 gravures dans le texte et une carte coloriée hors texte.   12 fr.

LEFEBVRE. **Des déformations ostéo-articulaires,** consécutives à des maladies de l'appareil pleuro-pulmonaire (ostéo-arthropathie hypertrophisante de Marie). 1 vol. in-8, avec gravures. 1891.   4 fr. 50

LEGUEU (Voir plus haut). LABADIE-LAGRAVE.

LELOIR. **Traité théorique et pratique de la lèpre.** 1 vol. in-4, avec fig., tableaux et un atlas de 22 pl.   30 fr.

LELOIR (H.). **Traité pratique, théorique et thérapeutique de la scrofulo-tuberculose de la peau et des muqueuses adjacentes** (*Lupus et tuberculose qui s'y rattachent*). 1892. 1 vol. in-4, avec fig. et atlas de 15 pl.   •   30 fr.

MARVAUD (A.). **Les maladies du soldat,** étude étiologique, épidémiologique, clinique et prophylactique. 1 vol. in-8, 1894. *Ouvrage couronné par l'Académie des sciences.*   20 fr.

MERKLEN (P.). **La tuberculose et son traitement hygiénique.** 1 vol. in-32 br. 0 fr. 60 cent. cart. à l'angl.   1 fr.

NICATI et RIETSCH. **Recherches sur le choléra.** 1 vol. in-8, 2ᵉ éd.   5 fr.

ONIMUS et LEGROS. **Traité d'électricité médicale.** 1 fort vol. in-8, avec 275 fig. dans le texte. 2ᵉ éd. par le Dᵣ Onimus.   17 fr.

PARISOT. **Pathogénie des atrophies musculaires.** 1 vol. in-8, 3 fr.

PETIT (E.-P.-Léon). **La phtisique et son traitement hygiénique.** (Sanatoria — hôpitaux spéciaux — cure d'air). Préface du Dᵣ Hérard. 1 vol. in-12. Cart. à l'angl. 1895.   4 fr.

PETIT (Raymond). **De la tuberculose des ganglions du cou.** 1 vol. in-8. 1897.   4 fr.

RAYMOND (F.). **Conférences de clinique médicale** faites à l'Hôtel-Dieu. In-18.   4 fr.

REGNIER (L.-R.). **Traitement des maladies des femmes par l'électricité.** 1 vol. in-8, avec grav., 1896.   6 fr.

RILLIET et BARTHEZ. **Traité clinique et pratique des maladies des enfants.** 3ᵉ édition, refondue et augmentée par BARTHEZ et SANNÉ. — TOME Iᵉʳ. *Maladies du système nerveux, maladies de l'appareil respiratoire.* 1 fort vol. gr. in-8.   16 fr.

    TOME II. *Maladies de l'appareil circulatoire, de l'appareil digestif et de ses annexes, de l'appareil génito-urinaire, de l'appareil de l'ouïe, maladies de la peau.* 1 fort vol. gr. in-8.   14 fr.

    TOME III, terminant l'ouvrage. *Maladies spécifiques, maladies générales constitutionnelles.* 1 fort vol. gr. in-8.   25 fr.

SÉE (Marcel). **Le gonocoque.** 1 vol. in-8. 1896. (*Couronné par l'Académie de Médecine*).   10 fr.

SERSIRON (C.). **Les phtisiques adultes en France, en Suisse et en Allemagne.** 1 vol. gr. in-8, avec pl. hors texte. 1898. 5 fr.

SIMON (P.). **Conférences cliniques sur la tuberculose des enfants.** 1894. 1 vol. in-8.   3 fr.

SIMON (P.). **Manuel de percussion et d'auscultation.** 1895. 1 vol. in-12, avec gravures, cartonné.   4 fr.

WIDE (A.). **Traité de gymnastique médicale suédoise,** traduit annoté et augmenté par le Dᵣ Boracard, préface du Dᵣ P. LAGRANGE. 1 vol. gr. in-8, avec 128 grav. dans le texte. 1898.   12 fr. 50

Revue de Médecine. Directeurs, MM. BOUCHARD, CHAUVEAU; Rédacteurs en chef, MM. LANDOUZY et LÉPINE (v. p. 31).

Annales d'électrobiologie, d'électrothérapie et d'électrodiagnostic. Réd. en chef: Dᵣ DOUMER. Directeurs: MM. D'ARSONVAL, TRIPIER, APOSTOLI, DOUMER, OUDIN, (V. p. 32).

Maladies nerveuses et Mentales

BERNARD. De l'aphasie et de ses diverses formes. 1 vol. in-8. 2ᵉ édit. 5 fr.

BERNARD-LEROY. L'illusion de fausse reconnaissance. 1 vol. in-8. 1898. 4 fr.

BINET. Les altérations de la personnalité. 1 vol. in-8, cart. 6 fr.

BOREL (V.). Nervosisme et neurasthénie. 1894. 1 vol. in-8. 3 fr.

BOURNEVILLE. Assistance, traitement et éducation des enfants idiots et dégénérés. 1 vol. in-8. 1894. 3 fr. 50

BOURNEVILLE. Recherches cliniques et thérapeutiques sur l'épilepsie, l'hystérie et l'idiotie. 1 vol. in-8. Compte rendu du service des épileptiques et des enfants idiots et arriérés de Bicêtre, avec le concours des internes et élèves de service :

Tome I (1880), 3 fr.; Tome II (1881), 6 fr.; Tome III (1882), 4 fr.; Tome IV (1883), 5 fr.; Tome V (1884), 6 fr.; Tome VI (1885), 3 fr. 50; Tome VII (1886), 6 fr.; Tome VIII (1887), 5 fr.; Tome IX (1888), 3 fr. 50; Tome X (1889), 5 fr.; Tome XI (1890), 6 fr.; Tome XII (1891), 5 fr.; Tome XIII (1892), 7 fr.; Tome XIV (1893), texte, 7 fr.; Tome XV (1894), 5 fr.; Tome XVI (1895), 6 fr.; Tome XVII (1896), 6 fr.; Tome XVIII (1897), 6 fr.

BRISSAUD (E.). Recherches anatomiques, pathologiques et physiologiques sur la contracture permanente des hémiplégiques. In-8, avec figures. 5 fr.

BRUHL (J.). Contribution à l'étude de la syringomyélie. In-8, avec figures. 5 fr.

CHARCOT (J.-M.). Œuvres complètes, recueillies et publiées par ses élèves ; 9 volumes in-8° :

Tome I. Leçons sur les maladies du système nerveux. *Troubles trophiques, Paralysie agitante, Sclérose en plaques, Hystéro-épilepsie.* 1892. In-8, avec figures et planches. 15 fr.

Tome II. Leçons sur les maladies du système nerveux. *Des anomalies de l'ataxie locomotrice. De la compression lente de la moelle épinière. Des amyotrophies, Tabes dorsal spasmodique. 1894. Hémichorée post-hémiplégique. Paraplégies urinaires. Vertige de Ménière. Épilepsie partielle d'origine syphilitique. Athétose. Appendice,* etc. In-8, avec figures et planches. 15 fr.

Tome III. Leçons sur les maladies du système nerveux. *De l'atrophie musculaire. De l'hystérie chez les jeunes garçons. Contracture hystérique. De l'aphasie. De la cécité verbale. Chorée rythmée. Spiritisme et hystérie. Six cas d'hystérie chez l'homme. Du mutisme hystérique,* etc., 1890. In-8, avec figures. 12 fr.

Tome IV. Leçons sur les localisations dans les maladies du cerveau et de la moelle épinière. 1893. In-8, avec figures. 12 fr.

Tome V. Maladies des poumons et du système vasculaire. 1888. 1 vol. in-8, avec figures et planches en chromolith. 15 fr.

Tome VI. Leçons sur les maladies du foie, des voies biliaires et des reins. 1891. 1 vol. in-8, figures et planches en chromolith. 12 fr.

Tome VII. Leçons sur les maladies des vieillards. Goutte et rhumatisme. 1890, 1 vol. in-8, avec figures et planches. 12 fr.

Tome VIII. Maladies infectieuses, affections de la peau, kystes hydatiques, thérapeutique, etc. 1889. 1 vol. in-8. 10 fr.

Tome IX. Hémorrhagie cérébrale, hypnotisme, somnambulisme. 1890. 1 vol. in-8, avec planches en phototypie. 15 fr.

CHARCOT (J.-M.). La foi qui guérit. 1 br. in-8. 1897. 2 fr.

CHARCOT (J.-M.). Clinique des maladies du système nerveux (années 1889-90 et 1890-91), recueillie par GUINON (G.) :
  Tome I. 1892. In-8, avec figures et planches hors texte.   12 fr.
  Tome II. 1893. In-8, avec figures.   12 fr.

CHARCOT (J.-M.). Leçons du mardi à la Salpêtrière. Policlinique (1887-88), tome I, 2ᵉ édit., et tome II (1888-89), recueillies par MM. BLIN, CHARCOT, H. COLIN, 2 vol. in-8, chacun.   20 fr.

CHARCOT (J.-B.). Contribution à l'étude de l'atrophie musculaire progressive. in-8. 1895.   5 fr.

CROCQ (fils). Congrès international de neurologie, de psychiatrie, d'électricité médicale. (Iʳᵉ session, Bruxelles, 1897). 3 fasc. gr. in-8   5 fr.

DALLEMAGNE (J.). Dégénérés et déséquilibrés. 1894. 1 fort volume grand in-8.   12 fr.

DEGA (Mⁱᵉ G.). Essai sur la cure préventive de l'hystérie féminine par l'éducation. 1 vol. in-8. 1898.   3 fr.

DÉJERINE. Sur l'atrophie musculaire des ataxiques (névrite périphérique des ataxiques), étude clinique et anatomo-pathologique. 1 vol. in-8.   3 fr.

DÉJERINE-KLUMPKE (Mᵐᵉ). Des polynévrites et des paralysies et atrophies saturnines, étude clinique et anatomo-pathologique. 1 vol. gr. in-8, avec gravures.   6 fr.

DUMAS (G.). Les états intellectuels dans la mélancolie. 1 vol. in-12. 1894.   2 fr. 50

FÉRÉ (Ch.). Du traitement des aliénés dans les familles. 1 vol. in-18. 2º éd. Cart.   3 fr.

FÉRÉ (Ch.). Des épilepsies et des épileptiques. 1 vol. gr. in-8, avec 67 gravures et 12 planches hors texte.   20 fr.

FÉRÉ (Ch.). Pathologie des émotions, études cliniques et physiologiques. 1 vol. grand in-8, avec fig.   12 fr.

FÉRÉ (Ch.). La Famille névropathique. Théorie tératologique de l'hérédité et de la prédisposition morbides et de la dégénérescence. 1 vol. in-12, 2ᵉ éd. 1898. avec 25 grav. dans le texte, cart. à l'angl.   4 fr.

FÉRÉ (Ch.). Traité élémentaire de l'anatomie du système nerveux. 2ᵉ éd. revue et augmentée. In-8, avec 242 fig.   10 fr.

FÉRÉ (Ch.) Dégénérescence et criminalité. 1 vol. in-12. 2ᵉ édit. 1895.   2 fr. 50

FLEURY (M. de). Introduction à la médecine de l'esprit. 1 vol. in-8, avec fig. 5ᵉ éd. 1898. (*Couronné par l'Académie française*).   7 fr. 50

GUINON (G.). Les agents provocateurs de l'hystérie. 1 vol. in-8. 1889.   8 fr.

HAMON DU FOUGERAY et L. COUETOUX. Manuel pratique des méthodes d'enseignement spécial aux enfants anormaux. (Sourds-muets, aveugles, idiots, bègues). Préface de BOURNEVILLE. 1 vol. in-8. 1896.   5 fr.

ICARD (S.). La femme pendant la période menstruelle, étude de psychologie morbide et de médecine légale. 1 vol. in-8.   6 fr.

JANET (Pierre) et PROF. RAYMOND (F.). Névroses et idées fixes. I. — *Études expérimentales sur les troubles de la volonté, de l'attention, de la mémoire, sur les émotions, les idées obsédantes et leur traitement,* par P. JANET. 1 vol. gr. in-8, avec 92 fig. 1898. 12 fr.
  II. — *Fragments des leçons cliniques du mardi sur les névroses, les maladies produites par les émotions, les idées obsédantes et leur traitement,* par F. RAYMOND et Pierre JANET. 1 vol. gr. in-8, avec 97 grav. 1898.   14 fr.

LANGE. Les émotions. Étude psychophysiologique, trad. de l'allemand par le Dʳ G. DUMAS. 1 vol. in-12. 1895.   2 fr. 50

LANDOUZY et **DÉJERINE**. **De la myopathie atrophique progressive** (Myopathie héréditaire sans névropathie, débutant d'ordinaire dans l'enfance par la face). 1 vol. in-8.   3 fr. 50

LÉVY (P.-E.) **L'Éducation rationnelle de la volonté, son emploi thérapeutique.** 1 vol. in-8. 1898.   4 fr.

MAGNAN (V.). **Leçons cliniques sur les maladies mentales.** 1re série. 1 vol. in-8. 1891.   8 fr.
2e série. 1 vol. in-8. 1897.   4 fr.

MANNHEIMER (M.). **Le gâtisme au cours des états psychopathiques.** 1 vol. in-8. 1897.   3 fr. 50

MARREL (Paul). **Les phobies**, essai sur la psychologie pathologique de la peur. 1 vol. in-8. 1895.   1 fr. 50

MAUDSLEY. **Le crime et la folie.** 1 vol. in-8. 6e édit.   6 fr.

NOIR (Julien). **Étude sur les tics chez les dégénérés, les imbécilles et les idiots.** 1 vol. in-8.   4 fr.

RAYMOND (Le prof. F.) voyez JANET (Pierre) et RAYMOND, ci-dessus.

RODET (P.) **Morphinisme et morphinomanie.** 1 vol. in-12 cart. à l'angl. (*Couronné par l'Académie de médecine.*)   4 fr.

SEGUIN (E.). **Rapport et mémoire sur l'éducation des enfants normaux et anormaux.** 1 vol. in-8. 1895.   5 fr.

SOLLIER (P.). **Genèse et nature de l'hystérie.** 2 forts vol. in-8. 1897.   20 fr.

TISSIÉ (Ph.). **Les rêves**, pathologie, physiologie, avec préface de M. le professeur AZAM. 1 vol. in-18.   2 fr. 50

VOISIN (J.). **L'Épilepsie.** 1 vol. in-8. 1897 (*Couronné par l'Académie de médecine*).   6 fr.

VOISIN (Jules). **L'idiotie**, *hérédité et dégénérescence mentale, psychologie et éducation de l'idiot*. 1893. 1 v. in-12, avec 17 gr., cart. à l'angl.   4 fr.

L'intermédiaire des neurologistes et des aliénistes, dirigé par le Dr PAUL SOLLIER (Voir p. 31).

Psychologie pathologique.

GURNEY, MYERS et **PODMORE**. **Les hallucinations télépathiques**, adaptation de l'anglais par L. MARILLIER, avec préface de M. Ch. RICHET 3e édit. 1899. 1 vol. in-8.   7 fr. 50

NORDAU (Max). **Dégénérescence.** 1894. 2 vol. in-8, 3e édit.   17 fr. 50

RIBOT (Th.). **Les maladies de la mémoire.** 12e édit. 1898. 1 vol. in-18.   2 fr. 50

RIBOT (Th.). **Les maladies de la volonté.** 11e édit., 1896. 1 vol. in-18.   2 fr. 50

RIBOT (Th.). **Les maladies de la personnalité.** 7e édit., 1898. 1 vol. in-18.   2 fr. 50

DUPRAT. **L'instabilité mentale**, essai sur les données de la psycho-pathologie. 1 vol. in-8. 1899.   5 fr.

DURKHEIM (Em.). **Le suicide.** 1 vol. in-8. 1897.   7 fr. 50

Hygiène. — Thérapeutique. — Pharmacie.

ANTHEAUME (A.). **De la toxicité des alcools**, prophylaxie de l'alcoolisme. 1 vol. in-8. 1897.   3 fr. 50

BOSSU. **Petit compendium médical.** Quintessence de pathologie, thérapeutique et médecine usuelle. 5e éd. 1898. 1 vol. in-32, cart. à l'angl.   1 fr. 25

BOUCHARDAT (A. et G.). Nouveau Formulaire magistral,
1897, 31e édition, revue et augmentée de formules nouvelles, d'une
Note sur l'alimentation dans le diabète sucré et de la *Liste
complète des mets permis aux glycosuriques.* 1 vol. in-18, 3 fr. 50. —
Cartonné à l'anglaise, 4 fr. — Relié.   4 fr. 50

BOUCHARDAT et DESOUBRY. Nouveau formulaire vétérinaire,
6e édit. conforme au nouveau Codex, revue et augmentée. 1895.
1 vol. in-18. Broché, 3 fr. 50. — Cartonné à l'anglaise, 4 fr. —
Relié.   4 fr. 50

BOUCHARDAT. De la glycosurie ou diabète sucré, son traitement hygiénique. 2e édition. 1 vol. grand in-8, suivi de *Notes et
documents* sur la nature et le traitement de la goutte, la gravelle
urique, sur l'oligurie, le diabète insipide avec excès d'urée, l'hip-
purie, la pimélorrhée, etc.   15 fr.

BOUCHARDAT. Traité d'hygiène publique et privée basée sur
l'étiologie. 1 fort vol. gr. in-8. 3e édition.   18 fr.

DEMENY (G.). Plan d'un enseignement supérieur de l'éduca-
tion physique. 1 br. in-8. 1898.   1 fr.

DUFOUR. Manuel de pharmacie pratique. 1 vol. in-8. 1893. 5 fr.

ICARD (S.). L'alimentation des nouveau-nés. Hygiène de l'allaite-
ment artificiel. 1894. 1 vol. in-12, cart. à l'angl., avec 60 grav. 4 fr.

LAGRANGE (F.). L'hygiène de l'exercice chez les enfants et les
jeunes gens. 1 vol. in-12. 4e éd., 1893, cartonné à l'angl.   4 fr.

LAGRANGE (F.). De l'exercice chez les adultes. 1 volume in-12.
Cart. à l'angl.   4 fr.

LAUMONIER (J.). Hygiène de l'alimentation dans l'état de santé
et de maladie. 1897. 1 vol. in-12, 2e éd. cart. à l'angl. avec grav. 4 fr.

LAUMONIER (J.). L'hygiène de la cuisine suivi d'un appendice sur
l'Alimentation du soldat. 1 vol. in-32 broch. 60 c., cart. à l'angl. 1 fr.

LAYET. Traité pratique de la vaccination animale, préface du
prof. BROUARDEL. 1 vol. gr. in-8, avec 22 pl. hors texte.   12 fr.

LÉVILLAIN. Hygiène des gens nerveux, précédé de notions élé-
mentaires sur la structure, les fonctions et les maladies du système
nerveux. 1 vol. in-12. 3e éd. 1895, cart. à l'angl.   4 fr.

MACARIO. Manuel d'hydrothérapie, suivi d'une instruction sur les
bains de mer. 1 vol. in-12, 4e édit. cart. à l'angl.   3 fr.

MACÉ. Traité pratique et raisonné de pharmacie galénique.
1 vol. in-8.   6 fr.

Manuel d'hygiène athlétique, à l'usage des lycéens et des jeunes
gens des associations athlétiques. 1 broch. in-32. 1895.   50 c.

Manuel pratique de la garde-malade et de l'infirmière.
4e édition, 1893, publiée avec la collaboration de MM. BLONDEAU,
de BOYER, BRISSAUD, BUDIN, KÉRAVAL, MAUNOURY, MONOD, POIRIER,
PETIT-VENDOL, PINON, REGNARD, SEVESTRE, SOLLIER et YVON. 3 vol.
in-18.

    Tome I, *Anatomie et physiologie,* 2 fr.; Tome II, *Administration
et comptabilité hospitalières,* 2 fr.; Tome III, *Pansement,* 2 fr.;
Tome IV, *Femmes en couches. Soins à donner aux aliénés. Médicaments. Petit Dictionnaire,* 2 fr.; Tome V, *Hygiène,* 2 fr.

    Les cinq volumes réunis.   7 fr. 50

MOSSO. L'éducation physique de la jeunesse. 1 vol. in-12 cart.
à l'angl. 1895.   4 fr.

POSKIN (A.). L'Afrique équatoriale, climatologie, nosologie, hygiène.
1 vol. in-8, avec fig. 1898.   12 fr.

RIBBING. L'hygiène sexuelle et ses conséquences morales.
1895. 1 vol. in-12, cart. à l'angl.   4 fr.

SÉRIEUX et MATHIEU. L'alcool, composition et effets des boissons
alcooliques ; hygiène de la boisson ; la lutte contre l'alcoolisme. 1 vol.
in-32. br. 60 c. Cart. à l'angl.   1 fr.

TISSIÉ (Ph.). **La fatigue et l'entraînement physique.** 1 vol. in-12,
  cart. à l'angl. 1897.   4 fr.
WEBER. **Climatothérapie,** traduit de l'allemand par MM. les docteurs
  DOYON et SPIELMANN. 1 vol. in-8.   6 fr.

Pathologie et thérapeutique chirurgicales

ANGER (Benjamin). **Traité iconographique des fractures et
  luxations.** 1 fort vol. in-4, avec 100 pl. hors texte color., contenant
  254 fig. et 127 bois interc. dans le texte. 2° tirage. 1886. Relié 150 fr.
BŒCKEL (Jules). **Cure radicale de la hernie ombilicale,** in-8.
  1895.   3 fr. 50
BUDIN (P.). **De la tête du fœtus au point de vue de l'obstétrique.**
  Grand in-8, 36 planches noires et 1 pl. en chromolith.   10 fr.
CHAUVEL. **Études ophtalmologiques.** 1 vol, in-8. 1896.   5 fr.
DAURIAC (J.-S.) **Traitement chirurgical des hernies de l'ombi-
  lic et de la ligne blanche.** 1 vol. in-8. 1896.   6 fr.
DELBET. **Du traitement des anévrysmes.** 1 vol. in-8.   5 fr.
DELORME. **Traité de chirurgie de guerre.** — Tome I. *Histoire
  de la chirurgie militaire française, plaies par armes à feu des
  parties molles.* 1 fort vol. gr. in-8, avec 95 figures dans le texte et
  une planche en chromolithographie.   16 fr.
    Tome II. *Lésions des os par les armes de guerre. — Blessures des
  régions. — Service de santé en campagne.* 1 fort vol. grand in-8,
  avec 397 gravures dans le texte.   26 fr.
    (*Ouvrage couronné par l'Académie des sciences.*)
EHRMANN. **Des opérations plastiques sur le palais chez l'enfant.** 1 vol. in-3, avec 12 planches hors texte.   5 fr.
FRITSCH. **Traité clinique des opérations obstétricales.** Traduit de l'allemand sur la 4° édition, par le Dr J. STAS. 1 vol. grand
  in-8, avec 90 gravures.   10 fr.
GALEZOWSKI. **Des cataractes et de leur traitement.** 1er fascicule,
  1 vol. in-8.   3 fr. 50
GAYME (L.). **Essai sur la maladie de Basedow.** 1 vol. gr. in-8.
  1898.   6 fr.
LABADIE-LAGRAVE et LEGUEU. **Traité médico-chirurgical de
  gynécologie.** 1 vol. gr. in-8, avec 270 grav. dans le texte. 1898.
  Cart. à l'anglaise.   25 fr.
LE FORT (Léon). **Œuvres complètes,** publiées par le Dr LEJARS
  (1895-1896). Tome I : *Hygiène hospitalière, démographie, hygiène pu-
  blique.* 1 vol in-8, 20 fr. Tome II : *Chirurgie militaire, enseignement.*
  1 vol. in-8, 20 fr. Tome III : *Chirurgie.* 1 vol. in-8.   20 fr.
LEGUEU, voir, même page, LABADIE-LAGRAVE.
MALGAIGNE et LE FORT. **Manuel de médecine opératoire.**
  9° édit. 2 vol. gr. in-18, avec 787 fig. dans le texte.   16 fr.
  Cart. à l'anglaise.   17 fr. 50
NIMIER et DESPAGNET. **Traité élémentaire d'ophtalmologie.**
  1 vol. gr. in-8, avec 432 gravures, cart. à l'angl. 1894.   20 fr.
PÉAN. **Leçons de clinique chirurgicale :**
    TOME I. Leçons professées à l'hôpital Saint-Louis pendant l'année
  1874 et le premier semestre de 1875. 1 fort vol. in-8.   *Épuisé.*
    TOME II. Deuxième semestre de l'année 1875 et année 1876. 1 fort
  vol. in-8, avec figures dans le texte.   20 fr.
    TOME III. Années 1877 et 1878. 1 fort vol. av. fig. dans le texte. 20 fr.

Tome IV. Années 1879 et 1880. 1 fort vol. in-8, avec 40 figures dans le texte et 7 planches coloriées hors texte. 1886.   20 fr.

Tome V. Années 1881 et 1882. 1 vol. in-8, avec fig. dans le texte. 1887.   25 fr.

Tome VI. Années 1883 et 1884. 1 vol. in-8, avec fig. 1889.   25 fr.

Tome VII. Années 1885 et 1886. 1 fort vol. avec fig. 1890.   25 fr.

Tome VIII. Années 1887 et 1888. 1 fort vol. avec fig. 1892. 25 fr.

Tome IX. Années 1889 et 1890. 1 fort vol. avec fig. 1895.   25 fr.

PETIT (L.-H.) **Des tumeurs gazeuses du cou.** 1 vol. in-8. 3 fr.

POZZI (A.). **Manuel théorique et pratique d'accouchements.** 1 vol. in-12, avec 136 grav., cart. à l'angl. 1896.   4 fr.

REBLAUB (Th.). **Des ovarites non tuberculeuses chez la femme** (étiologie et pathogénie). 1 vol. in-8. 1892.   4 fr.

RELLAY (P.). **Essai sur le traitement chirurgical de l'épilepsie.** 1 vol. in-8. 1898.   3 fr.

REVERDIN (Aug.). **De l'énucléation dans le traitement du goître.** 1 vol. in-8, avec fig. dans le texte et 8 pl. en phototypie. 1892.   4 fr.

TERRIER (F.) et BAUDOUIN. **De l'hydronéphrose intermittente.** 1 vol. in-8. 1892.   5 fr.

TERRIER (F.) et PÉRAIRE. **Manuel de petite chirurgie de Jamain.** 7ᵉ éd., refondue. 1 vol. gr. in-18, avec 420 fig., cart. à l'angl.   8 fr.

TERRIER (F.) et PÉRAIRE. **Petit Manuel d'antisepsie et d'asepsie chirurgicales.** 1 vol. in-18 avec 70 grav., cart. à l'angl. 1893. 3 fr.

TERRIER (F.) et PÉRAIRE. **Petit manuel d'anesthésie chirurgicale.** 1 vol. in-18, avec grav., cart. à l'angl. 1893.   3 fr.

TERRIER (F.) et PÉRAIRE. **L'opération du trépan.** 1 vol. in-12 avec 222 g. av., cart. à l'angl. 1895.   4 fr.

TERRIER (F.) et E. REYMOND. **Chirurgie du cœur et du péricarde.** 1 vol. in-12, avec 79 grav., cart. à l'anglaise. 1898.   4 fr.

TERRIER (F.), GUILLEMAIN et MALHERBE. **Chirurgie du cou.** 1 vol. in-12 avec 101 grav., cart. à l'angl. 1898.   4 fr.

TERRIER, GUILLEMAIN et MALHERBE. **Chirurgie de la face.** 1 vol. in-32, avec 214 grav., cart. à l'angl. 1896.   4 fr.

TERRIER (F.). **Chirurgie de la plèvre et du poumon.** 1 vol. in-8. 1897.   2 fr.

VALOIS. **Blessures par grains de plomb de l'organe de la vision.** 1 vol. in-8. 1896.   3 fr.

VIALET. **Les centres cérébraux de la vision et l'appareil nerveux visuel extra-cérébral.** Ouvrage orné de 90 figures, préface du Dʳ DÉJERINE. 1 volume grand in-8.   15 fr.

Congrès français de Chirurgie. *Procès-verbaux, mémoires et discussions,* publiés sous la direction de MM. S. POZZI et PICQUÉ, secrétaires généraux.

1ʳᵉ session. Paris, avril   1885. 1 vol. in-8, avec figures.   14 fr.

2ᵉ session. Paris, octobre 1886. 1 vol. in-8, avec figures.   14 fr.

3ᵉ session. Paris, avril   1888. 1 vol. in-8, avec figures.   14 fr.

4ᵉ session. Paris, octobre 1889. 1 vol. in-8, avec figures.   16 fr.

5ᵉ session. Paris, avril   1891. 1 vol. in-8, avec figures.   14 fr.

6ᵉ session. Paris, mars   1892. 1 vol. in-8, avec figures.   16 fr.

7ᵉ session. Paris, avril   1893. 1 vol. in-8, avec figures.   18 fr.

8ᵉ session. Lyon, octobre 1894. 1 vol. in-8, avec figures.   20 fr.

9ᵉ session. Paris, octobre 1895. 1 vol. in-8, avec figures.   20 fr.

10ᵉ session. Paris, octobre 1896. 1 vol. in-8, avec figures.   20 fr.

11ᵉ session. Paris, octobre 1897. 1 vol. in-8, avec figures.   20 fr.

12ᵉ session. Paris, octobre 1898. 1 vol. in-8, avec figures.   20 fr.

Revue de Chirurgie. Directeurs, MM. OLLIER et VERNEUIL; Rédacteurs en chef, MM. NICAISE et TERRIER. (Voir p. 31.)

Anatomie. — Physiologie.

BALLET (Gilbert). La parole intérieure et les diverses formes de l'aphasie. 1 vol. in-18. 2ᵉ édit.   2 fr. 50

BEAUNIS (H.). Les sensations internes. 1 vol. in-8, cart.   6 fr.

BÉRAUD (B.-J.). Atlas complet d'anatomie chirurgicale topographique, composé de 109 planches gravées sur acier, représentant plus de 200 gravures, avec texte. 1 vol. in-4. 1886. Prix : fig. noires, relié. 60 fr. — Fig. color. relié.   120 fr.

BERTAUX (A.). L'humérus et le fémur, considérés dans les espèces, dans les races humaines, selon le sexe et selon l'âge. 1 vol. in-8, avec 89 figures en noir et en couleurs dans le texte. 1891.   8 fr.

BOURDEAU (J.). Le problème de la mort. Ses solutions imaginaires et la science positive. 1 vol. in-8. 1896.   5 fr.

CAMINADE (L.). Du développement thoracique par la gymnastique respiratoire. 1 vol. in-8. 1897.   3 fr.

CONSTENTEIN (E.). Optométrie objective pratique. 1894. 1 vol. in-8.   2 fr. 50

CORNIL, RANVIER, BRAULT et LETULLE. Manuel d'histologie pathologique. 3ᵉ édition. 3 vol. gr. in-8, avec 577 figurés dans le texte.   *Sous presse.*

CORNIL et BABES. Les bactéries et leur rôle dans l'histologie pathologique des maladies infectieuses. 2 vol. gr. in-8, contenant la description des méthodes de bactériologie. 3ᵉ édit., 1890, avec 385 figures en noir et en coul. dans le texte, et 10 pl. hors texte. 40 fr.

CORNIL. Découvertes de Pasteur et leurs applications à l'anatomie et à l'histologie pathologique. 1 br. in-8. 1896.   1 fr.

DEBIERRE (Ch.). Traité élémentaire d'anatomie de l'homme (anatomie descriptive et dissection, avec notions d'organogénie et d'embryologie générale). 2 vol. grand in-8, avec 965 grav. en noir et en couleurs dans le texte. 1890-91.   40 fr.

Ouvrage couronné par l'Académie des Sciences.

On vend séparément :

Tome I. Manuel de l'amphithéâtre : *Système locomoteur, système vasculaire, nerfs périphériques.* 1 vol. in-8 de 950 p., avec 450 fig. en noir et en couleurs dans le texte. 1890.   20 fr.

Tome II. *Système nerveux central, organes des sens, splanchnologie, système vasculaire, système nerveux périphérique.* 1 vol. in-8, avec 515 gravures en noir et en plusieurs couleurs dans le texte. 1891.   20 fr.

Les mêmes, en cart. anglais, 1 fr. 50 de plus par volume.

DEBIERRE (Ch.). Les Centres nerveux (moelle épinière et encéphale), avec applications physiologiques et médico-chirurgicales. 1 vol. in-8, avec grav. en noir et en couleurs. 1891.   12 fr.

DEBIERRE. Atlas d'ostéologie, comprenant les articulations des os et les insertions musculaires. 1 vol. in-4, avec 253 grav. en noir et en couleurs, cart., toile dorée. 1895.   12 fr.

DUVAL (Mathias). Le placenta des rongeurs. 1 beau vol. in-4, avec 106 fig. dans le texte et un atlas de 22 pl. en taille-douce hors texte. 1893.   40 fr.

DUVAL (Mathias). Le placenta des carnassiers. 1 beau vol. in-4, avec 46 grav. dans le texte et un atlas de 13 planches en taille-douce. 1895.   25 fr.

DUVAL (Mathias). Études sur l'embryologie des cheiroptères. Première partie : *L'ovule, la gastrula, le blastoderme et l'origine des annexes chez le murin.* 1 fort vol. de 243 p. avec 29 fig. dans le texte et 5 pl. en taille douce, hors texte. 1899.   15 fr.

FAU. Anatomie des formes du corps humain, à l'usage des peintres et des sculpteurs. 1 atlas in-folio de 25 planches, avec texte explicatif. Prix : fig. noires. 15 fr. — Figures coloriées.   30 fr.

GELLÉ (E.-M.). L'audition et ses organes. 1 vol. in-8, avec grav. cart. à l'angl. 1899.   6 fr.

HARRACA (J.-M.). Contribution à l'étude de l'hérédité et des principes de la formation des races. 1 vol. in-12. 1898.   2 fr.

HERRERA (A.-L.). Recueil des lois de la biologie générale. 1 br. in-8. 1898.   2 fr.

HIRTH (G.). Les localisations cérébrales en psychologie, *pourquoi sommes-nous distraits?* 1 vol. in-18. 1895.   2 fr.

ICARD (S.). La mort réelle et la mort apparente. 1 vol. in-12, avec grav., cart. à l'angl. 1896. (*Couronné par l'Institut.*)   5 fr.

KOENIG (C.-J.). Contribution à l'étude expérimentale des canaux semi-circulaires. 1 vol. in-8. 1897.   3 fr. 50

LAGRANGE (F.). Physiologie des exercices du corps. 1 vol. in-8, 6e édition. Cart. à l'angl.   6 fr.

LANGLOIS (P.). Les capsules surrénales. 1 vol. in-8. 1897.   4 fr.

LE DANTEC. Évolution individuelle et hérédité. 1 vol. in-8. cart. à l'angl. 1898.   6 fr.

LIEBREICH (R.). Atlas d'ophthalmoscopie, représentant l'état normal et les modifications pathologiques du fond de l'œil, visibles à l'ophthalmoscope. 1 atlas in-4, avec 12 planches en chromolithographie, avec texte explicatif. 3e édition.   40 fr.

LUYS. Le cerveau, ses fonctions. 1 vol. in-8. 7e édit., avec figures. Cart.   6 fr.

MAREY. La machine animale. 6e édit. 1 vol. in-8, cart.   6 fr.

MOSSO. La peur, étude psycho-physiologique, traduit de l'italien par M. F. Hément. 1 vol. in-12, avec fig. dans le texte.   2 fr. 50

MOSSO. La fatigue, étude psycho-physiologique, traduit de l'italien par le docteur Langlois. 1 vol. in-12, avec figures.   2 fr. 50

POZZI (A.). Éléments d'anatomie et de physiologie génitales et obstétricales, à l'usage des sages-femmes. 1 vol. in-12, avec 219 grav. 1895.   4 fr.

PRÉAUBERT (E.). La vie, mode de mouvement (Théorie physique des phénomènes vitaux). 1 vol. in-8. 1897.   5 fr.

RICHET (Ch.). La chaleur animale. 1 vol. in-8, avec fig.   6 fr.

RICHET (Ch.). Bibliographie physiologique, 1895. Classification décimale. 1 vol. in-12.   3 fr. 50

RICHET (Ch.). Bibliographia physiologica 1896. 1 vol. in-12.   3 fr. 50

RICHET (Ch.). Physiologie, travaux du laboratoire du prof. Ch. Richet.

Tome I. *Système nerveux, Chaleur animale.* 1 vol. grand in-8, avec grav. dans le texte. 1893.   (Épuisé.)

Tome II. *Chimie physiologique, Toxicologie.* 1 fort vol. gr. in-8, avec 129 grav. dans le texte. 1893.   12 fr.

Tome III. *Chloralose, Sérothérapie,* etc. 1 vol. in-8, avec gravures. 1895.   12 fr.

Tome IV. *Appareils glandulaires, nerfs et muscles, sérothérapie, chloroforme.* 1 vol, in-8, avec gravures. 1898.   12 fr.

RICHET (Ch.). Dictionnaire de physiologie, publié avec le concours de savants français et étrangers. Formera 8 à 10 volumes gr. in-8, se composant chacun de 3 fascicules; chaque volume, 25 fr.; chaque fascicule, 8 fr. 50. 3 vol, parus.

SABOURIN (Ch.). Recherches sur l'anatomie normale et pathologique de la glande biliaire de l'homme. 1 vol. in-8, avec 233 figures dans le texte.   8 fr.

SERGI (G.). La psychologie physiologique. 1 vol. in-8, avec 40 fig. dans le texte.   7 fr. 50

SNELLEN. Échelle typographique pour mesurer l'acuité de la vision, 14ᵉ éd. 1898. 4 fr.

SOURY (J.). Les fonctions du cerveau, doctrines de l'École de Strasbourg et de l'École italienne. 1892. In-8, avec figures. 8 fr.

WUNDT. Éléments de psychologie physiologique. 2 forts vol. in-8, avec figures dans le texte. 20 fr.

Journal de l'anatomie et de la physiologie normales et pathologiques de l'homme et des animaux, dirigé par MATHIAS DUVAL. (Voir p. 31.)

Physique. — Chimie

BERTHELOT. La synthèse chimique. 1 vol. in-8, cart. 6 fr.

BERTHELOT. La Révolution chimique, Lavoisier. 1 vol. in-8, avec figures, cart. 6 fr.

BLASERNA. Le son et la musique. 4ᵉ édit. 1 vol. in-8, avec fig., cart. 6 fr.

GRIMAUX. Chimie organique élémentaire. 1 vol. in-12. 7ᵉ édit., 1894, avec figures, cart. 5 fr. 50

GRIMAUX. Chimie inorganique élémentaire. 7ᵉ édit. 1891. 1 vol. in-12, avec figures, cart. 5 fr. 50

PISANI et DIRVELL. La chimie du laboratoire. 1 v. in-12, avec fig. dans le texte. 2ᵉ édit. revue. 1893. 4 fr.

ROOD. Théorie scientifique des couleurs. 1 vol. in-8, avec figures et une planche en couleurs hors texte. Cart. 6 fr.

SAIGEY. La physique moderne. 1 vol. in-18. 2ᵉ édit. 2 fr. 50

SCHUTZENBERGER. Les fermentations, avec figures dans le texte. 1 vol. in-8. 6ᵉ édit. 1895. Cart. 6 fr.

STALLO. La matière et la physique moderne. 1 vol. in-8. 3ᵉ éd. Cartonné. 6 fr.

WURTZ. La théorie atomique. 1 vol. in-8. 5ᵉ édit. Cart. 6 fr.

Histoire naturelle

BEAUREGARD (H.). Les insectes vésicants. 1 vol. gr. in-8, avec 34 planches en lithographie et 44 gravures dans le texte. 1890. 25 fr.

BELZUNG. Anatomie et physiologie animales. 1 vol. in-8, avec 640 figures. 7ᵉ édit. 1897. 6 fr.

BLANCHARD. Mœurs, instincts et métamorphoses des insectes. 1 vol. gr. in-8, avec 200 figures et 40 planches. 2ᵉ éd. 1877. 25 fr.

CANDOLLE (de). L'origine des plantes cultivées. 1 vol. in-8. 3ᵉ édition. Cart. 6 fr.

COOKE et BERKELEY. Les champignons, avec 110 figures dans le texte. 1 vol. in-8. 4ᵉ édit. Cart. 6 fr.

COSTANTIN (J.) Les végétaux et les milieux cosmiques. (Adaptation, évolution). 1 vol. in-8, avec 171 grav., cart. à l'angl. 1898. 6 fr.

COSTANTIN (J.). La nature tropicale. 3 vol. in-8, avec grav. Cart. à l'angl. 1899. 6 fr.

DAUBRÉE. Les régions invisibles du globe et des espaces célestes. 1 vol. in-8, avec 89 fig. 2ᵉ édit. revue. 1892. Cart. 6 fr.

HERBERT SPENCER. Principes de biologie. 2 vol. in-8. 20 fr.

HUXLEY (Th.). L'écrevisse, introduction à l'étude de la zoologie. 1 vol. in-8, avec 89 figures dans le texte. Cart. 6 fr.

HUXLEY. La physiographie, introduction à l'étude de la nature. 1 vol. in-8, avec 128 grav. et 2 planches. 2ᵉ éd. 1892. 8 fr.

KUMS. Les choses naturelles dans Homère. 1 vol. in-8. 1897. 5 fr.

APPENDICE à cet ouvrage. 1 fr. 25

DE LANESSAN. **Introduction à la botanique** (*le Sapin*). 1 vol. in-8, avec fig. 3ᵉ édit. Cart. 6 fr.

LE NOIR. **Histoire naturelle élémentaire**. 1 vol. in-12, 3ᵉ édit., avec 251 fig. dans le texte. 5 fr.

LUBBOCK. **Les sens et l'instinct chez les animaux**, principalement chez les insectes. 1 vol. in-8, avec gravures. Cart. 6 fr.

MEUNIER (Stan.) **La géologie comparée**. 1 vol. in-8, avec grav. 1895. Cart. à l'angl. 6 fr.

MEUNIER (Stan.). **La géologie expérimentale**. 1 vol. in-8, avec grav. 1899. Cart. à l'angl. 6 fr.

PERRIER. **La philosophie zoologique avant Darwin**. 1 vol. in-8. 2ᵉ édit. Cart. 6 fr.

QUATREFAGES (De). L'espèce humaine. 1 vol. in-8. 10ᵉ édit. 6 fr.

QUATREFAGES (De). **Darwin et ses précurseurs français**. 1 vol. in-8. 2ᵉ édit. 1892. Cart. 6 fr.

QUATREFAGES (De). **Les Émules de Darwin**, avec préface de MM. Perrier et Hamy, de l'Institut. 2 vol. in-8. Cart. 1893. 12 fr.

ROCHÉ (G.). **La culture des mers en Europe**. 1 vol. in-8, avec 81 gr., cart. à l'angl. 1898. 6 fr.

ROMANES. **L'intelligence des animaux**, avec préface de M. Edm. Perrier. 2 vol. in-8. 3ᵉ édit. Cart. 12 fr.

DE SAPORTA et MARION. **L'évolution du règne végétal**. Tome I : *Les Cryptogames*. 1 vol. in-8, avec 85 figures dans le texte. Cart. à l'anglaise, 6 fr. Tomes II et III : *Les Phanérogames*. 2 vol. in-8, avec 136 figures dans le texte. Cart. 12 fr.

SCHMIDT (O.). **La descendance de l'homme et le darwinisme**. 1 vol. in-8, avec figures. 5ᵉ édition. Cart. 6 fr.

SCHMIDT (O.). **Les mammifères dans leurs rapports avec leurs ancêtres géologiques**. 1887. 1 vol. in-8, avec 51 fig. Cart. 6 fr.

TROUESSART. **Les microbes, les ferments et les moisissures**. 1 vol. in-8, avec 107 fig. 2ᵉ édit. revue. Cart. 6 fr.

VAN BENEDEN. **Les commensaux et les parasites dans le règne animal**. 1 vol. in-8, avec figures. 3ᵉ édit. Cart. 6 fr.

VIANNA DE LIMA. **L'homme selon le transformisme**. 1 vol. in-12. 2 fr. 50

Anthropologie

BOUSREZ (L.). **L'Anjou aux âges de la pierre et du bronze**. grand in-8, avec pl. hors texte. 1897. 3 fr. 50

CARTAILHAC. **La France préhistorique**. 1 vol. in-8, avec 162 gravures. 2ᵉ édit. 1895. Cart. 6 fr.

EVANS (John). **Les Âges du bronze**. 1 beau vol. gr. in-8, avec nombreuses figures dans le texte. 15 fr. — En demi-reliure. 18 fr.

HARTMANN (R.). **Les singes anthropoïdes et leur organisation comparée à celle de l'homme**. 1 vol. in-8, avec 63 fig. Cart. 6 fr.

ITARD. **Rapports et mémoires sur le sauvage de l'Aveyron, l'idiotie et la surdi-mutité**. 1 vol. in-8. 1895. 4 fr.

LUBBOCK. **L'homme préhistorique**, avec 256 fig. 4ᵉ édit. 1898. 2 vol. in-8. Cart. 12 fr.

LUBBOCK. **Origines de la civilisation**. 1 vol. in-8, avec fig. 15 fr.

MORTILLET (G. de). **La formation de la nation française**. 1 vol. in-8, avec 150 grav. et 18 cartes, cartonné à l'angl. 1897. 6 fr.

PÉROCHE (J.). **Les températures quaternaires**. Br. in-8. 1897. 1 fr. 25

PIÉTREMENT. **Les chevaux dans les temps historiques et préhistoriques**. 1 vol. gr. in-8. 6 fr.

SALMON (Ph.). **Age de la pierre**, division industrielle de la période paléolithique quaternaire et de la période néolithique. In-8. 3 fr.

SALMON (Ph.). **Ethnologie préhistorique**, dénombrement et types
des crânes néolithiques de la Gaule. 1 vol. in-8, avec grav.   3 fr.
SALMON (Ph.). **L'Atlantide et le renne.** 1 br. in-8. 1897.   0 fr. 50
SALMON (Ph.). **L'anthropologie au Congrès de Saint-Étienne**,
1897. 1 br. in-8.   1 fr.
TOPINARD. **L'homme dans la nature.** 1 vol. in-8, cart., avec
gravures. 1891.   6 fr.
Revue de l'École d'anthropologie. (Voir p. 32.)

Anthropologie criminelle

AUBRY (P.). **La contagion du meurtre.** 1896, 3ᵉ édit. 1 vol.
in-8, préface de M. le Docteur CORRE.   5 fr.
FÉRÉ (Ch.). **Dégénérescence et criminalité.** 2ᵉ édit.. 1895,
1 vol. in-18, avec 21 graphiques.   2 fr. 50
FLEURY (Mauri e de). **L'Âme du criminel.** 1 vol. in-18, 1898.   2 fr. 50
GAROFALO. **La criminologie.** 1 vol. in-8, 4ᵉ édit., 1895   7 fr. 50
LOMBROSO. **Nouvelles recherches de psychiatrie et d'an-
thropologie criminelle**, 1892. 1 vol. in-18.   2 fr. 50
LOMBROSO. **Les applications de l'anthropologie criminelle.**
1 vol. in-18.   2 fr. 50
LOMBROSO. **L'anthropologie criminelle et ses récents progrès.**
1 vol. in-18, 3ᵉ édit., 1896.   2 fr. 50
LOMBROSO. **L'homme criminel** (criminel-né, fou-moral, épileptique).
2ᵉ édit., 1895. 2 vol. in-8, avec atlas.   36 fr.
LOMBROSO et FERRERO. **La femme criminelle et la prostituée.**
1 vol. in-8, avec 13 pl.   15 fr.
LOMBROSO et LASCHI. **Le crime politique et les révolutions.**
2 vol. in-8, avec planches hors texte.   15 fr.
PROAL (Louis). **La criminalité politique.** 1895. 1 vol. in-8.   5 fr.
PROAL (Louis). **Le crime et la peine.** 2ᵉ édit., 1894. 1 vol.
in-8.   10 fr.
SIGHELE. **La foule criminelle.** 1892, in-vol. in-18.   2 fr. 50
TARDE (G.). **La criminalité comparée.** 3ᵉ édit., 1894, 1 vol.
in-18.   2 fr. 50

Hypnotisme et magnétisme. — Sciences occultes

AZAM. **Hypnotisme et double conscience**, origine de leur étude
et divers travaux sur des sujets analogues, avec des préfaces et des
lettres de MM. PAUL BERT, CHARCOT et RIBOT. 1893. 1 vol. in-8.   9 fr.
BINET. **La psychologie du raisonnement**, étude expérimentale
par l'hypnotisme. 1886. 1 vol. in-18.   2 fr. 50
BINET et FÉRÉ. **Le magnétisme animal.** 4ᵉ éd., 1894. 1 vol. in-8,
avec fig. Cartonné.   6 fr.
CAHAGNET. **Sanctuaire du spiritualisme**, ou Étude de l'âme humaine et de ses rapports avec l'univers, d'après le somnambulisme et
l'extase. 1 vol. in-18.   5 fr.
CAHAGNET. **Méditations d'un penseur**, ou Mélanges de philosophie
et de spiritualisme, d'appréciations, d'aspirations et de déceptions.
2 vol. in-18.   10 fr.
DELBŒUF (J.). **Le magnétisme animal**, à propos d'une visite à
l'école de Nancy. 1 vol. in-8, 1889.   2 fr. 50
DELBŒUF (J.). **Magnétiseurs et médecins.** 1 broch. in-8, 1890.   2 fr.
DU POTET. **Traité complet de magnétisme**, cours en douze leçons.
4ᵉ édition. 1 vol. in-8.   8 fr.
DU POTET. **Manuel de l'étudiant magnétiseur**, ou Nouvelle
instruction pratique sur le magnétisme, fondée sur *trente années*
d'expériences et d'observations. 4ᵉ édit. 1 vol. gr. in-18.   3 fr. 50

DU POTET. **Le magnétisme opposé à la médecine.** In-8. 6 fr.

DURAND DEGROS. **Le Merveilleux scientifique.** Mesmérisme, Braidisme, Fario-Grimisme. 1895. 1 vol. grand in-8. 6 fr.

DURAND DE GROS. **Les mystères de la suggestion.** 1 br. in-8. 1896. 1 fr.

ELIPHAS LEVI. **Histoire de la magie,** avec une exposition de ses procédés, de ses rites et de ses mystères. 1 vol. in-8, avec 90 fig. 2ᵉ édit. 12 fr.

ELIPHAS LEVI. **La clef des grands mystères,** suivant Hénoch, Abraham, Hermès Trismégiste et Salomon. 1 vol. in-8. 12 fr.

ELIPHAS LEVI. **Dogme et rituel de la haute magie.** 2ᵉ édit. 2 vol. in-8, avec 24 fig. 18 fr.

ELIPHAS LEVI. **La science des esprits,** révélation du dogme secret des cabalistes, esprit occulte des Évangiles, appréciations des doctrines et des phénomènes spirites. 1 vol. in-8. 7 fr.

GYEL. (E.). **L'être subconscient.** 1 vol. in-8. 1893. 4 fr.

JANET (Pierre). **L'automatisme psychologique.** Essai sur les formes inférieures de l'activité humaine. 1 vol. in-8. 3ᵉ édit. 1898. 7 fr. 50

LAFONTAINE. **L'art de magnétiser,** ou le magnétisme vital au point de vue théorique, pratique et thérapeutique. 7ᵉ édit. in-8. 5 fr.

LAFONTAINE. **Mémoires d'un magnétiseur.** 2 vol. in-18. 7 fr.

MESMER. **Mémoires et aphorismes,** suivis des procédés de d'Eslon. Nouv. édit. avec des notes par J.-J.-A. Ricard. In-18. 2 fr. 50

NIZET (A.). **L'Hypnotisme,** étude critique. 1 vol. in-12, 2ᵉ éd. 2 fr. 50

PHILIPS (J.-P.). **Cours théorique et pratique de braidisme,** ou hypnotisme nerveux, considéré dans ses rapports avec la psychologie, la physiologie et la pathologie, et dans ses applications à la médecine, à la chirurgie, à la physiologie expérimentale, à la médecine légale et à l'éducation. 1 vol. in-8. 3 fr. 50

RÉGNIER (L.-R.). **Hypnotisme et croyances anciennes.** 1891. In-8, avec figures et planches. 6 fr.

WUNDT. **Hypnotisme et suggestion,** étude critique. 1 vol. in-12. 1893. 2 fr. 50

Histoire des sciences

BOUCHER (L.). **La Salpêtrière, son histoire de 1656 à 1790, ses origines et son fonctionnement au XVIIIᵉ siècle.** 1 vol. in-4, avec planches. 3 fr. 50

BOUCHUT. **Histoire de la médecine et des doctrines médicales.** 2 vol. in-8. 16 fr.

BRU (P.). **Histoire de Bicêtre.** In-4, avec 22 planches. 1890. 15 fr.

DAVID (Th.). **Bibliographie française de l'art dentaire.** 1 fort vol. gr. in-8, avec préface du docteur L.-H. Petit. 1889. 6 fr.

GARNIER (S.). **Barbe Buvée,** étude historique et médicale. 1895. 3 fr. 50

GRIMAUX (Ed.). **Lavoisier (1743-1794),** d'après sa correspondance, ses manuscrits, ses papiers de famille et d'autres documents inédits. 1 beau vol. grand in-8, avec 10 gravures hors texte, en taille-douce et en typographie. 15 fr.

LE FORT. **Étude sur l'organisation de la médecine en France et à l'étranger.** In-8. 3 fr.

NICAISE. **La grande Chirurgie de Guy de Chauliac,** chirurgien, maître en médecine de l'Université de Montpellier, composée en l'an 1363, revue et collationnée sur les manuscrits et imprimés latins et français, ornée de gravures avec notes, une introduction sur le moyen âge, sur la vie et les œuvres de Guy de Chauliac, un glossaire et une table alphabétique, par E. Nicaise. 1 fort vol. grand in-8. 1891. 28 fr.

NICAISE. **Traité de chirurgie de Henri de Mondeville**, revu et collationné d'après les manuscrits du XIVe siècle. 1 vol. grand in-8, avec introduction et notes, par E. NICAISE. 1892. 28 fr.

NICAISE. **Chirurgie de Pierre Franco de Turriers en Provence,** composée en 1561, nouvelle édition, avec une introduction historique, une biographie et l'histoire du collège de chirurgie, par E. NICAISE. 1 vol. gr. in-8, avec grav. 1894. 20 fr.

MAINDRON (E.). **L'Académie des sciences**, histoire de l'Académie, fondation de l'Institut national, Bonaparte membre de l'Institut, 1 beau vol. grand in-8, avec 53 gravures dans le texte, portraits, plans, etc., 8 planches hors texte et 2 autographes. 12 fr.

PETIT (L.-H.). **Œuvres complètes de Jean Méry, 1645-1722** (anatomie, physiologie, chirurgie), avec une préface de M. le professeur VERNEUIL. 1 vol. grand in-8, avec 3 planches et le portrait de Méry, tirés hors texte. 1887. 16 fr.

POSKIN (A.). **Préjugés populaires relatifs à la médecine et à l'hygiène.** 1 br. in-18. 1898. 1 fr. 50

POUCHET (G.). **Charles Robin, sa vie et son œuvre.** 1 vol. in-8, avec un beau portrait sur acier de Ch. Robin. 3 fr. 50

POUCHET (G.). **La biologie aristotélique.** 1 vol. in-8. 3 fr. 50

TANNERY. **Pour la science hellène**, de Thalès à Empédocle. 1 vol. in-8. 7 fr. 50

TRIAIRE (P.). **Bretonneau et ses correspondants,** ouvrage comprenant la correspondance de TROUSSEAU et de VELPEAU avec BRETONNEAU, une introduction du Dr LEREBOULLET. 2 beaux volumes in-8. 25 fr.

TROJA. **Expériences sur la régénération des os.** Paris, 1775, traduit du latin avec notes et introduction par le Dr VEDRÊNES. 1 vol. in-18. 1889. 4 fr. 50

Philosophie scientifique

AGASSIZ. **De l'espèce et des classifications en zoologie,** traduit de l'anglais par VOGELI. 1 vol. in-8. 5 fr.

BARTHÉLEMY SAINT-HILAIRE. **La philosophie dans ses rapports avec les sciences et la religion.** 1 vol. in-8. 1889. 5 fr.

BOIRAC (Emile). **L'idée de phénomène.** 1891. 1 vol. in-8. 5 fr.

BOURDEAU (Louis) **Le problème de la mort et ses solutions imaginaires.** 2e édit. 1896, 1 vol. in-8. 5 fr.

BOUTROUX (Em.). **De la contingence des lois de la nature.** 3e édit. 1898, 1 vol. in-18. 2 fr. 50

DELBŒUF. **La matière brute et la matière vivante.** 1 vol. in-18. 1887. 2 fr. 50

DEMOOR, MASSART et VANDERVELDE. **L'Évolution régressive en biologie et en sociologie.** 1 vol. in-8, avec 81 grav., cart. à l'angl. 6 fr.

DUNAN. **La théorie psychologique de l'espace.** 1895. 1 vol. in-18. 2 fr. 50

DURAND DE GROS. **Aperçus de taxinomie générale.** 1 vol. in-8. 1898. 5 fr.

DURAND DE GROS (J.-L.). **L'idée et le fait en biologie.** 1 br. in-8. 1896. 1 fr. 50

ESPINAS. **La philosophie expérimentale en Italie.** 1 vol. in-18. 2 fr. 50

FAIVRE (E.). **De la variabilité des espèces.** 1 vol. in-18. 2 fr. 50

FÉRÉ (Ch.). **Sensation et mouvement.** 1 vol. in-18, avec gravures. 2 fr. 50

FONVIELLE (W. de). **L'astronomie moderne.** 1 vol. in-18. 2 fr. 50

GOBLOT (Edm.). **Essai sur la classification des sciences.** 1 vol.
in-8. 1898. 5 fr.

GUYAU. **La genèse de l'idée de temps.** 1 vol. in-18. 2 fr. 50

HARTMANN (E. de). **Le darwinisme.** *Ce qu'il y a de vrai, ce qu'il y
a de faux dans cette doctrine.* Traduit de l'allemand par M. G. GUÉ-
ROULT. 3e édit. 1 vol. in-18. 2 fr. 50

HANNEQUIN. **Essai critique sur l'hypothèse des atomes dans
la science contemporaine.** 1 vol. in-8. 2e édit. 1899. 7 fr. 50

LECHALAS. **Étude sur l'espace et le temps.** 1896. 1 vol.
in-18. 2 fr. 50

LE DANTEC. **Le déterminisme biologique et la personnalité
consciente.** 1 vol. in-18. 2 fr. 50

LE DANTEC. **L'individualité et l'erreur individualiste.** 1 vol.
in-18. 1898. 2 fr. 50

LE DANTEC. **Évolution individuelle et hérédité.** 1 vol. in-8.
1898. 6 fr.

LIARD. **Des définitions géométriques et des définitions em-
piriques.** 2e édit. 1888. 1 vol. in-18. 2 fr. 50

LIARD. **La science positive et la métaphysique.** 3e édit. 1893.
1 vol. in-8. 7 fr. 50

MARTIN (F.). **La perception extérieure et la science positive,**
essai de philosophie des sciences. 1894. 1 vol. in-8. 5 fr.

NAVILLE (E.). **La logique de l'hypothèse.** 2e édit. 1894. 1 vol,
in-8. 5 fr.

NAVILLE (E.). **La physique moderne.** 2e édit. 1890. 1 vol.
in-8. 5 fr.

PIOGER (Dr Julien). **Le monde physique.** Essai de conception
expérimentale. 1892. 1 vol. in-18. 2 fr. 50

PREYER. **Éléments de physiologie générale,** traduit de l'allemand par M. Jules SOURY. 1 vol. in-8. 5 fr.

RIBERT (Léonce). **Essai d'une philosophie nouvelle suggérée
par la science.** 1 vol. in-8. 1898. 6 fr.

ROISEL. **De la substance.** 1 vol. in-18. 2 fr. 50

SAIGEY (Emile). **Les sciences au dix-huitième siècle.** *La
physique de Voltaire.* 1 vol. in-8. 5 fr.

SAIGEY (Emile). **La physique moderne.** 1 vol. in-18. 2 fr. 50

SCHMIDT **Les sciences naturelles et la théorie de l'inconscient.** Traduit de l'allemand par MM. J. SOURY et S. MAYER. 1 vol.
in-18. 2 fr. 50

SPENCER (Herbert). **Classification des sciences.** traduction de
RÉTHORÉ. 4e édit. 1895. 1 vol. in-18. 2 fr. 50

SPENCER (Herbert). **Principe de biologie.** Traduit par M. CAZELLES.
2e édit. 1889. 2 forts vol. in-8. 20 fr.

SPENCER (Herbert). **Essais scientifiques.** Traduit par M. A. BURDEAU,
2e édit. 1889. 1 vol. in-8. 7 fr. 50

VIANNA DE LIMA. **L'homme selon le transformisme.** 1888.
1 vol. in-18. 2 fr. 50

LIVRES SCIENTIFIQUES

(par ordre alphabétique de noms d'auteurs)

NON CLASSÉS DANS LES SÉRIES PRÉCÉDENTES

(MÉDECINE — SCIENCES)

Actes du I⁻ Congrès d'anthropologie criminelle de Rome. 1887. 1 vol. gr. in-8. 15 fr.

AGASSIZ. De l'espèce et des classifications en zoologie. 1 vol. in-8. 5 fr.

ARLT (vr). Des blessures de l'œil. 1 vol. in-18. 1 fr. 25

ARMAIGNAC. Études cliniques et anatomo-pathologiques sur les ophtalmoplégies. In-8. 1 fr. 50

ARMAIGNAC. Mémoires et observations d'ophtalmologie pratique. 1 vol. in-8, avec gravures. 1889. 12 fr.

AXENFELD et HUCHARD. Traité des névroses. 2ᵉ édition, par HENRI HUCHARD, médecin des hôpitaux. 1 fort vol. in-8. 1882. 20 fr.

BALLET (Gilbert). Recherches anatomiques et cliniques sur le faisceau sensitif et les troubles de la sensibilité dans les lésions du cerveau. 1 vol. in-8. 3 fr. 50

BALLET (Gilbert). La parole intérieure et les diverses formes de l'aphasie. 1 vol. in-18, 2ᵉ édit. 2 fr. 50

BARTELS. Les maladies des reins, préface et notes du professeur LÉPINE. 1 vol. in-8, avec fig. 7 fr. 50

BAUDOUIN (M.). L'asepsie et l'antisepsie à l'hôpital Bichat. 1 vol. in-8. 5 fr.

BAUDOUIN (M.). Hystéropexie abdom. ant. et opérations suspubiennes dans les rétrodéviations de l'utérus. 1 vol. in-8, avec figures. 10 fr.

BELZUNG. Recherches sur l'ergot de seigle, in-8. 1 fr. 50

BERNARD (Claude). Leçons sur les propriétés des tissus vivants, avec 94 fig. dans le texte. 1 vol. in-8. 2 fr. 50

BERNARD. Champignons observés à la Rochelle et dans les environs. 1 vol. in-8, avec 1 atlas, figures noires, 15 fr. — Coloriées. 25 fr.

BERTON. Guide et Questionnaire de tous les examens de médecine, suivi des Programmes des conférences pour l'*internat* et l'*externat,* avec de grands Tableaux synoptiques inédits d'anatomie et de pathologie. 1893. 1 vol. in-18. 3ᵉ éd. 4 fr.

BIBLIOTHÈQUE DIABOLIQUE. I. — Le sabbat des sorciers, par BOURNEVILLE et TEINTURIER. Papier vélin, in-8. 3 fr.

— **II. Françoise Fontaine.** Procès-verbal fait pour délivrer une fille possédée par le malin esprit, à Louviers, par BÉNET. 3 fr. 50

— **III. Jean Wier.** Histoires, Disputes et Discours des illusions et impostures des Diables, etc., par Jean WIER. 2 vol. in-8. 15 fr.

— **IV. La possession de Jeanne Ferry.** 3 fr.

— **V. Sœur Jeanne des Anges,** supérieure des Ursulines à Loudun, par LEGUÉ et GILLES DE LA TOURETTE. 6 fr.

— **VI. Procès de la dernière sorcière** brûlée à Genève le 6 avril 1652, par LADAME. 2 fr. 50

— **VII. La foi qui guérit,** par J.-M. CHARCOT. 2ᵉ édit. 2 fr.

BIGOT (V.). Des périodes raisonnantes de l'aliénation mentale. 1 vol. in-8. 10 fr.

BILLROTH et WINIWARTER. **Traité de pathologie et de clinique chirurgicales générales**, traduit par le Dr DELBASTAILLE, d'après la 10ᵉ édition allemande. 2ᵉ édition française, 1886. 1 fort vol. gr. in-8, avec 180 fig. dans le texte. 20 fr.

BITOT. **Mécanisme et traitement de l'hémorragie liée à l'insertion vicieuse du placenta.** 1850. In-8. 3 fr. 50

BLOCQ (P.). **Des contractures.** 1888. In-8. 5 fr.

BOECKEL (Jules). **Sur les kystes hydatiques du rein au point de vue chirurgical.** 1 vol. in-8. 1887. 2 fr.

BOECKEL (Jules). **Des kystes du pancréas, chirurgie du pancréas.** 1 vol. in-8. 1891. 3 fr.

BOECKEL (Jules). **Considérations sur la résection du genou,** d'après 140 opérations. 1 br. in-8. 1892. 1 fr. 25

BOSSANO (P.-B.). **Recherches expérimentales sur l'origine microbienne du tétanos.** 1 vol. in-8. 1890. 2 fr.

BOUCHARDAT. **Le travail,** son influence sur la santé. 2 fr. 50

BOUCHARDAT et QUEVENNE. **Instruction sur l'essai et l'analyse du lait.** 1 br. gr. in-3. 3ᵉ édit. 1879. 1 fr. 50

BOUCHARDAT et QUEVENNE. **Du lait.** 1ᵉʳ fascicule : Instruction sur l'essai et l'analyse du lait ; 2ᵉ fascicule : Des laits de femme, d'ânesse, de chèvre, de brebis, de vache. 1 vol. in-8. 6 fr.

BOUCHARDAT (Gustave). **Histoire générale des matières albuminoïdes** (Thèse d'agrégation). 1 vol. in-8. 2 fr. 50

BOUCHER. **Le darwinisme.** 1 br. in-8. 1891. 1 fr. 25

BOURDEAU (Louis). **Théorie des sciences.** 2 vol. in-8. 20 fr.

BOURDEAU (Louis). **Les forces de l'industrie.** In-8. 5 fr.

BOURDEAU (Louis). **La conquête du monde animal.** In-8. 5 fr.

BOURDET (Eug.). **Des maladies du caractère** au point de vue de l'hygiène morale et de la philosophie positive. In-8. 5 fr.

BOURDET. **Principes d'éducation positive.** In-18. 3 fr. 50

BOURDET (Eug.). **Vocabulaire des principaux termes de la philosophie positive.** 1 vol. in-18. 3 fr. 50

BOURNEVILLE et BRICON. **Manuel des injections sous-cutanées.** 2ᵉ édit. In-32. 3 fr.

BOURNEVILLE et BRICON. **Manuel de technique des autopsies.** In-32, avec planches et figures. 2 fr. 50

BOURNEVILLE et GUÉRARD. **De la sclérose en plaques disséminées.** In-8, avec figures. 4 fr. 50

BOYER (H.-Cl. de). **Études topographiques sur les lésions corticales des hémisphères cérébraux.** 1 vol. in-8, avec fig. 6 fr.

BRAULT. **Contribution à l'étude des néphrites.** In-8. 2 fr.

BRICON (P.). **Du traitement de l'épilepsie.** In-8, avec fig. 5 fr.

BRIERRE DE BOISMONT. **Du suicide et de la folie-suicide.** 2ᵉ édition. 1 vol. in-8. 2 fr. 25

BURDON-SANDERSON, FOSTER et LAUDER-BRUNTON. **Manuel du laboratoire de physiologie.** In-8, avec 181 figures. 7 fr.

BUTLIN. **Maladies de la langue.** In-8. 8 fr.

BYASSON (H.) et FOLLET (A.). **Étude sur l'hydrate de chloral et le trichloracétate de soude.** In-8 de 64 pages. 75 c.

CAZENEUVE. **Des densités des vapeurs au point de vue chimique** (Thèse d'agrégation). In-8. 3 fr. 50

CHARCOT et CORNIL. **Contributions à l'étude des altérations anatomiques de la goutte.** In-8, avec pl. 1 fr. 50

CHARCOT et PITRES. **Étude critique et clinique de la doctrine des localisations motrices dans l'écorce des hémisphères cérébraux de l'homme.** Gr. in-8. 2 fr. 50

CHIPAULT (A.). **Études de chirurgie médullaire.** Historique, Médecine opératoire. Traitement. 1894. 1 vol. in-8, avec 66 figures et 2 planches hors texte, en chromolith. 15 fr.

CHIPAULT. Fractures par armes à feu. In-8, avec 37 pl.   25 fr.

CHUFFART. Les affections rhumatismales du tissu cellulaire sous-cutané (Thèse d'agrégation, 1886). 1 vol. in-8.   1 fr. 50

CORNIL. Des différentes espèces de néphrites. In-8.   3 fr. 50

CORNIL. Leçons d'anatomie pathologique, professées pendant le premier semestre de l'année 1883-1884. 1 vol. in-8.   4 fr.

CORNIL. — Voy. Charcot.

COURMONT (Fr.). Le cervelet et ses fonctions. 1 vol. in-8. 12 fr.
Ouvrage récompensé par l'Académie des Sciences (Prix Mège).

COURMONT (Fr.). Le cervelet, organe psychique et sensitif. 1 vol. in-8. 1895.   2 fr.

DAMASCHINO. Des différentes formes de pneumonie aiguë chez les enfants. In-8.   3 fr. 50

DAMASCHINO. La pleurésie purulente. In-8.   3 fr. 50

DAMASCHINO. Étiologie de la tuberculose. In-8.   2 fr. 50

DAMASCHINO. Leçons sur les maladies des voies digestives. 1 vol. in-8. 3e tirage. 1888.   11 fr.

DAVID (Js.). Bibliographie de l'art dentaire. 1 fort vol. grand in-8.   6 fr.

DEBOVE. Leçons cliniques et thérapeutiques sur la tuberculose parasitaire. 1884. In-8.   3 fr.

DELVAILLE. Études sur l'histoire naturelle. In-18.   3 fr. 50

DELVAILLE. De la fièvre de lait. In-8.   2 fr. 50

DELVAILLE. De l'exercice de la médecine. In-8.   2 fr.

DELVAILLE. Lettres médicales sur l'Angleterre. In-8.   1 fr. 50

DEMANGE. Étude clinique et anatomo-pathologique sur la vieillesse. 1 vol. in-8, avec 5 planches hors texte.   4 fr.

DESCHAMPS (d'Avallon). Compendium de pharmacie pratique. Guide du pharmacien établi et de l'élève en cours d'études.   20 fr.

DESPAGNET. Compte rendu de la Clinique de M. le Dr Galezowski. (Du 1er juillet 1880 au 1er juillet 1881.) In-8.   3 fr. 50

DESPAGNET. De l'irido-choroïdite suppurative dans le leucome adhérent de la cornée. In-8.   2 fr.

DESPRÉS. Traité théorique et pratique de la syphilis, ou infection purulente syphilitique. 1 vol. in-8.   7 fr.

DUJARDIN-BEAUMETZ. Myélite aiguë. In-8.   2 fr. 50

DUPLAY (S.). Conférences de clinique chirurgicale.   In-8.   3 fr. 50

DUPLAY (S.). Leçons sur les traumatismes cérébraux. (Commotion, Contusion, Compression, etc.) 1883. 1 vol. in-8.   2 fr. 50

DUPLAY (S.). Conférences de clinique chirurgicale faites à l'hôpital Saint-Louis. In-8.   3 fr.

DURAND (de Gros). Physiologie philosophique. 1 vol. in-8. 8 fr.

DURAND (de Gros). Ontologie et psychol. physiol. In-18. 3 fr. 50

DURAND (de Gros). De l'hérédité dans l'épilepsie.   50 c.

DURAND (de Gros). Les origines animales de l'homme, éclairées par la physiologie et l'anatomie comparatives. 1 vol. in-8.   5 fr.

DURAND (de Gros). Genèse naturelle des formes animales. In-8, avec figures, 1888.   1 fr. 25

DURAND-FARDEL. Lettres médicales sur Vichy. 4e éd. 1877. 2 fr. 50

DURAND-FARDEL. Traité pratique des maladies chroniques. 2 vol. gr. in-8.   20 fr.

DURAND-FARDEL. Traité des eaux minérales de la France et de l'étranger, et de leur emploi dans les maladies chroniques. 3e édition. 1883. 1 vol. in-8.   10 fr.

DURET (H.). Des variétés rares de la hernie inguinale. 1883. In-8.   4 fr.

DURET (H.). Des contre-indications à l'anesthésie chirurgicale. 1880. In-8.   5 fr.

DURET (H.). **Études sur les traumatismes cérébraux.** 1878. 1 vol. in-8, avec planches.   15 fr.

DURET (H.). **Étude générale de la localisation dans les centres nerveux.** 1880. 1 vol. in-8.   3 fr.

Éléments de science sociale, ou Religion physique sexuelle et naturelle, par un D' en médecine. 4e édit. 1884. 1 vol. in-18.   3 fr. 50

FÉRÉ (Ch.). **Du cancer de la vessie.** 1881. In-8.   3 fr.

FÉRÉ (Ch.) **Dégénérescence et criminalité.** 1 vol. in-12. 2e édit. 1895.   2 fr. 50

FERRIER. **Les fonctions du cerveau.** 1 vol. in-8, traduit de l'anglais par M. H.-C. de VARIGNY, avec 68 fig. dans le texte. 1878.   3 fr.

FERRIER. **De la localisation des maladies cérébrales,** traduit de l'anglais par M. H.-C. DE VARIGNY, suivi d'un mémoire de MM. CHARCOT et PITRES sur les *Localisations motrices dans les hémisphères de l'écorce du cerveau.* 1 vol. in-8 et 67 fig. dans le texte.   2 fr.

FERRIÈRE. **L'Âme est la fonction du cerveau.** 2 vol. in-12. 1883. 7 fr.

FERRIÈRE. **La matière et l'énergie.** 1 vol. in-12. 1887.   4 fr. 50

FERRIÈRE. **La vie et l'âme.** 1 vol. in-12. 1888.   4 fr. 50

FERRIÈRE. **Les erreurs scientifiques de la Bible.** In-12.   3 fr. 50

FERRIÈRE. **Les mythes de la Bible.** 1 vol. in-12. 1893.   3 fr. 50

FERRIÈRE. **Plantes médicinales de la Bourgogne, emplois et doses.** 1892. 1 br. in-18.   1 fr. 75

FUMOUZE (A.). **De la cantharide officinale.** In-4, 5 pl.   3 fr. 50

FUMOUZE (V.). **Les spectres d'absorption du sang** (thèse de doctorat). In-4 de 141 pages et 3 pl.   4 fr. 50

GALEZOWSKI. **Desmarres, sa vie et ses œuvres.** In-8.   2 fr.

GALEZOWSKI. **Les troubles oculaires dans l'ataxie locomotrice.** In-8. 1884.   1 fr. 50

GALEZOWSKI. **Sur l'emploi de l'aimant pour l'extraction des corps étrangers métalliques de l'œil.** In 8.   2 fr.

GILLE. **Le traitement des malades à domicile.** 1 vol. in-8.   6 fr.

GINTRAC (E.). **Cours théorique et clinique de pathologie interne et de thérapie médicale.** 1853-1859. 9 v. gr. in-8.   63 fr.

GOLDSCHMIDT (D.). **De la vaccine animale.** In-8. 1885.   1 fr.

GREHANT. **Recherches physiques sur la respiration de l'homme.** In-8 de 46 pages, avec 1 planche.   75 c.

HANRIOT (M.). **Hypothèses sur la constitution de la matière** (Thèse d'agrégation, 1880). 1 vol. in-8.   3 fr.

HIRIGOYEN. **De l'influence des déviations de la colonne vertébrale sur la conformation du bassin.** In-8.   4 fr.

HIRTH. **La vue plastique. Fonction de l'écorce cérébrale,** traduit de l'allemand, par L. ARRÉAT. 1 v. gr. in-8, avec fig. et 34 pl. hors texte. 1893.   8 fr.

Hommage à M. Chevreul à l'occasion de son centenaire (31 août 1886). 1 beau vol. in-4 de 93 pages, imprimé sur papier de Hollande, contenant sept mémoires originaux par MM. BERTHELOT, DEMARÇAY, DEJARDIN-BEAUMETZ, A. GAUTIER, GRIMAUX, Georges POUCHET et Ch. RICHET.   1 fr. 50

HUCHARD (H.). **Étude critique sur la pathogénie de la mort subite dans la fièvre typhoïde.** 1 br. in-8. 1878.   1 fr. 25

HUXLEY. **La physiographie,** introduction à l'étude de la nature, traduit et adapté par M. G. LAMY. 1 vol. in-8, avec figures dans le texte et 2 planches en couleurs, broché. 2e édition.   8 fr.

JACOBY. **Phtisie et altitudes.** 1 br. in-8. 1889.   1 fr. 50

JACQUES. **L'intubation du larynx.** In-8. 1888.   2 fr. 50

JAMAIN et F. TERRIER. **Manuel de pathologie et de clinique chirurgicales.** 3e édition.

TOME PREMIER. 1 fort vol. in-18.   8 fr.

Maladies qui peuvent se montrer dans toutes ou presque toutes les parties du corps : lésions inflammatoires, traumatiques ; lésions consécutives au traumatisme ou à l'inflammation. Maladies virulentes. Tumeurs. — *Affections des divers tissus et systèmes organiques.* Affections du tissu cellulaire, maladies des bourses séreuses. Affections de la peau, des veines, des artères, des ganglions lymphatiques, des nerfs, des muscles, des tendons, des os.

TOME DEUXIÈME, 1 vol. in-18. 8 fr.

Maladies des articulations. — *Affections des régions et appareils organiques :* affections du crâne et du cerveau, du rachis, maladies de l'appareil olfactif, de l'appareil auditif, de l'appareil de la vision.

TOME TROISIÈME, p. MM. TERRIER, BROCA et HARTMANN. 1 vol. in-18. 8 fr.

Malad. de l'appareil de la vision (suite), de la face, des lèvres, des dents.

TOME QUATRIÈME, par MM. TERRIER, BROCA et HARTMANN. 1 vol. in-18. 1889-1892. 8 fr.

Maladies des gencives, des maxillaires, de la langue, de la région parotidienne, des amygdales, de l'œsophage, des voies aériennes, du larynx, de la trachée, du corps thyroïde, du cou, de la poitrine, du sein, de la mamelle, etc.

JANOT. Contribution à l'étude des rapports morbides de l'œil et de l'utérus, œil utérin. 1892. 1 br. in-8. 2 fr. 50

JOUSSET DE BELLESME. Phénomènes physiologiques de la métamorphose chez la Libellule déprimée. In-8. 2 fr. 50

JOUSSET DE BELLESME. Recherches expérim. sur les fonctions du balancier chez les insectes diptères. In-8. 3 fr.

KOVALEVSKY. L'ivrognerie, causes, traitement. In-8. 1 fr. 50

LABORDE. Les hommes et les actes de l'insurrection de Paris devant la psychologie morbide. 1871. In-18 de 150 p. 2fr. 50

LAHILONNE. Étude de météorologie médicale au point de vue des voies respiratoires. 2 fr. 50

LAHILONNE. Histoire des fontaines de Cauterets et de leur emploi au traitement des maladies chroniques. 1 vol. in-18, 1877. 3 fr.

LAHILONNE. Étude de posologie hydro-minérale ration. dans les troubles de la respiration et de la circulation. In-8. 1 fr.

LANCEREAUX. Traité historique et pratique de la syphilis. 2ᵉ édition. 1 vol. gr. in-8, avec fig. et planches coloriées. 17 fr.

LANDOLT (E.). Leçons sur le diagnostic des maladies des yeux. 1878. In-8. 6 fr.

LE FORT. La chirurgie militaire et les Sociétés de secours en France et à l'étranger. In-8 avec gravures. 10 fr.

LE FORT. Étude sur l'organisation de la médecine en France et à l'étranger. In-8. 1874. 3 fr.

LEMOINE (G.). De l'antisepsie médicale. 1 vol. in-8, 1886. 3 fr. 50

LÉPINE. Le ferment glycolytique et la pathogénie du diabète. In-8. 1891. 1 fr.

LEYDIG. Traité d'histologie comparée de l'homme et des animaux. 1 fort vol. in-8, avec 200 figures. 4 fr. 50

LIEBREICH (Oscar). L'hydrate de chloral. 75 c.

LIEBREICH (Richard). Nouveau procédé d'extraction de la cataracte. In-8 de 16 pages. 75 c.

LONGET. Traité de physiologie. 3ᵉ édition. 3 vol. gr. in-8, avec figures. 12 fr.

LOYE (P.). La mort par la décapitation. 1888. 1 vol. in-8. 6 fr.

MAC CORMAC. Manuel de chirurgie antiseptique, traduit de l'anglais par le docteur LUTAUD. 1 fort vol. in-8. 2 fr.

MAIRET. Formes cliniques de la tuberculose miliaire du poumon (thèse d'agrégation, 1878). 1 vol. in-8. 3 fr. 50

MANDON. De la fièvre typhoïde, nouvelles considérations sur sa nature, ses causes et son traitement. 1 vol. in-8. 6 fr.

MANDON. Essai de dynamique médicale. 1886. 1 vol. in-8. 3 fr.

Manuel populaire des premiers soins à donner aux malades et aux blessés avant l'arrivée du médecin, publié par la Société Française d'hygiène. 1 br. in-8. 1891. 60 c.

MAREY. Du mouvement dans les fonctions de la vie. 1 vol. in-8 avec 200 figures dans le texte. 3 fr.

MARX (Edmond). De la fièvre typhoïde. In-8. 3 fr.

MAUNOURY et SALMON. Manuel de l'art des accouchements, 3e édit. 1 vol. in-18, avec 115 grav. 7 fr.

MAURIN (A.-S.). Dictionnaire du foyer et l'infirmerie. 1 vol. in-18, 2e édition. 1886. 3 fr. 50

MAURIN (A.-S.). Nouveau formulaire magistral des maladies des enfants. 1 vol. in-18, 2e édn. 1886. 3 fr. 50

MAURIN (A.-S.). Formulaire de l'herboristerie. 1 v. in-18, 1888, 4 fr.

MENIÈRE. Cicéron médecin. Étude médico-littéraire. In-18. 4 fr. 50

MENIÈRE. Les consultations de madame de Sévigné. Étude médico-littéraire. 1 vol. in-8. 3 fr.

MENIÈRE. Les moyens thérapeutiques employés dans les maladies de l'oreille. Thèse. Gr. in-8. 2 fr.

MENIÈRE. Du traitement de l'otorrhée purulente chronique, considérations sur la maladie de Menière. In-18. 1 fr. 25

MONOD (Ch.). Leçons de clinique chirurgicale à l'hôpital Necker. 1884. In-8. 3 fr. 50

MONOD (E.). Étude clinique sur les indications de l'urétrotomie externe. 1880. In-8. 3 fr. 50

MOREL. Traité des champignons. In-18, avec grav. col. 8 fr.

MORIN (Ch.). Structure anatomique et nature des individualités du système nerveux, causes réflexes physio-psychiques. 1892. 1 vol. in-8. 4 fr. 50

MOURAO-PITTA. Madère. Station médicale fixe. In-8, cart. 2 fr.

MURCHISON. De la fièvre typhoïde. 1 vol. in-8, avec figures dans le texte et planches hors texte. 3 fr.

NÉLATON. Éléments de pathologie chirurgicale, par A. Nélaton, membre de l'Institut, prof. de clinique à la Faculté de médecine, etc..

Seconde édition complètement remaniée par MM. les docteurs JAMAIN, PÉAS, DESPRÉS, GILLETTE et HORTELOUP, chirurgiens des hôpitaux. Ouvrage complet en 6 vol. gr. in-8, avec 795 fig. dans le texte. 32 fr.

On vend séparément les volumes :

TOME PREMIER, revu par le docteur Jamain. *Considérations générales sur les opérations. — Affections pouvant se montrer dans toutes les parties du corps et dans les divers tissus.* 1 fort v. gr. in-8. 3 fr.

TOME DEUXIÈME, revu par le docteur Péan. *Affections des os et des articulations.* 1 fort vol. gr. in-8, avec 283 fig. dans le texte. 5 fr.

TOME TROISIÈME, revu par le docteur Péan. *Affections des articulations (suite), affection de la tête, des organes de l'olfaction.* 1 vol. gr. in-8, avec 148 figures. 4 fr. 50

TOME QUATRIÈME, revu par le docteur Péan. *Affections des appareils de l'ouïe et de la vision, de la bouche, du cou, du corps thyroïde, du larynx, de la trachée et de l'œsophage.* 1 vol. gr. in-8, avec 208 figures dans le texte. — Ne se vend pas séparément.

TOME CINQUIÈME, revu par les docteurs Péan et Després. *Affections de la poitrine, de l'abdomen, de l'anus, du rectum et de la région sacro-coccygienne.* 1 vol. gr. in-8, avec 61 fig. dans le texte. 4 fr. 50

TOME SIXIÈME, par les docteurs Després, Gillette et Horteloup. *Affections des organes génito-urinaires de l'homme. — Affections des organes génito-urinaires de la femme. — Affections des membres.* 1 vol. gr. in-8, avec 90 figures. 1885. 10 fr.

NICAISE. Des lésions de l'intestin dans les hernies. In-8. 3 fr.

NIEMEYER. Éléments de pathologie interne et de thérapeutique, traduit de l'allemand, annoté par M. Cornil. 3e édition française, augmentée de notes nouvelles. 2 vol. gr. in-8. 4 fr. 50

NIVELET. Gall et sa doctrine. 1 vol. in-8. 1890. 5 fr.

OULMONT (P.). Étude clinique sur l'athétose. 1878. In-8. 3 fr.

PAGET (Sir James). Leçons de clinique chirurgicale, traduites de l'anglais par le Dr L.-H. PETIT. Introduction du prof. VERNEUIL. 1 vol. gr. in-8 8 fr.

PANSIER. Les manifestations oculaires de l'hystérie, œil hystérique. 1892. 1 vol. in-8, 3 pl. hors texte. 4 fr.

PARENT (A.). Compte rendu de la Clinique de M. le Dr Galezowski. (Du 1er novembre 1878 au 1er novembre 1879.) In-8. 1 fr. 25

PARISOT (P.). Études d'hygiène sur Nancy et le département de Meurthe-et-Moselle. 1893. In-8, avec 2 pl. 1 fr. 50

PÉAN. Du pincement des vaisseaux comme moyen d'hémostase. 1 vol. in-8. 1877. 4 fr.

PÉCHADRE. De la trépanation dans les épilepsies jacksoniennes non traumatiques. 1 vol. in-8. 2 fr 50.

PHILIPS (J.-P.). Influence réciproque de la pensée, de la sensation et des mouvements végétatifs. In-8. 1 fr.

PIETRA SANTA (de). Eaux minérales naturelles françaises et étrangères autorisées au 1er octobre 1891. 1 vol. in-8. 3 fr. 50

PITRES. De l'hémiplégie syphilitique. 1 broch. in-8. 1889. 1 fr.

PITRES. Des hypertrophies et des dilatations cardiaques indépendantes des lésions valvulaires. 1 vol. in-8. 1878. 3 fr. 50

POIRIER (P.). Contribution à l'étude des tumeurs du sein chez l'homme. Étude clinique du cancer. 1 vol. in-8. 3 fr.

PONCET. De l'hématocèle péri-utérine. 1 vol. in-8. 1878. 4 fr.

PORAK (Ch.). Sur l'ictère des nouveau-nés et le moment où il faut pratiquer la ligature du cordon ombilical. In-8. 1878. 2 fr.

PORAK (Ch.). De l'influence réciproque de la grossesse et des maladies de cœur. 1 vol. in-8. 4 fr.

PREYER. Physiologie spéciale de l'embryon. 1 vol. in-8, avec fig. et 9 pl. hors texte. 7 fr. 50

PREYER. Éléments de physiologie générale, traduit de l'allemand par M. Jules Soury. 1 vol. in-8. 1884. 5 fr.

QUEVENNE et BOUCHARDAT. — Voy. BOUCHARDAT et QUEVENNE.

RECLUS (P.). Des mesures propres à ménager le sang pendant les opérations chirurgicales. 1880. In-8. 3 fr. 50

RECLUS (P.). Des ophthalmies sympathiques. 1878. In-8. 5 fr.

REGAMEY (G^{me}). Anatomie des formes du cheval à l'usage des peintres et des sculpteurs, publié sous la direction de M. Félix REGAMEY. avec texte par M. le docteur KRAFF. 6 pl. en chromolithographie. 2 fr. 50

RETTERER (Éd.). Développement du squelette des extrémités et des productions cornées chez les mammifères. 1 vol. in-8, avec 4 pl. hors texte. 1885. 4 fr.

RIBEMONT (A.). Recherches sur l'insufflation des nouveau-nés et description d'un nouveau tube laryngien. 1878. 1 vol. in-8 et planches. 3 fr. 50

RICHARD. Pratique journalière de la chirurgie. 1 vol. gr. in-8, avec 215 grav. 2e édit., augmentée et revue par M. le docteur J. CRAFF. 5 fr.

RICHET (Ch.). Structure des circonvolutions cérébrales (Thèse de concours d'agrégation). In-8. 1878. 5 fr.

RIETSCH. Reproduction des cryptogames. In-8, avec fig. 5 fr.

ROMIÉE. De l'amblyopie alcoolique. In-8. 1881. 2 fr.

ROISEL. Les Atlantes. Études antéhistoriques. In-8. 1874. 7 fr.

ROTTENSTEIN. Traité d'anesthésie chirurgicale. In-8. 10 fr.

SANNÉ. Étude sur le croup après la trachéotomie, évolution normale, soins consécutifs, complications. In-8. 4 fr.

SCHIFF. Physiologie de la digestion. 2 vol. in-8. 20 fr.

SIMON (P.). Des fractures spontanées. 1 vol. in-8. 1886. 4 fr.

SERGUEYEFF. Physiologie de la veille et du sommeil, le sommeil et le système nerveux. 2 forts vol. in-8. 1890.　　20 fr.

La Société, l'École et le Laboratoire d'anthropologie de Paris à l'Exposition universelle de 1889. 1 vol. in-8, avec grav. 5 fr.

SOLLIER (Mme A.). De l'état de la dentition chez les enfants idiots et arriérés. 1 vol. in-8, avec gravures.　　2 fr.

SŒLBERG-WELLS. Traité pratique des maladies des yeux. 1 fort vol. gr. in-8, avec figures. Traduit de l'anglais.　　4 fr. 50

SPRINGER. La croissance. Son rôle en pathologie. Essai de pathologie générale. 1 vol. in-8. 1890.　　6 fr.

STRAUS (F.). Le charbon des animaux et de l'homme. 1887. 1 vol. in-8.　　6 fr.

TALAMON. Recherches anatomo-pathologiques et cliniques sur le foie cardiaque. Gr. in-8.　　2 fr.

TARDIEU. Manuel de pathologie et de clinique médicales. 4e édition, corrigée et augmentée. 1 vol. gr. in-18.　　2 fr. 50

TARNOWSKI (P.). Études anthropométriques sur les prostituées et les voleuses. 1889. 1 v. in-8, avec tableaux et dessins. 5 fr.

TAYLOR. Traité de médecine légale, traduit sur la 7e édition anglaise, par M. le docteur HENRI COUTAGNE. 1 vol. gr. in-8. 4 fr. 50

TERRIER (F). De l'œsophagotomie externe. In-8.　　3 fr. 50

TERRIER (F.). Des anévrismes cirsoïdes (Thèse d'agrégation, 1872). In-8.　　3 fr.

TERRIER (F.). Éléments de pathologie chirurgicale générale. 1er fascicule: *Lésions traumatiques et leurs complications.* 1 v. in-8. 7 fr.
2e fascicule : *Complications des lésions traumatiques. Lésions inflammatoires.* 1 vol. in-8. 1886.　　6 fr.

TERRILLON. Leçons de clinique chirurgicale. 1887. 1 v. in-8. 3 fr. 50

THÉVENIN et DE VARIGNY. Dictionnaire abrégé des sciences physiques et naturelles. 1 vol. in-18 de 630 pages sur deux colonnes. Cart. à l'anglaise. 1889.　　5 fr.

THULIÉ. La folle et la loi. 2e édit. 1 vol. in-8.　　3 fr. 50

THULIÉ. De la manie raisonnante du docteur Campagne. In-8.　　2 fr.

TROLARD. De la prophylaxie des maladies exotiques, importables et transmissibles. 1 br. in-8. 1891.　　1 fr.

TRUC. Essai sur la chirurgie du poumon. 1 vol. in-8. 1885. 2 fr. 50

VAN ENDE (U.). Histoire naturelle de la croyance. 1re partie : *l'animal.* 1 vol. in-8. 1887.　　5 fr.

VARIGNY (H. C. de). Recherches expérimentales sur l'excitabilité électrique des circonvolutions cérébrales et sur la période d'excitation latente du cerveau. In-8. 1884. 2 fr.

VASLIN (L.). Études sur les plaies par armes à feu. 1 vol. gr. in-8 de 225 pages, accompagné de 22 pl. en lithogr.　　6 fr.

VIRCHOW. Pathologie des tumeurs, cours professé à l'Université de Berlin, traduit de l'allemand par M. le docteur ARONSSOHN.
Tome PREMIER, 1 vol. grand in-8 avec 106 figures.　　3 fr. 75
Tome DEUXIÈME, 1 vol. grand in-8 avec 74 figures.　　3 fr. 75
Tome TROISIÈME, 1 vol. grand in-8 avec 49 figures.　　3 fr. 75
Tome QUATRIÈME (1er fascicule). 1 vol. gr. in-8 avec fig.　　1 fr. 50

WIET. De l'élongation des nerfs. 1882. In-8 avec figures.　　4 fr.

WILLEMIN. Des coliques hépatiques et de leur traitement par les eaux de Vichy. 4e édit. 1886. 1 vol. in-18.

YVERT. Traité pratique et clinique des blessures du globe de l'œil. Introduction du Dr GALEZOWSKI. 1 vol. gr. in-8. 1880. 12 fr.

PUBLICATIONS PÉRIODIQUES

21ᵉ année, 1901

Revue de chirurgie

Directeurs : MM. les Professeurs Félix Terrier, Berger, Poncet et Quenu.
Rédacteur en chef : M. Félix Terrier.

Revue de médecine

Directeurs : MM. les Professeurs Bouchard, de l'Institut; Chauveau, de l'Institut; Landouzy
et Lépine, correspondant de l'Institut. — Rédacteurs en chef : MM. Landouzy et Lépine.

La Revue de médecine et la Revue de chirurgie, qui constituent la 3ᵉ série de la Revue mensuelle
médecine et de chirurgie, paraissent tous les mois; chaque livraison de la Revue de médecine contient
5 à 6 feuilles grand in-8; chaque livraison de la Revue de chirurgie contient de 8 à 9 feuilles grand in-8

PRIX D'ABONNEMENT :

Pour la Revue de Chirurgie. - Un an, Paris, 30 fr. — Un an, départements et étranger, 33 fr. — L
livraison 3 francs.

Pour la Revue de Médecine. - Un an, Paris, 20 fr. — Un an, départements et étranger, 23 fr. — L
livraison 2 francs.

Les deux Revues réunies: Un an, Paris, 45 francs; départements et étranger, 50 francs.

Journal de l'Anatomie et de la Physiologie normales et pathologiques

DE L'HOMME ET DES ANIMAUX

Fondé par Ch. Robin, continué par Georges Pouchet
Dirigé par Mathias Duval, membre de l'Académie de médecine, Professeur à la Faculté de médecine
Avec le concours de MM. les Professeurs Retterer et Tourneux

37ᵉ année, 1901

Abonnement: Un an, Paris, 30 francs; départements et étranger, 33 francs.

Annales d'électrobiologie, d'électrothérapie et d'électrodiagnostic

Rédacteur en chef: M. le Dr E. Doumer, professeur à la Faculté de médecine de Lille, docteur ès sciences
4ᵉ année, 1901,

Abonnement : Un an, du 15 janvier, Paris, 28 francs; départements et étranger, 28 francs.

Recueil d'ophtalmologie,

Dirigé par MM. les docteurs Galezowski et Chauvel.
Mensuel — 3ᵉ série — 21ᵉ année, 1901.
Abonnement : Un an, France et étranger, 20 francs.

Revue de l'École d'Anthropologie de Paris

RECUEIL MENSUEL PUBLIÉ PAR LES PROFESSEURS (11ᵉ année, 1901)
La Revue de l'École d'Anthropologie de Paris paraît le 15 de chaque mois. Chaque livraison
forme un cahier de deux feuilles in-8 raisin de 32 pages.
Abonnement : Un an (à partir du 15 janvier) pour tous pays, 10 francs; la livraison, 1 franc.

Revue de thérapeutique médico-chirurgicale,

publiée sous la direction de MM. les
Professeurs Bouchard, Guyon,
Lannelongue, Landouzy et Fournier. — Rédacteur en chef: M. le docteur Raoul Blondel.
68ᵉ année 1901. — Paraît les 1ᵉʳ et 15 de chaque mois. — Abonnement : Un an, France, 12 francs
étranger, 13 francs.

Annales des Sciences Psychiques,

RECUEIL D'OBSERVATIONS ET D'EXPÉRIENCES
dirigé par le Docteur Dariex (11ᵉ année, 1901)
Les Annales des Sciences psychiques paraissent tous les deux mois. Chaque livraison forme
cahier de 4 feuilles in-8 de 64 pages. — Abonnement: Un an, du 15 janvier, 12 francs; la livraison, 2 fr. 5

Revue Médicale de l'Est,

PARAISSANT LE 1ᵉʳ ET LE 15 DE CHAQUE MOIS (28ᵉ année
1901). — Comité de Rédaction : MM. les Professeurs Béhier,
Brunier, Demange, Gross, Hergott, Heydenreich, Schmitt, Spillmann, de la Faculté de Médecine
Nancy. — Rédacteur en chef : M. P. Parisot, professeur agrégé à la Faculté de Médecine de Nancy.
Abonnement : Un an, du 1ᵉʳ janvier, France et étranger, 12 francs. Pour les Étudiants en médecine, 8 francs

Archives italiennes de Biologie,

publiées en français par A. Mosso, Professeur à l'Université de Turin. — Ces Archives paraissent sans pério-
dicité fixe; chaque tome, publié en 3 fascicules, coûte 20 francs, payables d'avance.

Journal de Neurologie, Psychiatrie, Psychologie, Hypnologie,

dirigé par
Dr Fau...
Cotte, Croco fils, Van Gehuchten. 6ᵉ année, 1901. — Abonnement: Un an, 10 fr.; pour la Belgique, 8

Dernières publications, années 1899, 1900 à Juin 1901

PATHOLOGIE ET THÉRAPEUTIQUE MÉDICALES (v. suite, p. 7)

GUICHARDAT (A. et G.). Formulaire magistral. 32e édition. 1 fort vol. in-32, broché 3 50, cartonné 4 fr., relié 4 50

PUNETIÈRE. Névrites post-opératoires. Étiologie et traitement. 1 vol. in-8 .... 3 fr.

INGER. La Syphilis et les maladies vénériennes, traduit de l'allemand par les Dr POTOS et SPILLMANN. 2e édition. 1 vol. in-8 avec planches .... 12 fr.

LÉNARD. Les Ptoses viscérales. 1 fort volume in-8 .... 20 fr.

KOLISCHER. Les Maladies de l'urèthre et de la vessie chez la femme, traduit de l'allemand par le Dr BECTISER. 1 vol. in-12 avec gravures, cartonné .... 4 fr.

LAGRANGE. Les Mouvements méthodiques et la « mécanothérapie ». 1 vol. gr. in-8 avec 57 gravures .... 10 fr.

LÉVY (P.-E.). L'Éducation rationnelle de la volonté. Son emploi thérapeutique. Préface de M. le Professeur BERNHEIM. 2e édition. 1 vol. in-12 cartonné .... 4 fr.

MALADIES NERVEUSES ET MENTALES (voir suite, page 9)

BOURNEVILLE. Recherches cliniques et thérapeutiques sur l'Épilepsie, l'Hystérie et l'Idiotie. Compte rendu du service de Bicêtre. Tome XIX (1899). 1 vol. in-8 .... 7 fr.
Tome XX (1900). 1 vol. in-8 .... 8 fr.

CARRIER. Contribution à l'étude des obsessions et des impulsions à l'homicide et au suicide chez les dégénérés. 1 vol. in-8 .... 3 fr.

MAREL. La Folie. Ses causes. Sa thérapeutique. 1 vol. in-8 .... 4 fr.

DUMAS. La tristesse et la joie. 1 volume in-8 .... 7 fr. 50

FLEURY (MAURICE DE). Les grands symptômes neurasthéniques. 1 vol. in-8 .... 7 fr. 50

GRASSET. Les maladies de l'orientation et de l'équilibre. 1 vol. in-8 avec gravures. 6 fr.

PORNAIN. Assistance et traitement des idiots, imbéciles, alcooliques, colonies familiales. Préface du Dr MAGNAN. 1 volume in-8 .... 6 fr.

SOLLIER. Le problème de la mémoire. 1 vol. in-8 .... 3 fr. 75

— L'hystérie et son traitement. 1 vol. in-12 cartonné .... 4 fr.

THULIÉ. Le dressage des jeunes dégénérés ou orthophrénopédie. 1 volume in-8 avec 53 gravures .... 8 fr.

PATHOLOGIE ET THÉRAPEUTIQUE CHIRURGICALES (v. suite, p. 12)

DORNET. Pratique de la Chirurgie courante. Préface du Professeur OLLIER. 1 fort vol. in-12 avec 111 gravures .... 6 fr.

DE POVIS. Le cancer du gros intestin, rectum excepté. 1 vol. in-8 .... 5 fr.

DEBIERRE. Leçons sur le péritoine. 1 volume in-8 avec 53 figures .... 2 fr.

FRAISSE. Principes du diagnostic gynécologique. 1 vol. in-12 avec gravures. 5 fr.

LABADIE-LAGRAVE et LEGUEU. Traité médico-chirurgical de gynécologie. 2e édition. 1 vol. gr. in-8 avec 323 gravures, cartonné à l'anglaise .... 25 fr.

NIMIER et LAVAL. Les Projectiles des armes de guerre. Leur action et leurs effets vulnérants. 1 vol. in-12 avec gravures .... 3 fr.

— Les Explosifs, les poudres, les projectiles d'exercice, leur action vulnérante. 1 volume in-12 avec gravures .... 3 fr.

NIMIER et LAVAL. Les Armes blanches. Leur action et leurs effets vulnérants. 1 fort volume in-12 avec gravures .... 6 fr.

— De l'Infection en chirurgie d'armée. Évolution des blessures de guerre. 1 fort vol. in-12 avec gravures .... 6 fr.

— Traitement des blessures de guerre. 1 fort vol. in-12 avec gravures .... 6 fr.

TERRIER et AUVRAY. Chirurgie du foie et des voies biliaires. Traumatismes du foie et des voies biliaires. — Foie mobile. — Tumeurs du foie et des voies biliaires. 1 vol. gr. in-8 avec 59 gravures .... 10 fr.

TERRIER et PERAIRE. Petite Chirurgie de Jamain. 8e édition refondue. 1 fort vol. in-12 de 1000 pages avec 572 gravures .... 8 fr.

TERRIER et REYMOND. Chirurgie de la plèvre et du poumon. 1 volume in-12 avec 67 gravures, cart. à l'anglaise .... 4 fr.

ANATOMIE — PHYSIOLOGIE (voir suite, page 15)

ALEZAIS. Contribution à la myologie des rongeurs. 1 vol. gr. in-8 avec gravures. 10 fr.

CORNIL, RANVIER, BRAULT et LETULLE. Manuel d'histologie pathologique. 3e édition entièrement refondue. Tome I. Généralités. — Inflammations. — Tumeurs. — Bactéries. — Lésions des os, des tissus, des membranes séreuses. 1 vol. gr. in-8 avec 372 gravures en noir et couleurs. 25 fr. L'ouvrage complet formera 4 volumes.

HERZEN. — Causeries physiologiques. 1 volume in-12 .... 4 fr.

MAYER. Essai sur la Soif. Ses causes. Son mécanisme. 1 vol. in-8 .... 3 fr.

RICHET. Dictionnaire de Physiologie. 4 volumes plus 3 fascicules parus. (Chaque volume comprend 3 fascicules.) Le 2e fascicule du tome IV se termine au mot Estomac. Prix du volume, 25 fr. — Prix du fascicule. 8 50

SCIENCES (voir suite, pages 17 à 20)

ALEZAIS. Les anciens Chirurgiens et Barbiers de Marseille. 1 vol. in-8 .... 3 fr.

BELZUNG. Anatomie et physiologie végétales. 1 fort vol. in-8 avec 1700 gravures. 20 fr.

FERRARI. Une Chaire de médecine au XVe siècle à l'Université de Pavie. 1 vol. in-8 .... 8 fr.

LE DANTEC. Lamarckiens et Darwiniens. Discussion de quelques théories sur la formation des espèces. 1 vol. in-12 .... 2 50

MORACHE. La Profession médicale. Ses devoirs, ses droits. 1 vol. in-12 cartonné .... 4 fr.

9 782013 549494